U0910110

健康大讲堂

复旦大学附属中山医院分册

主　编　王玉琦　　副主编　高　鑫

上海文化出版社

复旦大学附属中山医院分册 编写委员会

主　编 王玉琦

副主编 高　鑫

编写人员（按姓氏拼音排序）

白春学　蔡定芳　蔡贤黎　蔡映云　仓　静　陈　华　程　飚　程蕾蕾　丁小强
董继宏　董　建　樊　嘉　范　越　符伟国　傅辰生　高　键　高　鑫　葛均波
顾大镛　顾喜喜　顾章愉　郭美奂　胡　凡　胡骁轶　胡秀敏　姜晓幸　金美龄
靳大勇　李华茵　李景霞　李　娟　李　明　李文伟　李晓牧　李远方　林建平
林　江　林靖宇　林志品　刘厚宝　刘　嵘　刘天舒　陆维祺　马　骏　潘柏生
潘志刚　亓发芝　秦新裕　沈锡中　沈早卓　石　红　石洪成　史振宇　舒先红
孙　菁　孙益红　谭云山　童朝阳　屠蕊沁　汪　昕　王春生　王国骅　王国民
王建华　王建中　王　群　王文平　王玉琦　魏　来　吴文川　向作林　徐　梁
许剑民　薛　宁　阎作勤　杨秉辉　杨云柯　姚礼庆　姚振均　叶胜龙　於　强
袁　非　袁　玲　臧兰龄　曾昭冲　张宏伟　张晓彪　张　勇　钟芸诗　朱　玮
邹建洲　邹善华

秘　书 臧兰龄

序　言

随着我国经济的不断发展和生活水平的逐步提高，公众对医学科普知识的需求也发生了很大变化。“健康大讲堂”是一种面向社会、面向公众而开展的系列健康教育公益活动，目的是宣传、普及有关健康生活方面的医学科普知识，增强人们的健康意识，提高个人的健康素养和能力，以达到健康促进的目的。

在多种多样的“健康大讲堂”中，由医疗机构自行组织的“健康大讲堂”经过多年的发展，今天已经成为一种品牌和一面旗帜，深受社会尤其是患者的欢迎和信赖。上海各医疗机构秉承优良传统，依托自身得天独厚的专家资源，在工作理念、方法、效果乃至社会影响方面，在全国都处于领先的地位。为了总结先进经验，推动“健康大讲堂”等科普工作更科学、更理性地开展，以进一步满足社会公众的需求，上海市医学会科普分会联合上海各医疗机构，拟分批推出“健康大讲堂”系列丛书。

这是一项很有意义的健康教育工作。因为大家都知道，现场“健康大讲堂”毕竟受众有限、时间有限、不可重复，社会影响自然也有限；而分批推出“健康大讲堂”系列丛书，让现场“健康大讲堂”变成纸上“健康大讲堂”，则读者无限，没有时间限制，永不落幕。

“健康大讲堂”系列丛书中每个分册的内容分为六大部分：医院写真、特色医疗科室、名医荟萃、健康讲坛、您问我答和为您服务。

“医院写真”，让患者对医院的历史、规模、设备、力量等有个大概的了解，从而做出正确的选择；“特色医疗科室”，向患者展示了医院的医疗特色，给求医问药提供了方便；“名医荟萃”，把医院各科室的专家和盘托出，使患者能够与自己信任的名医面对面；“健康讲坛”，由众多专家披挂上阵，对患者宣讲医学科普知识；“您问我答”，将患者特别感兴趣的问题，再进一步解答；“为您服务”，是“急人之所急，想人之所想”，为患者提供更多的就医便利。

上海市医学会科普分会非常重视“健康大讲堂”系列丛书的编写、出版和发行，不仅将它列为今年乃至今后几年分会的重要工作之一，还专门成立了“丛书编审委员会”。“健康大讲堂”系列丛书是以医疗机构为单位，一院一册，并在医院成立了“分册编写委员会”。该丛书经过“丛书编审委员会”和“分册编写委员会”精心策划，它没有把健康教育停留在简单的说教上，而是从读者尤其是患者的实际需要出发，将科学性和知识性同指导性和实用性完美地结合起来，最大限度地服务于读者，也让“健康大讲堂”社会影响和社会效益最大化！

上海市人民政府参事

中国健康教育协会副会长

前　言

唐代大医学家孙思邈在《千金要方·论诊候第四》中记载："古人善为医者，上医医未病之病，中医医欲病之病，下医医已病之病，若不加心用意，于事混淆，即病者难以救矣。"在一千多年前，他就明确提出了预防为主的概念。随着时代进步和经济发展，人们越来越需要医学方面的普及教育。在上海市医学会科普分会和上海文化出版社的共同努力下，"健康大讲堂"系列丛书应运而生。

复旦大学附属中山医院（简称中山医院）于1937年正式开业为社会服务。经过70余年的风雨历程，如今已经成为海内外知名的集医疗、教学与科研为一体的大型综合性医院。本部设有除儿科以外的所有科室，综合实力雄厚。还有一大批重点和特色专业科室，诊治水平始终处于国内领先地位。然而，医务人员的责任绝不仅仅是"治病"，我们还要积极贯彻"预防为主"的方针。中山医院历来重视健康教育的普及。老院长杨秉辉教授倡导并且身体力行，中山医院每年夏天在上海枫林社区开设"健康纳凉晚会"，很多医师、护士参加广播电视的健康教育节目，近年来又在门诊部定期开展"中山大讲堂"健康讲座。中山医院的医务工作者撰写了大量医学科普读物，把自己的经验贡献给广大群众的健康保健需求。

这部《健康大讲堂——复旦大学附属中山医院分册》不但向群众详细介绍了中山医院的各个专业，还详细介绍了各个专业的著名医师。而且，还有近20位知名专家撰写的“健康讲坛”文章，内容包括心血管疾病、肝肿瘤、呼吸疾病、普外科疾病及肾脏疾病等常见病和多发病，内容深入浅出。本书结合中山医院诊疗经验，希望使读者不但能对疾病有大致的了解，而且可以针对自己的实际情况，按图索骥地寻求医师的治疗或进行自我保养。

我们希望《健康大讲堂——复旦大学附属中山医院分册》能为人民的健康事业贡献一份力量。

复旦大学附属中山医院院长 王玉琦

目录 Contents

第一章　医院写真

复旦大学附属中山医院（简称中山医院）为三级甲等综合性医院，是卫生部和教育部部属的大型综合性教学医院。开业于1937年，是当时中国人自己创办和管理的第一所大型综合性医院，为纪念中国民主革命的先驱孙中山先生而命名为中山医院。曾经称为上海第一医学院附属中山医院和上海医科大学附属中山医院，2001年用现名。

中山医院现状：国家级医疗、教学、科研中心

目前，中山医院本部占地面积为7.32万平方米，建筑面积为17.87万平方米。核定床位为1 700张。年门、急诊量近224万人次。出院患者达5.95余万人次，其中住院手术患者为2.6万人次。现有员工2 836人，其中正、副教授（正、副主任医师）345人，中国工程院院士2人，医师906人，护士1 136人，医技人员447人。

院本部各科室设置齐全。拥有31个临床科室，7个医技科室，10个研究所（上海市心血管病研究所、复旦大学肝癌研究所、上海市影像医学研究所、上海市中西医结合康复研究所、复旦大学呼吸病研究所、复旦大学血管外科研究所、复旦大学普通外科研究所、复旦大学内镜诊疗研究所、复旦大学核医学研究所和复旦大学超声医学与工程研究所）；3个中心（复旦大学移植中心、上海市临床营养研究中心和国家新药临床试验研究中心）；7个院级实验研究中心或中心实验室。11个国家重点学科（肿瘤学、心血管病、普外科、泌尿外科、影像医学与核医学、骨科、病理学、中西医结合临床、神经病学、肾病和神经外科）；2个部属重点实验室（卫生部病毒性心肌炎重点实验室和教育部癌变与侵袭原理重点实验室）；2个上海市卫生局临床医学中心（上海市心血管病临床医学中心和上海市肝脏肿瘤临床医学中心）；2个上海市卫生局医学重点学科（呼吸内科和介入影像科）；2个上海市重点学科（胸心外科和呼吸系病）；2个卫生部直属机构临床重点学科（呼吸科和麻醉科）；2个上海市卫生局公共卫生重点学科（全科医学科和内分泌科）；1个上海市重点实验室（器官移植重点实验室）；1个上海市急救中心（心血管疾病急救中心）；7个复旦大学“985”工程重点学科（影像医学、核医学、呼吸、肝肿瘤、心内、心外和血管外科）；以及5个上海市卫生局临床专业质量控制中心（上海市院内感染质控、超声质控、呼吸内科质控、心血管内科质控和胸心外科质控）和26个卫生部专科医师培训基地。

中山医院先后11次获得国家级嘉奖。其中，2次获得国家科技进步一等奖，4次获得国家科技进步二等奖，5次获得国家科技进步三等奖。此外，还先后6次获得教育部或中华医学科技进步一等奖，9次获得上海市科技进步一等奖，1次获得上海市自然科学一等奖，以及其他众多的各类科研奖项。

心脏、肝癌、肾脏和肺部疾病诊治是中山医院的重点和特色。还有呼吸科的无创通气治疗慢性阻塞性肺病；普外科的肠外营养、胃肠和胰腺肿瘤治疗；骨科骨肿瘤与

关节镜诊疗；肾病科的血液净化技术；泌尿外科的腹腔镜手术、经皮肾镜手术及高强度聚焦超声肿瘤治疗等；消化科的肝硬化门脉高压诊断与治疗；麻醉科的重症监护；血管外科的腔内技术治疗动脉瘤等疾病；影像医学的介入手术、CT、MRI诊断、腹部超声诊断、介入超声，以及核医学诊断与治疗等；神经内科的癫痫诊疗、内镜中心的各种微创内镜手术等都各具特色。医院内多学科的协作构成了中山医院雄厚的综合实力，使其综合诊治水平始终处于国内领先或先进地位。

中山医院始终秉承“为人民服务”的办院初衷，把“一切为了患者”视为中山精神，倡导“严谨、求实、团结、奉献”的院训，用严谨的医疗作风、精湛的医疗技术和严格的科学管理，不断在中国医学史上创造出一项又一项“第一”，医治和挽救了一个又一个患者，为中国的医药卫生事业作出了贡献，为中华民族在国际相关研究领域赢得了荣誉和地位。

中山医院的历史：无数“第一”的创造者

下面让我们一起循着时代的脚步，走进中山医院的历史。

1937年，第一所由中国人自己创办和管理的大型综合性医院——中山医院在上海正式开业。

1947年，胸外科黄家驷医师在极其困难的条件下，在全国率先开展了肺结核、支气管扩张、肺囊肿及肺癌的手术治疗。

1948年，美国留学回国的陶寿淇医师，利用从美国带回的一台Cambridge心电图仪，在中山医院建立了内科心脏病组，并设立了心电图室，率先在我国开展心电图的临床实践和研究。同年，胸外科黄家驷医师率先在上海开展了转移性肺部肿瘤切除术。

1949年5月，上海解放，中山医院获得了新生。当年入冬，中山医院员工分期分批参加医疗队或手术队赴上海郊区，为中国人民解放军和郊区农民防治血吸虫病。

1950年，沈克非教授首创直肠折叠术和大网膜腹膜后固定术。他还和史玉泉医师一起，在中山医院为一名16岁男性患者成功施行了全国第一例右侧额叶胶质瘤开颅切除手术，此举填补了中国医学史上的空白。

1951年，中山医院医护人员参加上海第一批抗美援朝志愿医疗手术队，在黄家驷大队长（同时任总队长）带领下开赴前线。裘麟医师在救护工作中创造了简易石膏绷带，以及用腓骨代替三刃钉治疗股骨颈骨折，救治了大量伤员。他撰写的全国第一篇康复医学文章“骨折后功能恢复的问题”在《东北军医杂志》上发表。针对美国对中国禁运“异烟肼”药物，肺科吴绍青教授与中国人民解放军军事医学科学院合作，自力更生开展国产抗结核药物“异烟肼”的临床研究和试用，使该药成为国内最早合成的抗结核化疗药物。胸外科黄家驷教授在国内首先开展食管胃颈部吻合术，食管癌、肺癌和纵隔肿瘤等10多项手术。

1952年，内科陶寿淇医师在国际上首先报道了锑剂是治疗血吸虫病过程中引起室性心动过速和心室颤动导致猝死的直接原因。由林兆耆教授主编、在我国内科领域具有影响的权威著作《实用内科学》首次出版。

1953年，放射科荣独山教授主编出版了国内第一本《普通X线诊断学》。胸外科石美鑫医师施行了我国首例锁骨下动脉——肺动脉端侧吻合术治疗法乐四联症，还成功开展了全脓胸全肺切除术、胸骨后空肠代食管术等创新手术。骨科率先在国内对腰突症患者开展椎间盘造影，后又在国内首先开展骨折切开复位内固定手术的新方法。泌尿外科熊汝成医师等在国内首先开始研究睾丸肿瘤的病理分类、发病因素和手术方法，包括腹膜后淋巴结清扫术范围、指征和技术改进等工作。

1954年，在缺少无创伤血管钳的困难情况下，石美鑫医师创立了先跨叠褥式缝合动脉导管的两端再切断、缝合导管切端的新手术操作方法，连续治疗7例心脏病患者，均获得成功。与此同时，吴珏医师通过临床实践，证实中草药羊角拗苷是一种强心药，被载入1954年版《中国药典》，他主编的国内第一本《临床麻醉学》专著出版。

1955年，普外科率先在国内开展胰十二指肠切除手术。麻醉科在国内首先开展了静吸复合全麻、支气管内麻醉、硬膜外阻滞和连续硬膜外阻滞等麻醉项目。

1956年8月，中山医院内、外各科开展了一批全国首创的新技术。内科李宗明副主任用德国产旧半曲式胃镜成功进行了第一例胃镜检查，开创了上海市内镜检查的先河。陶寿淇医师率先提出了用补充氯化钾纠正血钾过低所致的恶性心律失常这一独特治疗见解。吴绍青教授在中山医院内建立了国内第一个肺功能实验室，并与工厂协作成功研制了国产肺功能检测仪，为国家填补了一项空白。同年12月，放射科荣独山教授、内科林兆耆教授、肺科吴绍青教授，以及胸外科黄家驷教授被卫生部和上海市高等教育局评定为国家一级教授。

1957年，普外科崔之义和冯友贤医师首次为右侧大腿患动脉血管瘤的农民，置换了一根长达11厘米自制的真丝人造血管，手术获得成功。首创试制成功的真丝人造血管应用于临床，推广至全国，中山医院在全国率先建立隶属于普外科的血管外科组。石美鑫等医师成功为出生后4天的婴儿施行了国内首例先天性食管闭锁及食管气管瘘一期根治手术，并倡导了用右胸切口经房间沟二尖瓣交界分离手术方法，取得良好疗效。内科心脏病组在陶寿淇医师带领下建立了心导管室，中山医院成为我国最早开展心血管病介入性诊断和治疗的单位之一。消化组朱无难医师等应用自制腹腔镜，完成了100多病例的检查，中山医院成为在上海市率先开展腹腔镜检查和应用的单位。

1958年，石美鑫等医师在低温麻醉下施行国内首例先天性心脏房间隔缺损伴肺静脉异位引流心内直视缝闭术，并获得成功。同时，又成功地为一位心房间隔缺损的印度尼西亚华侨患者施行缺损缝闭手术，取得了良好的疗效。内科实验室在上海市最早开展生化检查项目，并以此作为在临床肝炎诊断的一个新的指标。普外科吴肇光等医师在全国率先开展全胃肠道外营养、重症监护和休克机制的研究。同位素实验室（今核医学实验室）获卫生部批准成立，使中山医院成为国内最早开展同位素临床应用和研究的单位之一。1959年，我国第一台静立垂屏式人工心肺机在中山医院试制成功，用其开展的国内第一例心脏直视手术获得了成功。与此同时，除了应用体外循环施行我国首例法乐四联症根治手术外，又在首例巨大房间隔缺损、低温下心室间隔缺损的修补与主动脉弓切除、同种异体移植，以及纺绸无缝血管的动物实验和临床应用均获得了满意疗效，推动了我国心外科向更高层次的发展。冯友贤医师与上海丝绸研究所合作，创造性地研制出了具有中国特色“价廉物美”的真丝人造血管，使多个国内首例血管外科手术在中山医院获得成功开展。真丝人造血管的研制，开创了中国血管外科的先河，填补了国内这项空白。超声诊断室在有关工厂的支持下，先后成功研制了A-P型、B型超声诊断仪并应用于临床，使中山医院成为全国最先开展超声检查的医院之一。泌尿科在国内成功研制了套筒式人工肾，后又开展肾透析的研究工作。林兆耆教授在国际上首次发表了《原发性肝癌207例临床与病理对照研究》学术论文，最早提出肝癌的临床分型，奠定了原发性肝癌临床研究的基础。

1960年，石美鑫医师等成功施行我国首例体外循环下主动脉瓣窦动脉瘤破裂缝补术。熊汝成教授等通过对肾血管性高血压的全面研究，率先提出了“大动脉炎是引起肾动脉狭窄的最常见的病理基础”观点，受到国内外同行的重视。超声诊断室在国内率先临床应用手动接触式B型超声成像诊断。内科实验室在上海率先开展 γ-GT肝病诊断辅助指标的研究工作。

1961年，冯友贤等医师在国内率先研制成仿绸人造筋膜，为腹壁巨大缺损患者的治疗带来了福音。血管外科与泌尿外科合作，在国内首创采用真丝人造血管作肾-腹主动脉旁路手术治疗肾动脉狭窄，获得成功。超声诊断室在国内率先研制成功M型超声心动仪（原名：超声光点连续扫描仪），并首先用M型超声心动图研究和诊断正常人二尖瓣曲线及风湿性二尖瓣狭窄病例。荣独山教授主编出版的《X线诊断学》成为国内当时最早的高校统编教材。

1962年，石美鑫医师在上海率先应用深低温体外循环施行左心室室壁瘤切除术，以及二尖瓣狭窄合并关闭不全心内直视瓣膜整复手术，均获得成功。内科心脏病组陈灏珠医师率先在全市开展左心导管检查，并主编出版国内第一本《心脏插管检查的临床应用》。超声诊断室在上海首先开展多普勒超声诊断再植肢体的动脉血供。骨科开创并成功施行了脊柱截骨术矫正驼背畸形手术，并在脊柱结核的治疗中开展颈椎结核的前路病灶清除减压手术。

1963年，陈灏珠医师首先在上海报告用染料稀释曲线测定和诊断先天性心脏病。冯友贤医师等在上海成功地实施了上臂断臂再植手术。

1964年，林兆耆教授主编的我国第一本高等医学院校教科书《内科学》出版。核医学科赵惠扬教授主编的中国第一本《临床同位素学》专著出版。

1965年，心导管心电图室率先在上海开展心腔内心电图和心音图检查。放射科首先在上海开展胸部侧后倾斜体层摄影、胃肠道气钡双重造影、冠状动脉造影等项目检查。

1966年，中山医院成功实施了国内5例第二足趾一期游离移植再造拇指手术，包括汤钊猷等医师和华山医院杨东岳等医师共同完成了游离足趾移植再造拇指的创举。陶寿淇教授等成功地将同步直流电转复疗法应用于临床，开创了国内之先河。

1968年，响应周恩来总理关于“癌症不是地方病，而是常见病，我国医学一定要战胜它”的号召，中山医院成立了肿瘤小组，后改为肝癌研究小组。石美鑫教授与陈灏珠教授合作，成功安置了国内第一台埋藏式人工心脏房室传导起搏器。

1969年，检验科与中国科学院合作，研制甲胎蛋白AFP的提纯，用于临床肝癌检测。AFP现已作为国内肝癌的早期诊断指标之一。

1970年，骨科成功实施了上海第一例金属全肱骨置换手术和胫骨上端骨巨细胞瘤患者同种异体胫骨上端半关节移植重建膝关节手术。

1972年，陈灏珠教授等在国内率先主持采用经静脉心脏起搏法，中止快速心律失常获得成功。心外科成功开展人工生物瓣研制并应用于临床。中山医院肝癌小组通过对一般人群的AFP检测，开创了肝癌早期发现的研究。同年9月，中山医院与有关工厂协作，成功研制全国第一台标准平板型人工肾，并用此台人工肾成功地抢救了急性挤压伤伴肾小管坏死肾衰竭病例，填补了国内空白，为晚期肾功能衰竭患者的治疗提供了条件。骨科成功施行上海第一例国产金属对金属型全髋关节置换手术。

1973年，中山医院用分配到的一台日本生产的人工肾机器开展血液透析工作，此后在国内率先完成一系列临床实践，尤其是血液净化技术的应用，挽救了许多患者的生命。泌尿外科和普外科合作，成功进行首例肾移植，治疗左肾动脉狭窄引起的高血压。同年4月23日，陈灏珠教授与上海市第六人民医院协作，在国内首先施行选择性冠状动脉造影手术，获得成功。10月，泌尿外科又用本院自己研制的标准平板型人工肾，抢救了一位误服青鱼胆所致的急性肾功能衰竭病例，获得成功。

1974年，检验科在上海市最早开展AFP血凝法检测，为肝癌筛查打下了基础。消化科与普外科在国内率先开展腹水浓缩回输治疗肝硬化腹水的研究。

1975年7月14日，全国第一例同种异体肾移植手术在中山医院获得成功。皮肤科秦万章医师率先在国内开展中草药雷公藤治疗系统性红斑狼疮的研究。

1976年7月，骨科张光健等医师率先在上海实施急症吻合血管游离皮瓣移植手术，挽救了不少患者的肢体。陈灏珠等医师在国际上首创使用超大剂量异丙肾上腺素静脉滴注抢救“奎尼丁晕厥”（严重快速室性心律失常）。

1977年，心外科研制成功硬脑膜瓣、猪主动脉瓣、牛心包瓣等生物瓣膜，并应用于临床，取得良好效果。陈中伟教授首创游离腓骨移植的手术获得成功，并在国内开展了多项新手术，其中一位患先天性胫骨假关节、在香港和新加坡都无法医治的印度尼西亚华侨病孩被成功治愈，这在印度尼西亚当地被视为奇迹，赞誉陈中伟院士为“神医”。

1978年，吴肇光教授等在国内率先成功开展了结肠咽部高位代食管手术，改变了全食管狭窄患者不能进食的状况。同年又率先在国内建立了外科重症监护病房。肝肿瘤科成功施行了国内首例低温无血切肝手术。肾内科在上海率先开展单纯超滤和序贯透析，实现了空心纤维透析器的重复使用。超声诊断室在国内首创应用维生素C碳酸氢钠超声造影剂，成功诊断了多种心脏分流性疾病。

1979年，中山医院在全国率先提出对员工进行医德教育问题，开展了“假如我是一个患者”大讨论，提倡换位思考、改善服务态度的活动。同年经卫生部批准，全国第一个血管外科研究室和病毒性心脏病实验室在中山医院成立；随即在国内最早创立多种血管无损伤方法和病毒性心脏病的检测方法，成为我国最早开展血管无损伤检查实验室暨示范性实验室和研究心脏病毒感染的单位。冯友贤教授主编我国首部《血管外科学》专著出版。汤钊猷教授自美国带回裸鼠，建成我国首例裸鼠人肝癌模型。

1980年，上海市心血管病研究所被世界卫生组织和我国卫生部定为世界卫生组织培训合作中心。吴肇光教授在国内率先开展微囊化胰岛移植的实验研究。王承棓医师等与工厂合作，研制成功系列消化道吻合器，填补了国内空白。

1981年，时值“七五”期间，中山医院被国家计委列为全国重点改造的18所医院之一，开始了整体性改造。汤钊猷教授主编的我国最早的肝癌专著《原发性肝癌》出版。

1982年，陈中伟教授为一位前臂屈肌发生缺血性坏死的患者成功实施了世界上首例大块游离肌肉的移植手术，《英国医学杂志》评论这次手术的成功“为人类开创这类手术奠定了基础”。同年，中山医院在国内最早建立临床药理实验室，开展以血药浓度测定为内容的临床药理工作。

1983年，普外科率先在国内开展胃肠动力研究，中山医院成为国内最早开展胃肠动力研究的单位之一。陈中伟教授在国内最早开展针对股骨头无菌性缺血坏死早期患者，设计出游离腓骨骨膜治疗等两种方案，取得了满意的疗效。陈中伟教授应邀在美国进行卡柴琴纪念讲演，成为第一个登上这个讲坛的东方科学家，被国内外赞誉为引领中国医学技术登上国际舞台的“医学外交大使”。同年8月，熊汝成教授主编中国第一部器官移植专著《肾脏移植》出版。林贵医师在世界血管造影研讨会上，首次发表了经实验证明的“肝肿瘤具有双重血供”的新理论，引起同行的重视。第一届全国肝癌学术大会由中山医院肝癌研究室成功主办。

1984年，吴肇光教授等成功救治了因枪击引起的严重腹部创伤后又并发多器官功能衰竭患者，创造了多器官功能衰竭转危为安、患者获得新生的奇迹。《解放日报》头版用大量篇幅作了专题报道，赞扬这一成果是继器官移植之后的医学发展史上的一个里程碑。泌尿外科研究用磁化水防治泌尿结石的疗效达70%以上。放射科在国内率先开展了心脏轴位投照摄影和大片摄影技术。中山医院先后建立了整形外科和心脏超声诊断室，成为国内较早成立整形外科和全国最早开展心血管超声诊断单位之一。

1985年，陈中伟教授当选为国际显微重建外科学会主席。泌尿外科和上海交通大学合作，研制成功震波碎石机，并进行了国内首例患者的治疗工作。内科在媒体上首先报道了中国第一例重链病患者的治疗情况。汤钊猷教授主编世界上第一本描述早期肝癌的专著《亚临床肝癌》出版，并在全世界发行。汤钊猷教授领衔的“小肝癌的诊断与治疗”研究项目获得国家科技进步一等奖。

1986年，吴肇光教授等开展对国际首例因“小肠扭转”行全小肠切除的患者施行静脉营养维持，获得了成功，填补了国内外空白。肝癌研究室在上海成功主办首届“上海国际肝癌与肝炎会议”。

1987年，中山医院门诊部开设了上海市第一家综合医院中的医学心理咨询门诊。泌尿外科和工厂协作，成功研制了“SSM-2泌尿外科手术器械”，填补了我国此类手术器械的空白。中山医院防保科开展的“工业铅中毒研究35年”研究项目，获得了国家科技进步三等奖。

1988年，张光健教授最早在上海地区推广国际内固定技术，使手术操作更加规范化。中山医院率先在国内建立了介入放射学联合治疗中心及放射介入科。同时，在全国最早建立独立于普外科的血管外科。中山医院作为上海市卫生局第一批试点单位，开展了住院医师规范化培训工作。诸俊仁教授在中山医院内筹建国家第一批新药临床试验基地。

1989年，中山医院遵循“三个提高，一个创建”的工作指导方针，第一次被评为1987~1988年度上海市“文明单位”医院。杨英珍教授等在国内首次提出病毒性心肌炎临床分型的方法，她领衔的“病毒性心肌炎的临床及实验研究”项目获得国家科技进步三等奖。同年，中山医院在国内最早建立了老年病科，并设立了专科门诊。心内科被国家教委和卫生部定为重点学科，并在国内率先开展导管消融治疗室性心动过速，获得了成功。心电图室在国内率先开展心室晚电位检测工作。普外科在国内率先成功开展胆囊结石震波碎石的工作。

1990年，泌尿外科在国内首先采用先进的流式细胞分析方法，对膀胱肿瘤进行早期诊断和预后评价。同年4月又首次成功举行全国体外固体震波碎石会议。

1991年，陈灏珠教授等率先在国内报告血管腔内超声检查显示血管壁病变的研究工作。泌尿外科成功完成全国第一例年龄仅8岁的儿童肾移植手术，至今患者健康存活。胸外科首创了用食管手术导管施行食管胃（肠）吻合术，为患者提供了更多的治疗手段。普外科引进德国全套腹腔镜设备，为患者开展微创治疗新技术。中山医院建立了全国第一家设床位20张的介入放射学病房。同年12月，中山医院成为上海市第一批、第一家被评审通过的三级甲等医院。汤钊猷教授领衔的“手术证实不能切除肝癌的缩小后切除”研究项目获得国家科技进步三等奖。

1992年，我国首例“无肠女”产妇依靠营养液育成的婴儿在中山医院诞生，母女均告平安。骨科在上海率先开展内镜与电透监视下行经皮穿刺椎间盘侧前方减压手术。诸骏仁教授领衔的“无创性核素时相分析和心脏断层显像在早期诊断冠心病中的研究”项目获得国家科技进步三等奖。同年4月，中山医院在上海率先建立了医德医风义务监督员制度，并向首批来自市卫生局、街道、新闻单位等30多位社会义务监督员颁发聘书。中山医院又作为上海市卫生局第一批试点单位，率先在市卫生系统实行院长民主评议考核制和院行政领导每年述职报告制，自觉接受全院职工的监督和评议。

1993年，中山医院在上海市卫生系统“第一届健康教育”工作表彰会上，被评为“上海市医院健康教育工作先进单位”。泌尿外科率先在国内成功进行置放尿道内网状记忆合金支架术治疗前列腺增生引起的尿潴留，并在上海市首先开始将腹腔镜技术应用于泌尿外科手术。同年4月，骨科率先在上海成功施行曾被视为“禁区”的上颈椎前路齿状突骨折内固定手术。胸外科成功研制“多功能食管手术导管”，被专家认为是解决了国内外医学界一个难题。血管外科建立了国内第一个腔内血管外科手术室，开展腔内血管外科技术。整形外科率先采用电生化技术成功治疗难治性血管瘤。同年，中山医院在上海首先成立了5个跨学科的研究机构：器官移植研究发展中心、多脏器功能衰竭研究中心、肿瘤生物治疗中心、肺癌研究中心、中西医结合康复研究中心。汤钊猷教授主编《现代肿瘤学》出版，这本专著填补了我国自1978年以来肿瘤学专著的空缺，成为全国的重要参考书。

1994年，心内科在国内首次采用经静脉途径安置埋藏式自动起搏复律除颤器获得成功，对防治心源性猝死有重大意义。胸外科在国内率先开展在电视纵隔镜辅助下经纵隔行食管癌切除术。同年，心血管内科和肝脏肿瘤学被定为上海市医学领先专业第一周期第一批重点学科。中山医院被国家科委选定为筹建国家新药临床试验的研究中心。同年7月，在中山医院内成立了全国第一家在三级医院内建立的全科医学科。汤钊猷教授当选为中国工程院首批院士，又获首届上海市医学荣誉奖。陈中伟院士作为中国唯一的医学家被香港求是基金会授予“首届十大杰出科学家奖”。

1995年，中山医院在全国建立和开通了首家多媒体远程医疗会诊中心。

1996年，心内科在上海率先开展了冠状动脉内激光溶栓治疗急性心肌梗死的手术、冠状动脉腔内超声显像、多普勒导丝血流速度测定监测下的冠状动脉介入诊疗术，以及经桡动脉冠状动脉造影术和PTCA/支架术。检验科在上海市首先建立了检验实验室管理信息系统，实现了检验项目的电脑网络化管理。陈中伟院士与上海交通大学合作，首创移植足趾到手臂残端再造手指的手术方法，再造手指控制的电子假手获得成功。整形外科在世界上首次采用双侧阴股沟皮瓣行全尿道再造合并阴道再造获得成功，为外伤后的残疾或肿瘤患者带来福音。

1997年，心外科为一名4年前因肾功能不全接受肾移植的患者成功施行了升主动脉和主动脉瓣替换及两侧冠状动脉开口移植术。据报道，对这种身体状况的患者成功施行如此高难度的手术，在国内极为少见。普外科胆道组和上海市肿瘤研究所共同与美国国立癌症研究所合作，完成了历时4年的上海市胆道癌临床流行病学调查，填补了国内胆道癌流行病学资料的空白。放射科成为我国卫生部影像学第一个重点学科。同年7月，在中山医院内成立了以中山医院呼吸科联袂本院胸外科、华山医院呼吸科、儿科医院呼吸科、肿瘤医院肺癌组和上海市第一肺科医院，共同组成上海医科大学呼吸病研究所。陈灏珠教授当选为中国工程院院士，其主编的《实用内科学》获得人民卫生出版社颁发的首届最佳双效益图书一等奖。王建华、沈学东、符伟国、樊嘉等4名中青年医师被选为上海市卫生系统“百人”工程首批优秀人才。

1998年，中山医院荣获“全国创建文明先进单位”称号。心内科成功完成上海市首例经皮导管心房间隔缺损封堵手术。心外科成功为一位80岁高龄患者切除弓降部动脉瘤，并在本市率先开展经导管闭合先心房缺的治疗，使许多先心房缺患者免受手术之苦。眼科在上海地区率先开展角膜矫形镜（即OK镜）治疗近视眼，取得了良好的临床效果。内镜中心率先在外科治疗中采用内镜气囊扩张的新方法，成功地为20余位肝总管结石的患者取出结石，免除了患者的开刀之苦。呼吸科建立全国第一家肺肿瘤综合治疗中心，为患者带来了福音。同年，汤钊猷教授领衔编写的《现代肿瘤学》获得国家科技进步三等奖。

1999年，中山医院荣获上海市文明单位“六连冠”。尔后中山医院又分获全国卫生系统先进集体和全国创建文明行业工作先进单位称号。心内科首创了我国第一条心脏急救绿色通道，实施了对“心肌梗死抢救生命绿色通道”的承诺，使更多濒临死亡边缘的患者重获新生；又在国内率先开展了经导管电消融术治疗室性心动过速获得成功。心外科率先在国内应用自体心包制成带瓣管道，成功治愈了一位患有先天性心脏病并伴完全性大血管畸形的8岁女孩。该技术在国内应用于临床尚属首次。普外科和整形科合作，在国内率先开展乳腺癌改良根治术后一期乳房再造术获得成功。胸外科协助华山医院手外科，首次应用电视胸腔镜技术全程游离胸段膈神经用于膈神经移位修复臂丛神经损伤。血管外科成功地为一名极罕见的胸腹主动脉瘤的患者及时“更换”从胸部至腹部长约50厘米的降主动脉及腹主动脉，创造了奇迹。血管外科还与介入放射科合作，对一例颈动脉瘤患者实施国内第一例腔内支架术获得成功。整形外科在国内率先应用抽吸法治疗淋巴水肿获得成功，为先天外伤性及乳腺癌根治术后淋巴水肿提供了新的治疗方法。上海医科大学血管外科研究所挂牌成立，挂靠中山医院。

2000年，1月，心内科在国内首次采用世界先进治疗手段实施我国首例桡动脉穿刺、导管从手腕直抵心脏的门诊冠状动脉造影术获得成功，为治疗冠心病开辟了一条新途径。5月23日，心脏移植小组为一位12岁的扩张型心肌病女患者成功进行了中山医院历史上第一例、同时也是全国年龄最小的儿童心脏移植手术。中山医院组建了脑血管意外患者急诊绿色抢救通道，专设有8张床位的神经内科监护室和神经内科专科的急诊和留观。血管外科为一位90岁高龄患有腹主动脉瘤的患者施行腹主动脉瘤隔离术，治疗后康复出院，这是当时国内外有文献报道的年龄最大的病例。整形外科与麻醉科合作，为一位出生仅2个月的婴儿切除了面部巨大血管瘤，创下了面部巨大血管瘤手术切除年龄最小的纪录。泌尿科成功进行了国内第一例亲属肾移植手术，为肾移植手术患者开辟了新的治疗方法。内镜中心率先在国内运用吻合器治疗法，8分钟可根治重度痔疮，取得很好疗效。

心外科在国内开展首例机器人辅助冠状动脉搭桥术及机器人辅助后腹腔镜肾囊肿切除术，获得成功。还成功地为一位患有冠心病左冠状动脉主干严重狭窄并发生急性心肌梗死的65岁台胞应用微创搭桥技术和双侧胸廓内动脉治疗，使其获得新生。上海市心血管病研究所等成功主办"第一届东方国际介入心脏病会议"。吴珏教授被美国麻醉学会等多家机构在主要麻醉杂志上推崇为"中华人民共和国麻醉学先驱者"之一，称其为我国"20世纪卓越的临床药理学家和临床麻醉学家"。

2001年，中山医院为急救患者的成功救治，新设立"急性梗阻性化脓性胆管炎经内镜取石鼻胆管引流治疗"和"肝硬化门脉高压食管静脉曲张破裂出血内镜下止血治疗"两条绿色通道；又为所有轻微疾病患者设立了一条便捷患者的"绿色通道"，即专科的简易门诊。新增了胃肠动力紊乱、高血压肾病、尿路感染、胰腺专科等专科门诊20个，开展新技术18项。4月，肝肿瘤外科成功完成了第一例肝移植手术。心外科在6个月内连续完成6例心脏移植手术，"换心人"个个健康，创国内心脏移植史上的新纪录。泌尿科在国内首先开展^{125}I放射性粒子植入前列腺治疗前列腺癌，获得良好疗效。整形外科为一例在中山医院成功肾移植手术21年，且长期服用免疫抑制剂和激素的患者实施皮瓣移植修复术取得成功，经文献检索，为类似患者实施皮瓣修复术在国际上尚属首例。实验中心在国内率先采用胆汁曼陀罗凝集素点印迹法和结合活力测定法诊断胆管癌，并采用检测胆汁K-ras和p53基因突变法分别诊断胆管癌和胆囊癌，取得较好疗效。同年，由放射科、核医学科和超声诊断科3个三级学科（这3个学科均是国内最早建立的科室之一）组成的上海市影像医学研究所，在中山医院正式挂牌成立。复旦大学器官移植中心在中山医院正式成立。

2002年，中山医院依靠自身综合实力，独立完成了上海市第一例成人与成人活体供肝肝移植，以及亚洲第一例心脏与肝脏的联合移植。建立了国内首家"骨关节肿瘤诊疗中心"，采用介入、化疗加手术切除的治疗方案，提高了患者的生存率。心内科成功完成国内第一例最大房缺患者的介入治疗。胸外科在上海市率先实施食管癌淋巴结分期手术新技术，获得成功。陈中伟院士与交通大学合作研制的残端控制多自由度电子假手，首次应用于一个湖南女性患者，获得成功。

2003年，中山医院在防治"非典"工作中成立了上海市第一个发热专病门诊。引进的沪上第一台婴儿氧舱开始启动，本院妇产科第一例婴儿接受治疗。首次采用手术微创法，成功治疗多发性大动脉炎，使手术时间比原来缩短3/4，且一般无需输血，疗效和原方法相同（在国内外还未见有报道）。11月28日，肝肿瘤外科成功实施了我国第一例（国际首例）母女同肝的劈裂式肝移植手术（该项目荣获上海市科技进步一等奖）；又成功施行了上海市第一例不依靠国外专家而自己完成的心肺移植手术，患者存活至今，成为国内目前为止成活时间最长的心肺联合移植患者之一。中山医院荣获上海市卫生系统唯一获得此奖项的全国总工会"全国厂（院）务公开先进单位"。同年，中山医院有三项科研成果分别荣获"中华医学科技奖"一、二、三等奖，成为全国唯一同时获得三项“中华医学科技奖”的医疗院所。

同年，中山医院建立了国内及亚洲规模最大、拥有建筑面积1 200平方米的静脉药物配置中心，为患者提供无菌、安全的药品有了保障。同时，新建了总长度约243平方米、总建筑面积达1 233平方米的封闭式绿玻璃“双层连廊”，将医院内的7幢医疗大楼的病房与医技部门连接起来，成为方便患者的“绿色通道”，受到患者家属和职工的欢迎。

2004年，中山医院获得了“上海市文明单位”九连冠。同年，又得到卫生部和上海市卫生局批准，成为全国心脏移植准入条例的主持单位。期间，医院成功完成了一位66岁女患者肺移植手术，创造了迄今为止亚洲肺移植手术的最高年龄纪录。本院与儿科医院合作，成功完成上海市首例成人–儿童活体供肝肝移植手术；中山医院所提出的肝癌肝移植上海–复旦标准，获得国内同行的认可。同年，杨英珍教授领衔的“1988 ~ 2003年病毒性心肌炎与扩张型心肌病的临床与实验研究”项目获得国家科技进步二等奖。

中山医院在全国的三级医院中首创开设了全科医学门诊，以及实施社区全科医师规范化培训计划。按照“上海市社区全科医师三年行动计划”，接受来自12个区县、48个单位的60名“准全科医生”（近两年本科毕业），在中山医院进行为期4年的全科医师规范化培训。这是上海市首次正式开展全科医师规范化培训项目，也是全国首次针对本科毕业社区医师进行的大规模规范化培训工作。

2005年，中山医院护理部在年内检查中护理质量获得全市第一的好成绩。3月，心脏外科成功为一位7岁患孩进行冠状动脉搭桥手术，术后康复出院（此前国内尚未见有如此年龄小的患孩施行搭桥术的报道）；继而又成功为一位75岁患者进行原位心脏移植手术（世界上年龄最大“换心人”）。胸外科在上海率先开展腹腔镜食管肌层切开术，为贲门失弛缓症的患者进行微创治疗提供了新途径。11月，胸外科又首创成功开展胸腔镜下射频治疗肺部肿瘤，为肺部肿瘤患者的治疗提供了新方法。同年在国内率先建立“单人操作大鼠肺移植”模型及开展“不使用免疫抑制剂气管同种移植的实验研究”，均获得成功。呼吸科设我国第一家飞机和高原旅游健康门诊，为市民健康保驾护航。

同年，中山医院通过了卫生部科教司对医院远程医学教育中心的工作评审，成为全国第一家由医院开展远程继续教育试点的单位。放射科周康荣教授领衔的“影像学和介入放射学新技术在肝癌诊断和治疗中的系列研究”项目，获得国家科技进步二等奖。

2006年，中山医院内镜中心实施肠镜检查，年诊疗人数首超1万例，创造了世界第一的纪录。普外科和内镜中心合作，为一位患有大肠癌伴急性肠梗阻的76岁老人成功实施肠镜下置引流管减压术和腹腔镜下大肠癌根治术的微创“双镜”联合一期手术，并康复出院。该技术被评为国内首创。介入科为一位患有布加综合征的2岁幼儿实施介入治疗获得成功。据检索，这是我国介入治疗布加综合征中患者年龄最小的世界纪录。

汤钊猷教授领衔的“转移性人肝癌模型系统的建立及其在肝癌转移研究中的应用”项目，获得国家科技进步一等奖。葛均波教授领衔的“血管内超声与多普勒技术在冠状动脉疾病诊治中的应用研究”项目，获得国家科技进步二等奖（同时又获得上海市科技进步一等奖）。樊嘉教授领衔的“肝癌门静脉癌栓形成机制及防治研究”项目，获得上海市科技进步一等奖；同年，中山医院作为国内六所知名医院之一，被推选为卫生部医政司和亚太区感染控制学会合作项目的首批试点医院。杨秉辉教授主编《健康的生活方式》一书获国家科技进步二等奖。

2007年，中山医院第十次获得“上海市文明单位”的称号。上海市第一家内分泌疾病防治长风社区基地5月在长风社区正式成立挂牌。经上海市卫生局批准，中山医院成为本市唯一同时获得心脏、肝脏和肾脏三项移植许可的医院，同时也是上海市唯一获准开展心脏移植的医院。我国第一个专门的呼吸病防治联盟“中山呼吸病防治联盟”在中山医院宣告成立。9月21日，中山医院召开全国第一例序贯肝心肾移植的新闻发布会，中山医院为3名尿毒症患者同时实施亲属活体供肾移植手术获得成功。中医科入选国家中医药管理局脑病重点专科，并获得“全国综合性医院中医药工作示范单位”称号。

2008年，中山医院荣获“2005～2007年度全国医院管理年活动先进单位”的称号。3月22日，泌尿外科一天内为四对亲属成功完成肾移植手术（这四对亲属分别是母亲给儿子、母亲给女儿、妹妹给哥哥、妻子给丈夫）。至此，中山医院已经成功完成114例亲属肾移植手术，总例数位居上海市第一。胸外科成功实施第一例“全腔镜食管癌根治”手术。神经外科与骨科、口腔和五官科合作，在国内首先将神经导航技术和显微外科技术结合运用于颈椎前路经口手术，自11月11日起分别对两例严重颅颈凹陷的患者，采用神经导航定位和显微外科技术，经口腔入路对压迫延髓的齿状突切除加枕颈固定融合术获得成功，患者恢复良好。同年，肝肿瘤外科樊嘉教授领衔的“肝癌门静脉癌栓形成机制及多模式综合治疗技术”项目，获得国家科技进步二等奖。

同年，在卫生部远程医学教育发展研讨会上，中山医院被认定是4家获批网站中唯一在理论学习的同时，能直接提供临床实践技能指导和培训的远程继续医学教育机构，成为全国卫生系统中唯一的能举办远程继续医学教育的医院。“5·12”汶川大地震的第二天，中山医院组建了上海市第一批支援四川灾区的医疗队，等待祖国召唤，随时奔赴救灾第一线。

复旦大学内镜诊疗研究所成立挂牌隶属中山医院。秦万章教授荣获上海医学界仅有的“中国中西医结合优秀个人奖”和“全国中西医结合先进工作者”称号，也是全国皮肤科领域内唯一获奖者。

2009年，中山医院荣获“2007～2008年度上海市文明单位”称号，这是我院第十一次连续22年获此殊荣。1月，上海市卫生局批准的上海市胸心外科临床质量控制中心正式挂靠中山医院。5月，中山医院引进了上海市第一套世界上最先进的供手术室内使用的全机器人装备“达芬奇S”外科手术系统，使我院成为拥有国内首家“达芬奇S”外科手术系统的地方综合性医院。7月，泌尿科成功施行了上海首例“达芬奇S”机器人辅助腹腔镜肾脏手术。随后又成功完成了国内首例“达芬奇S”机器人辅助腹腔镜亲属活体供肾肾移植手术。

同年，血管外科在世界顶级的*Circulation*杂志上首次发表“Stanford B型主动脉夹层腔内修复术后并发逆行性A型夹层”论文。汤钊猷教授等多位专家参与完成的我国第一部《原发性肝癌规范化诊治专家共识》出版。检验科通过了中国合格评定国家认可委员会的现场评审，成为上海市首家通过ISO15189认可现场评审的医院检验机构。神经外科成功完成了上海市首例神经导航引导下内镜经鼻扩大入路鞍结节脑膜瘤切除手术，填补了上海市神经内镜颅底外科的空白。

新形势下的中山医院：更上一层楼

上述这一项项的“第一”，凝聚着一代代中山人的智慧和心血，涌现出了沈克非、林兆耆、黄家驷、荣独山、吴绍青、陈中伟、陈灏珠、汤钊猷等医学大家，正是他们书写着中山医院的辉煌历史，更是他们奠定了中山医院医学发展的坚实基础，才有了中山人一代代的传承，继往开来，书写着为病家服务的更加光辉灿烂的新篇章。

自1999年中山医院首创全国第一条心脏急救绿色通道起，无数冠状动脉堵塞的患者在最短的时间内获得再通，挽救心肌，为危重患者赢得宝贵的抢救时间；随后，“急诊血透”、“急诊ERCP”、“急诊胃镜”等一条条“生命绿色通道”相继而生，挽救了一个又一个宝贵的生命，使更多濒临死亡边缘的患者重获新生。继而中山医院又为所有轻微疾病患者开设了一条十分便捷的“绿色通道”，即专科的简易门诊。新开设的康复科、中西医结合科、全科医学科等简易门诊改变了常规就医流程。首先，患者挂号后不需要排队等候，医生就可以为其诊疗，得到处方后再付费取药，整个就医过程平均时间是15分钟，最快只需10分钟左右即成，十分便捷；其次，找专家看病已不再是难事，医院放宽了专家门诊限号的数量。同时，普通外科、泌尿科、心脏内科、血管外科等许多科室都安排了副主任医师甚至主任医师看普通门诊，使患者更方便、更经济地享受到中山医院专家的服务。在缓解患者住院难的问题上，中山医院也动足了脑筋，先后建立了短时住院病房、日间病房及临时病房，集中收治只需中小手术的患者，三五天就可以出院，使大批在住院登记处积压的患者得到了及时治疗。

“一切为了患者”的口号不仅高高悬挂在中山医院大楼的外墙上，更作为“以患者为中心”的精神深深印刻在每个中山人的心中，激励着中山人不断地为患者提供更多更好的医疗服务。

中山人与爱同在，与责任为伴。从参加抗美援朝的战场到抗洪抢险的一线，从老区扶贫的医疗队伍到南极科考队的医疗保障、印度洋海啸的医疗救援，从抗击“非典”的战斗到APEC会议、2007特奥会的志愿服务，以及“5·12”汶川大地震后第二天中山医院组建的上海第一支医疗救援队。每当祖国最需要的时候、最需要的地方，处处活跃着中山人的身影。全院有700多名职工自愿加入了中华骨髓库，用满腔热血去拯救那些急需帮助的患者。医务工作者深入社区，“中山大讲堂”、“糖尿病学校”、“纳凉晚会”等，各种形式的科普宣传活动顺应社会需求、提供贴心服务。中山人以浓浓的真情、拳拳的爱心，谱写了一曲又一曲为民服务的奉献之歌，体现着中山医院服务患者的宗旨。

作为国内著名医院之一，中山医院始终瞄准着世界医学前沿，不断开展新项目，挑战新领域，勇攀医学新高峰。

上海市心血管病研究所是国内最早开展介入心脏病研究的单位之一，几十年精心倾注心脏病的临床和基础研究工作，曾4次获得国家级嘉奖。上世纪60年代初，陈灏珠院士等专家在当时极其简陋的条件下开展了心导管的工作。如今，以葛均波教授为代表的一批中青年专家在介入治疗冠心病和心律失常等疾病方面做出了突出成绩。他们开展的慢性完全闭塞病变冠脉的介入治疗、冠状动脉斑块旋磨和定向旋切术、经冠脉骨髓干细胞移植治疗急性心肌梗死，以及终末期心肌病等高难度的特色介入手术等，均达到了世界先进水平。中山医院心脏外科是国内每年开展心脏手术最多的专科之一，王春生教授等开展的心脏移植、无体外循环微创冠脉搭桥术等，其数量和成功率始终保持着国内先进水平。

肝癌是国人高发的恶性肿瘤之一。由汤钊猷院士创立和率领的复旦大学肝癌研究所，经过不懈努力，在攻克癌魔的道路上取得了一个个重大突破。他们用甲胎蛋白结合超声检查的方法，大大提高了肝癌的早期诊断率；提出了“小肝癌”和“亚临床肝癌”的概念，提高了肝癌疗效，为国内外同行所认同。实施手术上不断创新，首创的多种手术方式，打破了大肝癌的手术禁区，挽救了一大批中晚期患者。近年来，以樊嘉教授为首的中青年专家积极开展肝移植工作，后来居上，并提出肝癌肝移植的上海-复旦标准，使更多肝癌患者获得新生。肝癌研究所数十年来潜心肝癌的临床与基础研究，5次获得国家级嘉奖。研究成果在*NatureMedicine*等国际权威期刊上发表。

中山医院介入放射学发展迅速，在主动脉瘤、动脉狭窄等疾病的治疗方面取代了传统手术，尤其在中晚期肝癌、肺癌等疾病的治疗方面发挥越来越重要的作用；肾病科在血液透析方面不断探索新项目，血液透析不仅用于尿毒症患者，还被用于其他一些疾病的治疗；普通外科、泌尿科、胸外科和妇产科等联合成立了腔镜诊疗研究室，使腔镜手术所占的比例不断增加，如结直肠癌、前列腺癌、肾癌、肺癌、卵巢肿瘤等都可以在腔镜下完成手术，微创技术的引入大大缩短了住院周期和患者的恢复时间；普外科牵头的多个肿瘤多学科综合诊疗专业组（结直肠肿瘤、大肠肿瘤、胃部肿瘤、胰腺肿瘤、胆道肿瘤、乳腺肿瘤，以及腹部软组织肿瘤等诊疗专业组等），在国内率先开展了标准化的肿瘤根治手术和肿瘤手术前新辅助介入治疗及肿瘤转移的综合治疗，通过以手术为核心的多学科综合治疗，手术切除率稳步提高，大大改善了肿瘤患者的预后，诊疗综合水平达到国内领先地位。

在现代医学最前沿的脏器移植领域，以王玉琦教授为主任的复旦大学器官移植中心迅速崛起，在短短几年里取得多项第一。他们成功完成我国年龄最小的心脏移植、上海第一例成人与成人和成人与儿童亲属活体供肝肝移植、亚洲第一例心-肝联合移植、上海市第一例心-肺联合移植，以及成功完成多例腹腔镜亲属活体供肾肾移植。每一例器官移植的成功背后，都凝聚着中山医院医务工作者勇闯医学禁区的勇气和艰辛。中山医院开展的心、肝、肾移植的手术成功率、移植物及患者的长期存活率均达国内先进水平，成为制订全国心脏移植准入条例的主持单位，肝癌肝移植上海-复旦标准为国内同行的认可，并先后多次获得上海市科技进步奖和上海市医疗成果奖、牵头上海市移植科研项目等。器官移植工作不断地进展，是依靠中山医院多学科综合优势完成的。目前，中山医院能在医院内部同时开展心、肺、肝、肾等脏器移植，这在上海乃至全国都是唯一的，充分显示了中山医院的综合实力。同时，中山医院的移植工作形成了多学科的学术梯队，培养和锻炼了一大批中、青年骨干。随着脏器移植工作不断实现新的跨越，必将造福越来越多的危重患者。

此外，中山医院每年承担多项国家、卫生部、教育部和上海市重大科研项目。仅以2009年为例，全年共获得科研项目200项，经费累计5 611万元。其中，纵向课题125项，经费2 971.4万元；包括国家自然科学基金25项、教育部博士点基金10项、科技部973子课题2项、科技部新药创制孵化项目2项、上海市科委项目43项、上海市教委项目1项、上海市卫生局项目13项等。横向科研基金项目75项，经费2 639.6万元。年获国家级、教育部、卫生部和上海市科技成果奖逾百项。全年共发表专业论文825篇，影响因子累计188.83分。院内设有博士点15个、硕士点21个。每年举办国家级继续医学教育学习班近30期，招收进修医生300余名，为国家培养了许许多多高级医学人才。

中山医院拥有先进的医疗设备：6排、16排、64排、128排和心脏冠脉（双源）CT各1台、全数字化平板探测器心血管造影机7台、国内第一台装机的双向平板探测器心血管造影机1台、直线加速器2台、螺旋断层自适应放疗系统（国内首台装机）、单光子发射计算机断层扫描2台、正电子发射计算机断层扫描仪（PET/CT）、1.5 T磁共振1台、3.0 T核磁共振仪2台、达芬奇机器人手术系统、直接数字化X线成像系统7台、数字化肾盂造影系统、数字化乳腺成像系统、数字化骨密度、高能超声聚焦治疗机、震波碎石机、彩色多普勒超声诊断仪56台、电子超声镜2套、双镜系统2套、电子胃镜和介入放射造影仪、重症监护系统和远程医疗、远程医疗教学系统等。

“踏踏实实多看一些患者，认认真真把病看好，这是中山医院医务人员的首要任务。”院长王玉琦教授常用这句话来教导员工。中山医院的全体医务人员将在医院领导班子带领下，为人民的健康事业继续付出辛劳和汗水。

欢迎您走进这所拥有70余年历史的中山医院，在这里不仅能让您感悟到严谨的医疗作风、求实的科研态度、精湛的医疗技术、团结的工作氛围，更能让您感受到中山白衣天使们的一片服务奉献之心！

（臧兰龄）

第二章　特色医疗科室

普外科

中山医院普外科是国家重点学科、“211工程”重点建设学科，卫生部专科医师培训基地。由著名外科学家沈克非教授正式创建于1946年，是我国最早建立的业务科室之一。普外科最早开展研究生教育，是我国第一批博士学位点、国家博士后流动工作站。

中山医院普外科曾在国内首创了多项诊断方法、手术治疗，乃至体制建设和器械发明，填补了我国多项空白。例如，1955年开展了胰十二指肠切除术；1957年自制腹腔镜；50年代末率先开展了全胃肠道外营养、重症监护和休克机制的研究；1976年开展了经内镜逆行胰胆管造影检查；1977年开展胆道镜检查；1978年建立了外科重症监护病房；1980年研制了系列消化道吻合器；1981年在国内率先开展经内镜括约肌切开+取石术；1984年成功开展了首例微囊化同种异体胎儿胰岛移植；1986年通过全肠外营养支持，成功救治了全小肠切除患者（人称“无肠女”）；1990年开展腹腔镜胆囊切除术，以及肝门部胆管癌的早期诊断和手术治疗研究；1999年开展乳腺癌改良根治术后一期乳房再造手术，以及吻合器治疗重度痔疮手术；2006年开展内镜黏膜下剥离手术治疗了较大（大于2厘米）的全消化道黏膜病变（早期癌和癌前病变），并首创了内镜黏膜下挖除手术和内镜下消化道全层切除手术。

从20世纪90年代起，科室注重学科建设，坚持走学科专业化发展的道路，先后建立了营养组、胆道组、内镜组、腔镜组、门脉高压组、胰腺组、乳腺组、胃癌组和大肠癌组，并在此基础上，联合影像学、病理、放疗、化疗等多个学科专家分别成立多个多学科专业平台（MDT），为患者提供最适合的个体化治疗方案。

科室普通门诊时间：每周一至周六（全天）；专家门诊时间：每周一至周六（全天）；高级专家门诊时间：每周一、二、五（上午），每周二至周五（下午）。

科室专病门诊时间：乳腺专科门诊：每周三下午；胃肠疾病专科门诊：每周三下午；结直肠肿瘤专科门诊：每周一下午；胆道专科门诊：每周二下午；胰腺专科门诊：每周五下午。

科室利用几十年积累的丰富临床经验，开展了涉及各类普外科疾病的诊断和手术治疗，均取得良好的疗效。收治除血管外科疾病和原发性肝癌以外的所有普通外科疾病，主要包括：体表肿瘤、甲状腺良恶性肿瘤、甲状腺功能亢进症、甲状旁腺肿瘤、乳腺良恶性肿瘤、腹部外伤、腹外疝、消化性溃疡、胃癌、十二指肠癌、结直肠癌、胃肠道间质瘤、肠梗阻、肠憩室病、阑尾炎、炎症性肠病、胆囊炎、胆石症、胆管炎、胆囊癌、胆管癌、胰腺炎、胰腺良恶性肿瘤、脾肿瘤、腹膜后肿瘤及门脉高压症等疾病。

开展的手术主要有：普外科各类手术，包括甲状腺腺叶切除术、甲状腺次全切除术、甲状腺全切除术、颈淋巴结清扫术、甲状旁腺切除术、乳腺肿块切除术、乳腺癌根治术、乳腺癌改良根治术、乳腺癌改良根治加一期乳房再造术、乳腺癌保乳手术、腹股沟疝修补术、切口疝修补术、阑尾切除术、胃十二指肠穿孔修补术、根治性胃次全切除术、根治性全胃切除术、胃癌扩大根治术、十二指肠憩室切除术、奥迪括约肌切开成形术、根治性右半结肠切除术、左半结肠切除术、全结肠切除术、直肠前切除术、Miles’术、后盆腔脏器切除术、全盆腔脏器切除术、胆囊切除术、胆总管切开取石术、胆肠内引流术、胰肠内引流术、胰十二指肠切除术、胰十二指肠切除术＋门静脉切除重建术、全胰切除术、肝部分切除术、门脉高压分流术、门脉高压断流术、脾切除术、腹膜后肿瘤切除手术等。同时，开展各类微创外科手术，包括腹腔镜胆囊切除术、腹腔镜结肠癌根治术、腹腔镜直肠癌根治术、腹腔镜胃癌根治术、腹腔镜脾切除术、腹腔镜疝修补术、经内镜括约肌切开＋取石术等微创手术。

科室加强内部管理，注重医疗安全。随着治疗专业组的发展，逐步形成了系列的特色技术和服务品牌：① 消化道肿瘤（胰腺肿瘤、胃癌、胆道肿瘤、结直肠癌）的诊断和综合治疗；② 针对胰腺良性肿瘤的损伤控制手术（节段胰腺切除术、保脾胰体尾切除术）；③ 乳腺癌的保乳手术及切除 I 期乳房再造；④ 内镜微创诊疗技术（双镜联合微创治疗胆石症、急性化脓性胆管炎和胆源性胰腺炎的胆道引流术、早期消化道肿瘤的内镜下治疗、急性结直肠梗阻的内镜引流术等）；⑤ 腹腔镜技术（腹腔镜胆囊、脾脏、结直肠肿瘤根治术）；⑥ 临床营养代谢支持。

科室具有非常明显的人才优势，拥有各级医师64人，其中，教授和（或）主任医师15名、副教授和（或）副主任医师21名（博士研究生导师7名、硕士研究生导师7名）。

科室下设有5个临床病区（包括一个特需病区）和1个中心实验室，核定床位总数198张。每年普通门诊就诊数63 000余人次，专家和（或）高级专家门诊就诊数55 000余人次，急诊就诊数14 600人次，入院治疗10 000人次，手术8 000例次。临床工作量居于上海市各大医院普外科前列，获得了良好的治疗效果和社会信誉。

中山医院普外科下分若干专业组，各具特色：

结直肠癌专业组

中山医院普外科作为复旦大学大肠癌诊疗中心的主任单位，在大肠癌的诊治上拥有悠久的历史，曾最早在国内运用国产吻合器进行结直肠癌手术，开创了国产吻合器的先河。目前的诊疗水平居于国内前列。大肠癌是中山普外科诊治的一个主要病种，每年收治的大肠癌病例数逐年上升。近年，在大肠癌肝转移及大肠癌腹腔镜治疗的临床和研究方面取得很好成绩，是国内率先开展大肠癌术前介入治疗和大肠癌肝转移综合治疗的单位。同时，在国内率先开展了标准的结直肠癌根治术和结直肠癌术前新辅助介入治疗，成为国内最早开展结直肠癌肝转移以手术为主的综合治疗的单位。通过手术前新辅助治疗可降低结直肠癌术后肝转移的发生50%，延缓肝转移的发生时间，改善了患者的生存情况。

结直肠疾病专科门诊：每周一下午。主要内容包括：常见结直肠疾病的诊治、各种疑难结直肠疾病的诊治、消化道肿瘤的化疗和术后随访等。

对结直肠癌肝转移的患者，联合肝外科、介入科等科室实施多学综合治疗模式：

（1）实施结直肠癌的“三明治疗法”（术前介入化疗+标准手术+术后正规化疗）。①术前准确分期：在国内首先开展肠道MRI成像联合内镜超声对结直肠癌肿瘤进行准确的术前分期，对指导术前介入治疗起到了很好的作用。②术前介入化疗：自2001年开始对Ⅲ、Ⅳ期结直肠癌患者开展术前介入化疗，已积累了300余例患者治疗的经验。此方法明显减少了手术后3年内肝转移风险40%，延长出现术后肝转移的时间，延长了患者的生存期。③标准化的根治性手术：对结直肠癌患者施行扩大右半结肠切除术、直肠全系膜切除术、超低位结直肠癌的保肛手术、多原发大肠癌的手术切除术，治疗效果均达到了国内领先的水平。④术后规范化疗：对中晚期结直肠癌患者开展规范的化疗和（或）放疗，对于预防术后转移复发及术后的规范随访具有积极的作用。

（2）开展以手术为主的结直肠癌肝转移综合治疗。在所有癌症出现的肝转移中，结直肠癌肝转移的手术治疗效果是最好的。首先，约有10%的患者有同时手术切除转移灶的可能，这些患者可获得与无肝转移患者类似的治疗效果；其次，由于化疗药物联合靶向药物治疗对于结直肠癌肝转移的疗效很好，约有25%肝转移患者在经过化疗后可获得第二次手术切除原发灶和长期生存的疗效。

（3）快通道外科在结直肠癌手术中的应用。专业组率先借鉴国外促进术后恢复综合方案应用于结直肠癌患者的手术治疗中，结果表明：患者手术后恢复排气时间、术后恢复排便时间、恢复进食全流质时间，以及术后住院天数、住院总费用和术后费用，均短和低于传统的围手术期方案，而且术后应激明显降低。

（4）大肠癌的筛查。针对结直肠癌发病率逐年上升的情况，专业组开展了基于上海城市社区自然人群结直肠癌的筛查工作。结直肠癌检出率为1.33%，进展性结直肠腺瘤检出率为5.00%，结直肠腺瘤检出率为4.33%，非腺瘤性息肉检出率为15.33%。对上述病变采用内镜下治疗措施，切除所有的腺瘤，大肠癌的早期确诊率提高了23%。肠镜为精筛的筛查策略是成功的。

（5）急性肠梗阻的内镜引流术。对急性结直肠梗阻患者，尤其是左半结肠梗阻须实施暂时性腹壁结肠造口和二次手术，将减压装置通过内镜放入狭窄的近端，就能起到与手术减压相同的效果，争取获得Ⅰ期行肿瘤根治术的机会。专业组于2009年引进日本内镜置管引流技术，成为国内最早开展此项技术的单位之一。目前已开展了20余例患者，取得了明显的疗效。

胰腺肿瘤专业组

普外科胰腺肿瘤专业组成立于2001年，目前在上海乃至全国胰腺癌诊治最具影响力的中心之一。在科室主任和靳大勇教授主持下，以普外科胰腺肿瘤专业组为核心，整合放射、放疗、消化、内分泌、化疗、介入和病理等，成立了多科室联合诊治平台，逐步优化和规范了胰腺肿瘤诊断和治疗的流程，使罹患胰腺癌患者有望获得早期诊断，通过以手术为核心的多学科综合治疗，改善了胰腺癌的预后。

目前诊治的病种主要包括：胰腺良恶性肿瘤、十二指肠肿瘤、壶腹部肿瘤、胆总管下端肿瘤、梗阻性黄疸。目前开展的手术有：标准胰十二指肠切除手术、扩大胰十二指肠根治手术、联合血管切除重建的胰十二指肠切除手术、胰体尾切除联合脾切除术、多脏器联合切除术、全胰切除术、针对胰腺良性肿瘤的损伤控制手术等，以及拟开展保留十二指肠的胰头切除术治疗胰头良性肿瘤的胰腺损伤控制手术。

收治的病例数和手术例数逐年增加，目前每年手术病例数近200例。手术切除率稳步提高，并基本稳定在60%～70%，达到国内领先水平。各种手术均有安全性保障，手术并发症发生率低，胆瘘、胰瘘的发生率3%以下，五年累计围手术期死亡率为1.4%，远低于文献报道的3%～5%平均水平。胰腺癌术后的一年生存率达到60%，二年生存率为40%。

为从根本上改变胰腺癌预后不良的现状，专业组依托普外科中心实验室和医院的中心实验室，建立了系统的胰腺肿瘤标本收集和保管制度，开展胰腺癌疫苗的开发研究及胰腺癌复发转移机制的研究。目前承担近20项各级课题，每年在国内核心期刊发表论文20篇，多次在全国性会议上进行专题报告，提升了中山医院胰腺肿瘤专业组的学术地位。

胃癌专业组

中山医院普外科胃肿瘤专业组，是一支主要由中青年专家组成的胃癌多学科协作团队，在胃癌诊疗领域取得了长足的进步，诊疗水平始终居于国内领先地位。

专业组严格依照多学科协作治疗模式，根据“胃癌诊疗指南”制定患者个体化的治疗流程，让每位患者均能接受最佳的综合诊疗。专业组每年收治胃肿瘤外科手术患者逐年递增，年逾900例，是国内累积收治胃癌病例最多的单位。胃癌患者肿瘤切除率高达95%，胃癌根治术后总体五年生存率逾50%，水平居于国内前列。

专业组开设了胃疾病专科门诊（每周一下午），主要开展胃肿瘤疾病术后随访门诊，旨在规范胃肿瘤疾病患者术后综合辅助治疗，早期发现可能出现的复发转移，并给予及时的合理治疗。

目前专业组以各类胃肿瘤的病种为主要诊治对象，常规开展早期胃癌的内镜治疗、腹腔镜胃癌根治术和开放胃癌根治术。孙益红教授主持专业组工作，近年来他作为特邀讲者参加中国抗癌协会胃癌专业委员会组织的“中国胃癌规范化治疗全国巡讲”和中华医学会外科手术学组主办的“聚焦手术前沿”等系列学术活动，做了胃癌规范化治疗专题演讲40余次，在全国积极推广胃癌的规范化手术和个体化综合治疗方法。

此外，专业组还建立了完善的胃癌临床资料信息库，规范患者随访工作，并积极参与胃癌的基础与临床研究。目前已完成复旦大学青年科学基金资助科研项目3项、上海市科委科研项目2项，在研项目主要包括教育部重点科研项目1项、国家“十一五”科技攻关项目1项、上海市科委重大攻关项目1项等，累积相关科研经费150余万元。

胆道肿瘤专业组

普外科胆道专业组由我国著名外科学家孟承伟教授和林守诚教授创立。长期以来，遵循不断探索和创新的宗旨，在胆道外科的领域取得许多进展，诊疗水平居于国内领先地位。

专业组在胆道癌（包括胆管癌、胆囊癌和壶腹癌）防治的基础和临床研究工作有：① 在国内率先开展肝门部胆管癌的手术治疗和早期诊断的研究，居于国内领先水平。“肝门胆管癌的诊断和治疗”、“肝门胆管癌术前确诊方法和早期诊断的研究”分获上海市医疗成果二等奖和校级科技成果奖。② 首次在国内报道肝门胆管癌的姑息性切除法和胆管癌的体内、体外化疗药敏试验指导化疗，取得了一定疗效。③ 在恶性胆道梗阻的非手术治疗上积累了丰富的经验：经ERCP或PTCD放置临时胆道支撑管和镍钛形状记忆合金胆道支架，可明显延长胆道恶性梗阻患者的生存时间，改善生活质量。④ 在国内建立了首株胆囊癌裸鼠移植瘤模型STSX-01和胆管癌裸小鼠移植瘤1号和2号模型。在国内首次采用胆汁曼陀罗凝集素点印迹法和结合活力测定诊断胆管癌，检测胆汁K-ras和p53基因突变分别诊断胆管癌和胆囊癌。⑤ 与兄弟院所合作，进行上海市胆道癌临床流行病学调查，填补了国内胆道癌流行病学资料的空白，在胆道癌诊治上总结得出的应注意的八大问题，具有极强的临床指导意义。

胆道专业组还是国内最先开展胆石症防治的基础和临床研究的单位之一：

（1）在国内率先开展中西医结合治疗急性胆管炎、胆结石的碎石和溶石治疗的实验研究和临床应用。最早开展体外冲击波碎石和溶石相结合治疗胆石症的实验研究和临床应用，治疗胆囊结石1 400余例，一年结石消失率达50%以上。有关胆石病基础和临床防治等方面的研究，分获获卫生部科技进步三等奖、上海市科技进步二等奖等奖项。

（2）在国内率先开展胆道疾病的内镜诊断和治疗取得很好的疗效。开展逆行胰胆管造影可解决复杂性胆管结石和胆胰肿瘤的诊治问题；鼻胆管引流使不少危重和老年胆管炎患者度过危险期；经内镜括约肌切开取石使不少胆总管结石患者免于手术；胆道镜和体内冲击波碎石仪的应用使胆管残留结石的治疗成功率达95%以上。内镜技术治疗急性化脓性胆管炎，获上海市科技进步二等奖。

（3）在胆道疾病的微创手术治疗方面积有成效。腹腔镜胆囊切除术创伤小，恢复快，是胆囊结石和胆囊息肉的首选术式；率先开展腹腔镜胆囊切除术联合十二指肠镜技术等联合微创技术治疗胆总管结石合并胆囊结石。此外，在胆管损伤、复杂性胆石症和先天性胆管扩张症等胆道复杂疑难杂症的处理上也积累了丰富的临床经验。

胆道专业组开设的胆道疾病专科门诊（每周二下午）深受病家欢迎。

腹部软组织肿瘤专业组

腹部软组织肿瘤专业组于2009年初正式成立，在陆维祺教授主持下对大量患有腹部软组织肿瘤的病者展开救治，包括专家们逐一对每一疑难危重的病例进行讨论和研究制订治疗方案，有效地对肿瘤患者实施个体化治疗方案。其中，病理科开展的相关基因检测可以指导手术后的治疗；放射科利用先进的仪器设备对腹部软组织肿瘤的定性诊断和可切除性进行手术前评估，使诊疗水平得到了明显提高。

腹部软组织肿瘤包括：① 腹膜后肿瘤；② 腹腔肿瘤：包括胃间质瘤、肠间质瘤、肠系膜肿瘤、腹膜间皮瘤、假性黏液瘤、纤维瘤、纤维组织细胞瘤和脂肪瘤等；③其他来自胃肠、肝胆胰及子宫卵巢等肿瘤的转移瘤。腹部软组织肿瘤在普外科较少见，尤其是腹膜后肿瘤诊疗难度更大，其发病隐匿，不容易早期发现，而确诊后常因肿瘤累及重要脏器、血管或神经致使手术切除困难。大多数腹部软组织肿瘤对化疗、放疗均不敏感，又使后续治疗棘手。

目前，该诊疗专业组对腹部软组织肿瘤完整切除率高达78％，手术死亡率仅为2.6％。在医疗过程中强调首次手术的完整切除率，同时为提高手术成功率、减少或推迟复发实施联合脏器切除，必要时行移植等重建手术。专业组运用血管处置技术和联合脏器广泛切除技术，切除了多例被其他医院判定为不可切除的腹部软组织肿瘤，积累了经验。通过多学科团队协作下的综合诊疗，有效改善了腹部软组织肿瘤患者的预后疗效，取得良好的临床效果。

专业组开设的腹部软组织疾病专科门诊（每周一、三上午）获得众多病家的赞誉。

乳腺癌专业组

乳腺癌是危害妇女健康的主要恶性肿瘤。乳腺癌的综合治疗包括外科手术、化疗、放疗、内分泌治疗、生物靶向治疗等，需要各学科之间进行团结协作。普外科乳腺组在陈君雪教授和张宏伟教授的带领下，加强与放射科、超声诊断室、整形外科、化疗科、放疗科、病理科、介入科等的密切协作，于2001年成立了“中山医院乳腺疾病研究中心”，为患者提供个体化、规范化、最优化的治疗。

近年来我院乳腺疾病的门诊量和乳腺癌的手术数量逐年上升，专业组在乳腺癌的早期诊断和规范化治疗方面取得了可喜的进展。乳腺癌的保乳手术率超过30％。乳腺癌改良根治术联合Ⅰ期乳房再造，使很多患者改善了术后的生活质量，在保证肿瘤治疗彻底性的同时兼顾了患者形体美的需求，为广大乳腺癌患者送去了福音。Mammotome真空旋切治疗乳腺纤维腺瘤可以达到最佳的美容效果。患乳腺癌并伴有糖尿病、心脏病、老慢支、肺气肿等夹杂症在肿瘤专科医院往往是手术的禁区，但在中山医院实力雄厚的麻醉科、心内科、肺科、内分泌科等的协助下，每年都有一大批这样的患者得到了很好的围手术期治疗。

乳腺专科门诊为每周三下午，为广大乳腺疾病患者选择最有效的诊断手段，制定最优化的治疗方案，提供长期规范化的随访。

（秦新裕　吴文川　靳大勇等）

心外科

中山医院心外科始建于1947年，由著名医学家黄家驷教授担任首任主任和上海市心血管病研究所首任所长，是国内最先开展心血管手术的单位之一，也是我国心脏外科的创始基地之一。几十年来，中山医院心脏外科为无数心脏病患者解除了病痛，在我国心外科领域创造了10余项“国内第一”，如上世纪50年代自制我国第一台静力垂屏式小型转碟式人工心肺机；1953年的首例体－肺循环分流术；1954年的首例动脉导管未闭缝合切断术；1957年的首例右径二尖瓣狭窄扩张分离术；1958年的首例低温下房缺缝合术；1959年的首例主动脉弓切除移植术；1959年的首例法乐四联征根治术；1960年的首例主动脉窦瘤破裂缝补术；1962年的首例室壁瘤切除术；1964年的首例二尖瓣狭窄合并关闭不全直视矫治术；1977年的首例硬脑膜生物瓣替换术……

目前，心外科是国家重点学科、上海市重点学科、上海市心血管病临床医学中心、上海市胸心外科临床质控中心挂靠单位、复旦大学“211工程”重点建设学科、复旦大学“985工程”重中之重发展学科、卫生部心血管外科专科医师培训基地、卫生部心血管外科微创技术培训基地。

科室开展心脏移植、冠心病、心脏瓣膜病、先天性心脏病、大血管病、心律失常、心包疾病、心脏肿瘤等所有心脏外科手术，手术数量和临床疗效均处于国内领先地位。尤其在急危重心脏病外科治疗、冠心病外科治疗、微创外科手术等方面特色鲜明。

（1）心脏移植水平国内第一。心脏移植是许多危重心脏病患者延续生命的最后希望，其水平高低也是国内外公认的衡量心外科综合实力的重要标志。中山医院心外科是目前国内规模最大、水平最高的心脏移植中心，也是上海市唯一的心脏移植准入单位，已完成心脏移植270例、心肺联合移植9例，其中包括国内首例儿童心脏移植、首例再次心脏移植、年龄最大的心脏移植（77岁）、亚洲首例心肝联合移植、亚洲首例肝心肾序贯移植，移植数量和成功率均达到国外大规模移植中心水平。科室采用自创的供体心脏保存方法，使心脏保存时限从4小时延长至8小时（并创造了最长10小时的纪录），而且可应用于“无心跳”供心获取，大大拓展了供心来源。由于王春生教授领衔的“原位心脏移植治疗终末期心脏病”系列研究建立了一整套适合中国国情的心脏移植技术规范，并推广应用到全国近20家医院，引领并提高了中国心脏移植整体水平，提高了我国心脏移植的国际学术地位，该研究获2008年“中华医学科技奖二等奖”和“上海市科技进步二等奖”。

（2）勇于挑战高难度大动脉手术。近年来主动脉夹层、主动脉瘤的发病率和检出率越来越高，而大动脉手术具有技术要求高、手术复杂、风险大、并发症多等特点，是目前心外科最具挑战性的领域。中山医院心外科医护人员通力合作，每年开展100余例主动脉夹层/主动脉瘤手术（包括最复杂的全弓置换术、全主动脉置换术等），手术成功率达90%以上，已成为华东第一、国内一流的大动脉外科治疗中心。

（3）冠心病外科治疗成功率高。中山医院心外科是国内最著名的冠心病外科治疗中心之一，至今已完成4 000余例复杂和高难度的冠脉搭桥手术，手术死亡率仅为0.5%，达国际先进水平。2008年11月，一名"急性广泛前壁心梗、室壁瘤、中重度二尖瓣反流、心功能Ⅳ级（EF 22%）"的危重冠心病患者在科室接受"室壁瘤切除＋二尖瓣成形术"。因患者心功能极差，手术中置入体外膜肺氧合装置及主动脉内球囊反搏以辅助患者循环。手术后患者由于凝血机制紊乱，两次床旁开胸止血，并出现胸水、持续发热、低氧血症等多种并发症。科室安排专门治疗小组24小时监护，采取了一系列积极有效的措施，使患者病情逐渐稳定，术后7天脱离体外膜肺氧合，12天脱离呼吸机，20天脱离主动脉内球囊反搏。经过1个多月的康复锻炼，患者顺利出院。如此危重的患者能抢救成功，创造了生命的奇迹。

（4）微创手术不断创新。微创手术是科室的重要发展方向，中山医院心外科历来重视微创技术的学习和应用，上世纪90年代开始常规开展非体外循环冠脉搭桥术、房室缺封堵术等微创手术。近年来，科室继续创新，不用正中开胸，而仅通过胸壁小切口（5～8厘米）完成房室缺修补、二尖瓣置换、二尖瓣修复、主动脉瓣置换等复杂手术，可达到同样的手术效果。近期将开展达芬奇机器人辅助心脏手术、全胸腔镜下心脏手术等创伤更小的术式，以进一步减轻手术创伤，降低手术风险，患者恢复更快，切口更隐蔽美观。

科室现有教授和（或）主任医师5名、副教授和（或）副主任医师9名、主治医师20名、住院医师14名。拥有2个病区、普通床位77张、监护室床位22张、心脏移植专用监护床位4张、专用手术室5间。年门急诊人数约20 000人次，年手术人数约2 500人次。

（王春生　魏　来）

肝肿瘤外科

中山医院肝肿瘤外科是国家重点学科（肿瘤学）、上海市医学领先专业（肝脏肿瘤学）、上海市肝肿瘤临床医学中心及复旦大学"211工程"建设项目重点学科（肿瘤学）。肝肿瘤外科正式建制于1992年。

肝肿瘤外科是目前国内最大的肝肿瘤疾病诊治中心之一，科室诊疗主要病种有：原发性肝癌、继发性肝癌、肝门区胆管癌、肝肉瘤、肝血管瘤、肝囊肿、肝脏局灶性结节性增生、肝腺瘤、肝包虫病、肝脓肿、肝脏炎性假瘤、肝脏血管平滑肌脂肪瘤、代谢性疾病及终末期肝病等。

开展的手术有：肝囊肿揭顶术、肝左外叶部分切除术、肝左外叶切除术、左半肝切除术、左三叶切除术、肝右叶部分切除术、右半肝切除术、肝右三叶切除术、肝中叶切除术、肝尾叶切除术、肝门区肝癌切除术、肝癌复发再切除、肝癌缩小后切除术、肝动脉结扎插管术、门静脉插管术、门静脉取栓术、胆管癌栓取出术、下腔静脉取栓术、肝门区胆管癌根治术、肝门区胆管癌置内支架术，以及肝胃、肝肾、肝肠等联合脏器切除术、同种异体原位肝移植、亲体活体肝移植、肝肾联合移植术、腹腔镜下肝切除、腹腔镜下射频消融术等。

每周开设专家门诊24次，普通门诊6次，设有肝移植随访特色门诊。

在长期的医疗工作中，积累了丰富的临床经验，形成了诊治的医疗特色。

（1）肝脏肿瘤的诊断和治疗：已积累10 000余例肝癌患者治疗经验，相继开展微创肝肿瘤治疗，包括腹腔镜肝肿瘤切除、术中射频、氩氦刀、微波治疗的等特色项目，取得较好的疗效。近年每年肝癌手术切除超过1 200余例。自1995年开展以“肝癌术后复发转移的防治研究”为重点的临床综合治疗研究，探索肝癌术后复发的综合防治方案，进一步延长肝癌患者的生存期，改善预后，已积累5 000余例此类肝癌诊疗的经验。在国内最早开展小肝癌诊治、复发后再切除和不能切除肝癌的缩小后切除，五年生存率达60%～70%，尤其在肝脏巨大肿瘤切除及肝门区肝癌的外科诊疗方面具有特色。迄今所治肝癌患者生存超过5年的有1 000余例，生存10年以上有200余例，有1例生存期最长已达43年，居国际领先水平。

（2）门静脉癌栓的综合治疗：在国内外率先开创针对影响肝癌患者生存重要因素——门静脉癌栓的综合治疗，制定了优化治疗方案，使一年生存率提高25%，五年生存率提高10%，经同行鉴定达到国际领先水平，并在国内多家医院进一步推广应用（该项目获2005年度上海市科技进步一等奖）。

（3）肝脏移植手术和术后并发症的治疗：自2001年起，肝肿瘤外科肝移植手术走上了快速发展的时期。开展的肝移植术在治疗原发性肝癌、终末期肝硬化、肝脏先天性代谢障碍性疾病，以及胆汁淤滞性疾病等方面取得较好的效果；尤其是在肝移植治疗肝硬化伴肝癌方面，拥有丰富的经验。曾先后成功完成上海市第一例成人对成人和第一例、第二例成人对儿童的活体肝移植；肝移植最小年龄仅9个月；成功完成了国际首例母女俩为受体的经典劈离式肝移植；亚洲第一例心肝联合移植；世界上年龄最大的肝移植之一。肝脏移植具有类型多、创新多、手术时间短（平均4～6小时）、出血少和并发症少等优点，患者最早9天即可出院。尤其是近年加强对疑难肝癌患者肝脏移植术的研究，实现了肝脏移植术中半数以上移植手术不输血，手术中无肝期仅50分钟。肝脏移植术后一年存活率达85%～90%，其中肝癌患者肝移植术后1年无瘤生存率达90%，创造了国际先进水平。受者的选择也从肝癌扩展到肝炎、先天性肝病等各种终末期肝病，其肝移植手术的数量和成功率在上海乃至全国均居于领先地位。2006年率先在国内提出肝癌肝移植适应证中国标准——“上海复旦标准”，其适用范围是：

单发肿瘤直径≤9厘米，或多发肿瘤≤3个，且最大肿瘤直径≤5厘米，全部肿瘤直径总和≤9厘米，无大血管侵犯、淋巴结转移及肝外转移。“上海复旦标准”——适用范围显著扩大，符合上海复旦标准的肝癌肝移植患者术后四年生存率超过80%，取得了满意的治疗效果。目前每年可开展肝移植手术150例左右，诊治水平处于国内领先地位。

目前，科室已开展肝癌门静脉癌栓形成机制及防治研究、肝癌复发转移分子标记、肿瘤分子靶向治疗、肿瘤与微环境、肝癌肝移植相关基础及临床研究、肝癌肿瘤干细胞研究等。由樊嘉、周俭等主持的“肝癌门静脉癌栓形成机制及多模式综合治疗技术”课题获国家科技进步二等奖，该项成果为无法手术切除的门静脉癌栓患者提供了新的有效治疗手段。2009年科室发表论文54篇，其中SCI论文引用16篇，有多篇文章发表在*Hepatology*等国际肝病权威杂志上，出版专著1部，参编著作4部。

科室现有在编人员31名，其中，正高职称和副高职称15名、主治医师11名、住院医师5名。拥有核定专科床位数104张（含移植监护室16张）。每年完成的医疗工作在质和量方面均有一定提高，年门、急诊人数近30 000人次，手术2 500例，其中，肝移植100余例（亲体活体肝移植术20余例），出院人数近3 000人次。全年无医疗重大差错事故发生。

（樊　嘉）

泌尿外科

中山医院泌尿外科是教育部重点学科，创建于1952年，由我国泌尿外科的奠基人之一熊汝成教授开创，是国内最早成立的泌尿外科专业科室之一，曾在我国泌尿外科历史上创立了多项新技术和新方法。目前，泌尿外科是卫生部专科医师培训基地和内镜诊疗技术（泌尿内镜）培训基地，诊治整体水平处于国内领先地位，曾有多项医疗、科研成果获上海市和国家嘉奖，多次被评为医院、学校和全国的先进集体。

科室设有泌尿外科研究室、震波碎石室、尿动力学室、泌尿内镜室、男性性功能检查室和高强度聚焦超声治疗室等；拥有震波碎石机、高强度聚焦超声肿瘤治疗机、第三代超声弹道碎石清石系统、放射性粒子前列腺癌治疗系统、尿动力学仪、多功能男科疾病诊治工作站、进口经皮肾镜、输尿管镜、电子膀胱硬镜、软镜，以及前列腺汽化、等离子电切镜、电子腹腔镜、钬激光和达分奇S机器人等先进专科设备。

泌尿外科的传统医疗特色：诊治泌尿系统肿瘤、结石、肾血管性高血压、肾移植和肾上腺疾病，以及男科疾病等。曾在国内开创多项新技术和新方法，如自体肾移植、同种异体肾移植、体外冲击波碎石、全膀胱切除及回肠膀胱术、腹膜后淋巴结清扫、髂腹股沟淋巴结清扫、血卟啉辅助激光切除膀胱肿瘤。

上世纪90年代以来，科室又在国内率先开展经腹切口肾癌根治性切除、腹腔镜手术在泌尿外科的应用、^{125}I放射性粒子永久植入治疗前列腺癌、高强度聚焦超声治疗肿瘤、无张力吊带治疗女性压力性尿失禁、手辅助装置腹腔镜手术、亲属活体供肾肾移植、小儿经皮肾镜碎石取石，以及机器人辅助腹腔镜手术等。

（1）肾动脉狭窄性高血压的诊治：上世纪50年代开始使用腹主动脉造影检查诊断由肾动脉狭窄引起的高血压；1961年起在国内首创采用真丝人造血管作肾–腹主动脉旁路手术治疗肾动脉狭窄，获得成功；首先提出国人肾动脉狭窄的主要病因是大动脉炎，自体肾移植术是其首选治疗；1973年成功进行首例左肾自体肾移植治疗左肾动脉狭窄引起高血压。近年来，吸收国际先进技术，开展新技术，从而形成了一系列的诊治肾动脉狭窄性高血压的方法。

（2）人工肾的研制和临床应用：上世纪50年代开始了人工肾的研究，于1959年试制成功套筒式人工肾；1972年9月研制成功了平板型人工肾，填补了国内这项空白（1974年获上海市重大科技成果奖），并为我国开展血液透析和肾移植作了技术上的准备；当年用国内人工肾首次成功抢救了急性挤压伤伴肾小管坏死肾衰竭病例；1973年10月5日又用人工肾抢救一位服青鱼胆所致的急性肾功能衰竭病例，获得成功。科室与肾脏内科合作，率先开展血液透析和腹膜透析治疗尿毒症患者。

（3）肾移植：1970年1月进行首例尸体肾移植，存活45天，是国内最早开展同种异体肾移植的单位之一；1975年7月14日对一例慢性肾小球肾炎尿毒症患者进行尸体肾移植术，经历多次排异和并发症等难关后获得成功，存活9年以上，是当时我国肾移植存活最长的病例；1977年，肾移植研究获得上海市重大科技成果奖；1978年获全国医药卫生科技大会颁布的全国医药卫生先进集体；1991年成功进行全国第一例年龄最小的8岁女童肾移植手术；2004年4月28日首次采用手辅助腹腔镜成功进行亲属活体供肾切取并肾移植；2005年，“腹腔镜下亲属活体供肾取肾”项目获上海市临床医疗成果奖三等奖；2009年10月26日成功完成5岁男童亲属活体供肾移植。肾移植手术成功率、人和肾长期存活达国内先进水平。

（4）肾结石体外粉碎装置的研制和临床应用：1984年10月与上海交通大学开始合作，研制利用液电效应的肾结石体外粉碎装置行肾结石体外粉碎（获国家科学技术进步一等奖）；临床已治疗来自全国各地尿石症患者超过20 000例次，特别是成功治愈严重脊柱畸形、孤立肾、马蹄肾等复杂病例的肾结石。

（5）外科手术治疗肾上腺疾病：1955年5月～1960年1月，泌尿外科采用双侧肾上腺探查手术治疗14例库欣综合征，开创了国内肾上腺外科的发展和临床实践。目前，外科手术治疗肾上腺疾病包括原醛、皮质腺瘤、嗜铬细胞瘤、库欣综合征，治疗方法有开放手术和腹腔镜手术。到目前为止，腹腔镜下肾上腺手术已经超过500例。

（6）经腹部切口肾癌根治或保留肾单位手术：上世纪90年代初开展经腹部切口根治性肾癌切除术，特别是对大肾癌，腹膜后淋巴结转移、腔静脉癌栓的发现率及清除率有了显著提高，且并发症少、长期存活率高。近年，保留肾单位手术用于治疗小肾癌（小于4厘米），同样获得了良好的疗效。

（7）以腹腔镜手术为代表的微创技术在泌尿外科应用：1993年12月在国内率先

应用腹腔镜手术治疗精索内静脉曲张，之后又行腹腔镜下肾囊肿切除、输尿管切开取石、肾上腺良性肿瘤切除术和肾切除术等。目前采用经腹或经后腹腔途径，施行的手术有精索内静脉高位结扎术、肾囊肿切除、输尿管切开取石、肾上腺良性肿瘤、肾上腺切除、肾肿瘤根治或保留肾单位手术、亲属供肾切取、肾盂成形、前列腺癌根治术等。近年，开展腹腔镜手术在国内率先采用后腹腔途径、手辅助装置，以及其他新的方法、设备器械，迄今共完成各种腹腔镜手术2 000余例，均取得满意疗效。2009年5月，中山医院装备了“达芬奇S机器人”，泌尿外科又成功完成了多例高难度的机器人辅助腹腔镜手术。此类手术的成功使外科手术又进入了一个全新的境界，而患者无疑从微创中获得最大益处。

科室还开展了各种微创技术，如经尿道前列腺电切、经尿道膀胱肿瘤电切、经尿道前列腺等离子电切、输尿管镜碎石取石、经皮肾镜碎石取石；超声引导经会阴前列腺穿刺活检，超声引导经会阴^{125}I放射性粒子植入治疗前列腺癌、经阴道无张力吊带治疗尿失禁、高强度聚焦超声治疗腹、盆腔泌尿生殖系实体肿瘤等。以上新技术、新方法大多数为首次在上海或全国被中山医院泌尿外科采用。

科室开展研究主要方向：

（1）泌尿生殖系肿瘤的基础和临床研究：肾癌、膀胱癌和前列腺癌是我国最常见的泌尿生殖系肿瘤。科室在膀胱肿瘤早期诊治和预后判断方面做了大量的基础和临床研究。前列腺癌的发病率呈现明显的上升趋势，位居男性恶性肿瘤发病率第5位。科室通过开展PSA/fPSA的检测，加强初筛高危人群，提高前列腺穿刺活检的检出率，并将充分利用达芬奇机器人的优势和特点，积极开展机器人辅助腹腔镜前列腺癌根治术。

肾癌的发病率日趋上升，泌尿外科开展肾癌住院手术约400例/年，位居肿瘤患者首位。科室通过深入探讨肾癌术后和晚期肿瘤的规范化免疫治疗、分子靶向药物治疗，进一步开展腹腔镜肾癌手术治疗，尤其是采用达芬奇机器人辅助腹腔镜保留肾单位手术治疗小肾癌（<4厘米）。

（2）器官移植的基础和临床研究：亲属肾移植是肾移植临床的“重点”。科室进一步开展亲属活体供肾肾移植，让更多的尿毒症患者受益；同时继续开展手助腹腔镜下取肾，探索达芬奇机器人辅助腹腔镜技术取肾术，最大限度减少亲属供体的创伤。

（3）泌尿系统结石的综合治疗：对残余结石、难处理结石、复发性结石的综合治疗，充分应用已引进的瑞士超声波/气压弹道碎石机等先进设备，采用经皮肾镜、经尿道输尿管镜和膀胱镜取石，利用钬激光、气压弹道、冲击波等碎石技术，以及中药制剂等综合治疗，提高疗效。同时，充分利用结石红外光谱自动分析系统，开展尿路结石成分分析，加强尿路结石复发机制和预防的研究。

科室现有22名医师，其中，教授和（或）主任医师5名、副教授和（或）副主任医师6名、主治医师9名、住院医师2名、主管技师2名、主管护师1名。

目前科室开放床位数80余张，其中肾移植20张。年门诊、急诊总量近10万人次，全年出院人数超过3 000人次，手术量约3 000台，其中大手术占70%~80%。

泌尿外科的目标是提供专业、温馨、高品质的医疗服务，用人性化、高效率的管理，把最先进的科学技术和最佳的疗效奉献给每一位患者。

（王国民　胡骁轶）

骨　科

中山医院骨科是教育部重点学科，始建于1936年（中山医院创建伊始）。骨科历史悠久，曾在国内首创了多项骨科手术治疗方法，并在上海地区率先引进开展多项新技术新方法，在创伤骨科、脊柱外科、关节外科、骨科肿瘤的治疗等方面积累了丰富的经验；尤其在显微外科的研究和临床应用方面，做出了开拓性的工作。目前，中山医院骨科是“211工程”重点建设学科、卫生部直属单位临床重点科室和卫生部骨科医师培训基地，是我国首批博士学位授予点、首批博士后流动站，也是国内集临床、科研与教育并重的骨科疾病诊治中心之一。

科室已初步形成了学术梯队，并逐步形成了以创伤、周围神经损伤、骨缺损的修复、脊柱外科、关节外科、骨肿瘤、显微外科等医疗诊治特色，诊治技术在国内保持领先水平。

科室门诊时间：每周一至周六全天开设普通专科门诊、专家门诊、脊柱和关节镜特色（专病）专科门诊。急诊实行24小时应诊，同时有4名总值班和8名高年主治医师24小时轮流值班参与急诊工作，及时处理骨科外伤患者。

主要诊治：

（1）脊柱外科：开展颈和腰椎间盘突出症、腰脊柱滑脱和腰椎管狭窄症、颈椎管狭窄、严重脊柱侧弯、脊柱后凸畸形和先天性半椎体畸形、脊柱复杂骨折、脊柱疾病的微创治疗，以及各种颈椎复杂疾病、脊柱原发性和脊柱转移性肿瘤的手术治疗。

（2）关节外科：开展老年股骨颈骨折、股骨头缺血坏死、髋关节骨关节炎、类风湿关节炎、先天性畸形的人工关节置换术、先天性髋臼发育不良截骨术、膝关节骨关节炎的单髁、全膝置换、肩和肘关节置换，以及小切口关节置换、骨关节病综合保守治疗。

（3）骨与关节肿瘤：开展各种骨肿瘤及软组织肿瘤（包括脊柱肿瘤、骨盆肿瘤、盆腔巨大肿瘤）的扩大切除与功能重建手术，通过肿瘤节段切除、同种异体骨段移植、肿瘤假体置换等保肢手术综合治疗四肢恶性骨肿瘤，以及各种脊柱与四肢转移性骨肿瘤的手术治疗等。

（4）关节镜外科：开展膝关节半月板撕裂修补，膝关节不稳定（前后交叉韧带损伤、侧副韧带损伤及韧带止点撕脱骨折等）的重建术，各类关节炎的关节镜下治疗，关节镜下治疗肩袖损伤、肩胛盂损伤、撞击综合征，部分肩关节不稳症的镜下治疗，关节镜辅助下的各种骨折微创式的复位固定等。

（5）创伤外科：开展各种复杂骨折及关节内骨折的治疗、骨折畸形愈合的矫形、严重复合伤的救治、骨盆复杂骨折的手术治疗、各种皮瓣修复软组织缺损等。

骨科逐步形成自己独特的医疗诊治特色：

（1）创伤骨科的诊治：中山医院骨科作为创伤骨科技术在中国南方最早的推广和使用者，在创伤骨科领域以技术全面、操作规范而享有盛名。除常见创伤以外，脊柱骨折、骨盆骨折、髋臼骨折、多发骨折、跟骨骨折的切开复位内固定手术，以及骨折内固定失败、多次失败以后的再手术等治疗方面，积累了丰富的临床经验。

（2）脊柱外科的诊治：上世纪50年代初期，骨科已开展了脊柱外科工作，在国内首先进行椎间盘造影，并作为常规检查。1962年成功施行脊柱截骨术矫正驼背畸形手术；80年代后期，先后成功开展了颈椎前路及后路手术；90年代初期，在国内率先成功施行齿状突骨折的前路螺丝钉内固定手术，并在国内较早地开展了枕颈部融合术、颌椎前路植骨融合术、胸腰段骨折侧前方减压内固定手术，以及全椎体摘除重建术等；1992年率先开展在内窥镜与电透监视下行经皮穿刺椎间盘侧前方减压手术；1993年起在国内较早行胸腰段骨折侧前方减压Kaneda内固定术和枕颈融合、腰骶关节重建手术，以及对高龄腰椎管狭窄症患者实行后路多节段双开窗减压手术，取得很好的疗效；2000年在国内最早开展腹腔镜辅助下前路椎体间融合手术；2002年在国内最早开展腹腔镜辅助下腰椎360°固定；2003年开展经单侧椎间孔椎体间融合术，并使之成为常规融合技术；2004年3月实施上海市首例胸腔镜下胸椎骨折侧前方减压内固定手术；2005年在国内最早实施颈椎360°固定中采用小关节突螺钉行后路内固定；同年还实施了国内首例脊柱后路微创双切口侧后方椎体间融合术。目前，科室已广泛开展经皮微创椎体成形手术治疗老年患者的椎体压缩性骨折。此外，骨科还擅长治疗各类颈椎、胸椎及腰椎疾患，如颈椎椎间盘突出和椎管狭窄、腰椎椎间盘突出、椎管狭窄、腰椎滑脱等各种脊柱不稳定疾患，以及各类脊柱骨折如压缩性骨折、椎体或椎管内各种肿瘤、脊柱结核等等。

（3）关节外科的诊治：1970年成功完成了上海第一例金属全肱骨置换手术，为以后广泛开展人工假体置换手术奠定了基础；1972年成功施行了上海第一例人工全髋关节置换术；1980年对类风湿关节炎病例施行滑膜切除术或人工关节置换术，提出早期滑膜切除以治疗类风湿关节炎，获卫生部乙级科技成果奖；1993年，中山医院最早引进国外先进人工关节置换的理念和假体，开展人工关节的规范化训练；2003年开展了上海第一例微创膝关节单髁置换术；2004年起开展小切口和双切口微创人工关节置换手术及自体干细胞移植治疗股骨头缺血性坏死，均获得满意疗效。

在关节肿瘤治疗方面，先后成功进行了一系列复杂的肿瘤保肢手术，包括半骨盆置换、全肱骨置换术等，以及配合改良肿瘤新化疗方案，使患者获得良好的生存率。在人工半髋、全髋、全膝关节置换、人工半骨盆及人工1/4骨盆置换手术方面，也形成了行之有效的诊疗常规。在关节镜方面，自1976年在上海率先开展膝关节镜检查后，使关节镜由单纯诊断应用转入治疗性操作成为可能。2002年以来，膝关节镜检查、镜下半月板切除、修补，以及交叉韧带重建等手术已成为常规。肩关节镜技术亦已日趋成熟，治疗水平处于国内领先地位。

（4）骨肿瘤的治疗：1974年率先成功完成上海第一例同种异体胸骨柄移植重建手术；同年又成功施行上海第一例同种异体胫骨上端半关节移植重建膝关节手术。在骶骨巨大肿瘤治疗方面，在国内较早采用前后路联合进路，使术中出血量明显减少。2005年，在上海率先开展腹主动脉气囊血流阻断法治疗骶髂骨巨大肿瘤，并使其他器官缺血坏死的可能性降到最低。科室尤其擅长各类骨肿瘤的综合治疗和保肢手术，以及盆腔、骶尾骨巨大肿瘤等疑难复杂病例的综合和手术治疗。

（5）显微外科的诊治：在显微外科技术做了很多开创性的工作，1983年陈中伟院士完成了小血管套接缝合法的动物实验与临床应用；他还设计了带旋髂深血管蒂髂骨反转移植治疗儿童与成人股骨头无菌性坏死，取得了较好的治疗效果。2002年陈院士与上海交通大学合作，成功研制残端控制多自由度电子假手，并首次应用于一湖南女性患者，获得成功。

科室现有医生35名，其中，教授和（或）主任医师5名、副教授和（或）副主任医师12名（博士生导师3名，硕士生导师5名）、主治医生15名、住院医生3名。现有床位92张，分设2个病区（7病区、8病区）。年门诊量80 000余人次，手术量近3 000台。

（姚振均）

血管外科

中山医院血管外科是教育部重点学科，始建于上世纪50年代后期，是国内最早开展血管疾病诊疗的科室，在国内率先创制成功真丝人工血管，尤其在血管无创伤检查的研究和临床应用方面做出了开拓性的工作，成为国内血管无损伤检查实验室中规范性的实验室。1988年血管外科正式成立，是全国最早独立的血管病专科，建立了一支血管外科专业医师队伍，其规模、业务范围和工作量逐年发展和增加。目前，血管外科已成为国内最大的集医、教、研于一体的血管疾病诊治中心之一。每年门诊近20 000人次，手术约1 500人次，开展的专科手术种类和数量上皆在国内名列前茅。

科室每周门诊6天（周一至周六），每天上午为普通专科门诊，下午为专家、专科门诊。诊疗疾病主要有：静脉性疾病（包括静脉曲张、静脉血栓形成、静脉瘤、静脉瓣膜功能不全症）、动脉瘤（包括动脉夹层分离）、颈动脉体瘤、动脉闭塞性疾病、动静脉瘘、腹膜后肿瘤（包括累及重要血管）等疾病。

科室近年来开展的新技术：① 颈动脉切开，颈总动脉开口支架成形术；② 动脉旁路吻合口切割球囊扩张、支架成形术；③ 上腔静脉临时滤器植入术。全年未有医疗事故和纠纷发生。

科室诊疗特色：

（1）开展主动脉瘤的全方位外科治疗：主动脉瘤，包括胸、腹主动脉瘤和主动脉夹层，其实质是主动脉管腔的扩张或撕裂，在动脉血流的冲击下，瘤腔进行性增大，最终破裂，导致患者死亡，因此需要积极外科治疗。尤其是主动脉夹层起病急，在短时间内发生夹层破裂或者内脏动脉缺血而引起猝死。此病多见于中青年的高血压人群。科室为国内实施主动脉瘤切除术最早、病例数最多的医疗机构，已完成腹主动脉瘤切除人工血管移植术600余例（手术成功率超过95%）、胸腹主动脉瘤、胸主动脉瘤切除手术近60例，均为全国首位。近年来，科室在国内率先开展腔内修复术治疗主动脉瘤微创方法，这种方法通过切开下肢股动脉，将人工血管内支架置入主动脉瘤的位置，通过内支架撑开人造血管，将动脉瘤隔绝于血循环之外。由于腔内治疗避免了传统手术的巨大创伤，使高龄和全身状况不佳的患者获得积极治疗的机会，术后并发症少，恢复快，住院时间短，深受患者欢迎。

中山医院血管外科是国内最早开展腔内治疗的医院之一，已经建立了国内第一个腔内血管外科手术室，先后开展腹主动脉瘤腔内修复逾500例、主动脉夹层腔内修复逾1 000例，技术成功率达99%。尤其是主动脉夹层腔内治疗的病例数全世界第一。近年来，针对复杂性主动脉夹层，科室在国际上首次采用封堵器治疗夹层远端破口，在国内率先开展了动脉转流和腔内修复结合的杂交手术治疗主动脉弓动脉瘤和胸腹主动脉瘤，技术水平国际领先。

（2）治疗颅外颈动脉狭窄，预防脑中风：脑中风是严重威胁人类生存及生存质量的疾病，为全世界第二大致死病因，其中缺血性脑中风占75%～85%。研究表明，有50%的缺血性脑中风患者是由于颅外颈动脉狭窄引起的。颈动脉狭窄分为有症状狭窄和无症状狭窄两种，有症状性颈动脉狭窄表现为一侧肢体麻木或无力、言语不清、跌倒发作、单眼突然失明等症状。该类患者应及早就诊。无症状患者一旦发病，就有可能表现为脑中风。因此年龄50岁以上，有高血压、糖尿病、动脉硬化者，均应每年到医院行颈动脉彩超筛查。科室在国内最早开展颅外颈动脉狭窄流行病学调查和彩超筛查，自1992年起在率先对重度狭窄患者行颈动脉内膜剥脱术，即切开狭窄段颈动脉，剥除硬化斑块后再把颈动脉缝合起来。科室建立了该手术的操作规范，并推广到全国各地。近5年来，科室又开展了脑保护下颈动脉支架成形术，这是在X线透视下用导管从血管内把支架送到颈动脉病变部位释放，让支架固定斑块防治脱落，并利用支架的弹性把狭窄处撑开。与剥脱术相比，支架术创伤小，适用于无法接受手术治疗的患者。迄今科室已经外科治疗颈动脉狭窄400余例，有效预防了患者脑中风的发生，技术水平全国领先。

（3）开展下肢动脉硬化性闭塞症的综合治疗：下肢动脉硬化闭塞症是最常见的动脉疾病，由于最终会导致肢体坏死并截肢，危害性很大。下肢动脉硬化闭塞症早期表现为间歇性跛行，即走一段路后下肢尤其小腿疼痛、发胀、发酸而无法行走，休息一段时间缓解可继续行走，行走一段距离后又出现相同症状，而且无痛行走距离会越来越短，此时就应及时到医院就诊。否则，进一步恶化就会出现静息痛，即不行走也疼痛，最终导致肢端溃疡或坏死。科室在国内最早应用无损伤血管检查诊断下肢动脉硬化性闭塞症，根据患者全身情况和症状，分别应用药物治疗、动脉旁路手术及腔内治疗等多种方法进行综合治疗。对于轻度缺血首先是药物治疗；当间歇性跛行距离越来越短，出现静息痛时，就需要外科治疗干预，经典手术是动脉旁路搭桥手术。近10年来，科室又开展了腔内血管成形术和支架植入术。腔内血管成形术是在X线透视下，血管内导入球囊于动脉病变段，扩张球囊以重建血流。在此基础上植入金属支架可支持扩张后的管腔，保证病变动脉的长期通畅。腔内治疗具有创伤小、恢复快、可重复操作的优点，还可联合传统的动脉旁路术开展序贯性治疗，深受患者欢迎。

科室先后在国内率先开展下肢自体大隐静脉旁路术、膝下动脉长球囊成形术等多种技术治疗下肢动脉硬化症，总病例数超过5 000例，诊治水平全国领先。

科室在编人数13名，其中，教授4名、副教授和（或）副主任医师4名（博士生导师2名、硕士生导师2名）、主治医生3名、住院医生2名。科室有核定病床40张，加床5张。

（符伟国　史振宇）

胸外科

中山医院胸外科为国家及上海市重点学科、卫生部胸外科医师培训基地，始建于1947年，由我国胸外科奠基人之一、著名的胸外科专家黄家驷教授创立。科室曾在我国心胸外科领域首创了多项胸外科手术治疗方法：1948年开展肺转移瘤切除术；1950年开展食管烧灼伤食管切除食管胃颈部吻合；1953年开展脓胸全肺切除手术；1953年开展胸骨后空肠代食管手术；1957年开展先天性食管闭锁及食管气管瘘一期根治手术；1991年用食管手术导管施行食管胃（肠）吻合手术；1994年开展电视纵隔镜辅助下食管癌切除术；1999年协助华山医院手外科应用电视胸腔镜技术全程游离胸段膈神经移位修复臂丛神经损伤；2000年开展中断肋骨剖胸手术新方法；2005年开展胸腔镜下射频消融术治疗局部晚期肺癌；2006年开展经内镜支气管黏膜下注射硬化剂，治疗肺切除术后支气管胸膜瘘，以及腔镜下应用补片修补巨大食管裂孔疝等治疗。

科室普通专科门诊：每周一至周六上午；专家门诊：每周一至周五；专病门诊：胃镜下食管扩张门诊每周二下午。尤其是每周四下午，由石美鑫教授主持的联合胸外、放射、呼吸三科室高级专家组成的三科会诊门诊，多年来为数千位来自全国各地的疑难杂症患者解除了病痛。

科室诊治的病种有：气管及肺良性、恶性肿瘤；食管癌及食管疾病；纵隔肿瘤；胸部外伤；胸壁及胸膜疾病；支气管扩张；脓胸、肺大泡、肺脓疡、肺囊肿、肺结核；肺气肿；膈肌疾病；终末期肺部疾患及手汗症等。已开展的手术有：① 气管手术：隆突成形术，气管肿瘤切除术。② 肺手术：肺叶切除术，袖式肺叶除术，全肺切除术，肺段、肺楔形切除，肺减容术等。③ 食管手术：食管、贲门癌切除，胃食管吻合术；食管癌切除，结肠代食管术；Heller's术；食管平滑肌瘤摘除术。④ 膈肌及纵隔疾病手术：外伤性膈疝修补术，食管裂孔疝修补术，纵隔内巨大肿瘤切除术，胸腺切除术。⑤ 胸壁及胸膜腔疾病手术：胸壁良性肿瘤切除术；胸壁恶性肿瘤切除、胸壁修补成形术；慢性脓胸纤维板剥脱术。⑥ 胸腔镜手术：胸腔镜下肺叶切除手术，胸骨抬举术，全胸腺切除术，肺大疱切除术，胸膜固定术，肺楔形切除术，食管平滑肌瘤剥除术，食管憩室切除术，交感神经干切除术，腔镜下食管癌根治术，胸腔镜/腹腔镜食管肌层切开术，腹腔镜食管裂孔疝修补术及各类抗反流术。⑦ 纵隔镜手术：纵隔镜下食管癌切除术，纵隔淋巴结活检术。⑧ 肺移植手术：各类肺部终末期疾病的单肺移植及双肺移植术。

娴熟的诊治技术、良好的疗效形成了中山胸外科诊治特色优势：

（1）肺癌和食管癌的规范化治疗：肺癌和食管癌是目前危害人民生命健康的常见恶性肿瘤，科室对肺癌和食管癌采取规范化的手术治疗，与相关科室合作成立肺部肿瘤诊疗中心，开设联合的三科门诊，使肺癌的综合治疗策略得以规范化，从而降低了手术并发症的发生率，并改善了肺癌和食管癌的生存情况。

（2）腔镜胸外疾病的微创手术：腔镜治疗改变了传统开胸手术治疗“大切口、小手术”的局面，具有创伤小，痛苦轻，恢复快的优点。目前，科室每年开展胸腔镜及纵隔镜手术约600余例，手术数量、诊治疾病种类和疗效均居于国内前列。科室历年来共开展全腔镜下肺叶切除术400余例、胸腔镜＋腹腔镜（全腔镜）食管癌根治手术100余例，居国内领先水平。

（3）肺移植手术：肺移植是目前肺纤维化、先天性α-1蛋白酶缺乏引起的肺气肿、晚期慢阻肺及原发性肺动脉高压等终末期肺部疾患唯一有效的治疗方法。科室在临床肺移植手术上创造了亚洲最高年龄接受肺移植的纪录。

（4）内镜治疗：支气管胸膜瘘的内镜治疗是其中的又一个特色。支气管胸膜瘘是肺切除术后一种严重的并发症，处理棘手、死亡率高，科室率先在国内采用经支气管镜硬化剂注射治疗支气管胸膜瘘的新方法，取得了良好效果。

此外，科室还开展的胸部疑难杂症和高难度手术有：肺减容术、经心包内处理肺血管行肺癌切除术、中央型肺癌行肺癌切除并隆突成形术、肺癌行支气管和血管双袖式切除术，以及巨大纵隔肿瘤切除、结肠代食管消化道重建手术等。

科室现有医师20名，其中，教授4名、副教授6名。有核定床位60张，分设2个病区，年收治住院患者近2 800人次。

（王　群）

内镜中心

中山医院内镜中心是卫生部内镜诊疗技术上海培训基地。中山医院的内镜事业始于20世纪60年代，时任内科教研室副主任的李宗明教授，用旧德国产半曲式胃镜进行了我国第一例胃镜检查。1992年，中山医院正式成立内镜中心，成为独立的专科。科室发展至今，已成为上海市设施最先进、年内镜诊疗人数最多、开展内镜诊疗种类最全的单位之一。

自2004年中山医院迁人新门、急诊医疗综合大楼以来，内镜中心诊疗人数飞速增长。2004年年诊疗人数仅1.8万人次，到了2008年已达到5.1万人次，年递增率高达40%。其中，每年完成胃镜检查30 000余例（无痛胃镜占45%）、肠镜17 000余例（无痛肠镜占60%），是我国唯一一个年开展肠镜诊疗人数超过1万例次的单位；ERCP检查1 000余例、各类内镜治疗2 000余例，是国内开展无痛内镜检查最早、最多的单位之一，总体医疗和科研水平在国内处于领先地位。

内镜中心主要开展的内镜诊断项目有：无痛内镜，胃镜，结肠镜，十二指肠、小肠镜检查消化道超声内镜，胶囊内镜，染色内镜，窄波内镜，腹腔镜，胆道镜等。内镜治疗项目有：内镜下止血和异物取出术，食管静脉曲张结扎和硬化剂治疗，胃底静脉曲张组织黏合剂治疗，消化道息肉电切、电灼术，内镜黏膜切除术，消化道早期肿瘤内镜黏膜下剥离术，消化道黏膜下肿瘤结扎术、内镜黏膜挖除术、内镜下消化道全层切除术，经胃镜鼻胃、肠管置放术，消化道狭窄扩张及支架置入术，贲门失弛缓气囊扩张治疗，经皮内镜胃、小肠造瘘术，急性肠梗阻及急性梗阻性化脓性胆管炎的引流治疗，经十二指肠镜乳头切开或扩张治疗、鼻胆胰管引流治疗、胆胰管支架引流治疗，双镜联合治疗消化道肿瘤，胆道镜取石等。

内镜中心开展内镜治疗特色：

（1）消化道早期癌内镜黏膜下剥离术：使用IT刀对直径大于2厘米的消化道早期癌进行黏膜下剥离一次性的在内镜下大块完整切除，至今已完成1 000余例治疗，取得很好的疗效。同时，科室编写了专著《内镜黏膜下剥离术》，召开了两次大规模的消化道内镜黏膜下剥离国际性会议，在国际上享有一定声誉。

（2）食管和胃底静脉曲张的内镜处理：肝硬化门脉高压造成的食管和胃底静脉曲张，是导致肝硬化患者死亡的重要因素之一。内镜下针对食管静脉曲张采用先套扎、再注射硬化剂的方法，针对胃底静脉曲张采取注射组织黏合剂的方法，为此类疾病提供了良好的治疗手段，是首选的治疗方法。六连环结扎曲张的食管静脉，是处理肝硬化食管静脉曲张出血的首选治疗，已成功治愈了1 000余例患者，积累了丰富的经验，获得了患者的一致好评。应用1%乙氧硬化醇作为硬化剂治疗肝硬化门脉高压造成的食管静脉曲张，取得了很好的疗效。科室年完成手术量200例次，得到了患者的一致好评。胃底静脉曲张的组织黏合剂注射治疗是治疗胃底静脉曲张的唯一方法，具有创伤小、可反复进行等优点，采用此方法已治疗了100余例患者，疗效明显。

（3）消化道狭窄的内镜下治疗：消化道狭窄有良、恶性之分，良性的狭窄有化学性烧伤、术后瘢痕、神经源性和炎症等，而恶性狭窄多为晚期肿瘤无法手术的患者。

姚礼庆教授在国内最早开展消化道狭窄的气囊扩张治疗，对于良性的狭窄，气囊扩张可获得治愈的效果，而对于恶性的狭窄，则需要配合金属支架置入。至今，我科已成功治愈了800例次各种狭窄病例，是国内诊疗这类疾病最多的单位之一。

（4）内镜下逆行胰胆管造影术：内镜下逆行胰胆管造影术，是一项针对胆道和胰腺疾病诊断和治疗的内镜技术，通过内镜下逆行胰胆管造影术可治疗胆总管结石、Oddi’s括约肌功能障碍造成的腹痛、慢性胰腺炎、急性化脓性胆管炎和胆总管癌或胰头占位造成的梗阻性黄疸等，是一项微创内镜外科新技术。

（5）超声内镜治疗：内镜中心已累计开展各类超声内镜诊断和治疗1 500余例，成为国内开展此类诊疗项目最全、诊疗人数最多的医疗机构。

（6）急性结直肠梗阻的内镜下引流术：姚礼庆教授率先在国内开展了急性肠梗阻的肠镜下引流术，避免了患者粪便改道之苦，属国内首创的新技术，至今已治疗了200余例患者，疗效确切。

（7）开展无痛内镜检查：内镜检查是消化道疾病主要的诊断手段，也是诊断消化道疾病最直接和最准确的方法。目前，无痛肠镜检查已占到60%。

内镜中心位于中山医院门、急诊医疗综合楼（C楼）4楼，占地1 800平方米，有胃镜检查室5间、肠镜检查室6间、贵宾检查室2间、ERCP室2间。科室拥有Olympus最新260型主机15台、超声内镜主机2台、腹腔镜主机1台、麻醉呼吸机4台、胃肠镜及其他内镜80余条、内镜配件近千件、最新内镜清洗消毒机12台。

为缩短患者预约时间，内镜中心多年来坚持每天提前半小时开诊，双休日加班。预约时分三批三个时间段三种颜色预约单，每批患者力争1个半小时内完成诊疗；急诊患者开通24小时“绿色通道”；特殊和外地患者基本上做到当天完成诊疗；70岁以上老人、外宾、高干和急诊均能照顾提前安排。中心先后推出40项便民措施，比如为患者邮寄病理报告、免费提供卫生纸和纸巾、免费使用寄物柜等，深受病家欢迎。

（姚礼庆　钟芸诗　蔡黎贤）

神经外科

中山医院神经外科现为国家重点学科、卫生部专科医师培训基地、博士学位授予点及上海市重点实验室数字医疗研究中心临床试验和培训基地。1950年12月2日，时任中山医院院长的沈克非教授和史玉泉医生成功进行了全国第一例胶质瘤切除术，当时的上海《新闻报》作了头版报道，由此开创了中山医院神经外科事业；1993年5月在抢救香港新闻代表团重大车祸伤中出色地完成了任务，受到国务院新闻办的表彰；2001年在上海率先经上颌入路切除斜坡肿瘤；2006年起在上海率先成功开展各种神经内镜颅底手术，包括内镜经鼻蝶入路垂体瘤切除术、斜坡肿瘤、鞍结节脑膜瘤、视神经管减压术和海绵窦肿瘤切除术，内镜下微血管减压术治疗面肌痉挛和原发性三叉神经痛等微创手术；2008年在国内率先成功运用神经导航经口腔入路齿状突切除治疗颅底凹陷症；2009年在国内率先成功开展神经内镜扩大经鼻入路鞍上三脑室颅咽管瘤切除手术。

中山医院神经外科目前是国内开展神经内镜微创手术最全面的科室之一，是上海市唯一的开展内镜下经鼻蝶入路切除垂体腺瘤等颅底肿瘤和成立颅底内镜治疗组的科室，已成为华东地区开展神经内镜微创手术最全面的科室。采用微创技术常规开展包括脑干、海绵窦和斜坡区肿瘤等在内的各型高难度神经外科手术，肿瘤全切率之高、围手术期死亡率及致残率之低，均达到国内一流水平。对于包括垂体瘤、颅咽管瘤在内的各种鞍区肿瘤、面肌痉挛、三叉神经痛、颅内动脉瘤和各种类型的脑积水等神经外科疾病的微创手术，取得很好的临床效果。中山医院神经外科发现了世界首例三脑室和侧脑室内Burkitt淋巴瘤的患者，还报道了世界首例同侧颈内动脉和椎动脉缺如的病例。

科室开设具有特色的专家和专病门诊服务。普通门诊：每周一至周五上午；专家门诊：每周一至周五下午；专病门诊：垂体瘤和颅底肿瘤治疗（每周一上午）、脑血管病介入治疗（每周二上午）、面肌痉挛和三叉神经痛专病门诊（每周四上午）。

门诊诊治病种：各型颅脑外伤、脑血管疾病（包括脑缺血、脑出血、颅内动脉瘤、脑血管畸形等）、脑脊髓肿瘤、脑脓肿、癫痫、先天性畸形。颅神经疾病具体治疗病种包括：脑肿瘤（脑胶质瘤、脑膜瘤、颅咽管瘤、转移瘤等）、颅底肿瘤（垂体腺瘤、听神经瘤、斜坡肿瘤和海绵窦肿瘤等）、椎管内肿瘤（脊髓内肿瘤、脊髓外肿瘤、脊髓内血管瘤）、脑血管疾病（脑动脉瘤、脑动静脉畸形、海绵状血管瘤、脑血管狭窄）、颅脑外伤、脑脓肿、神经系统先天性疾病（脑积水、先天性畸形和脊髓空洞症等）、颅神经疾病（面肌痉挛、三叉神经痛、舌咽神经痛）、癫痫等功能性疾病。

神经外科引进国外最新技术，在颅脑外伤、中枢神经系统肿瘤、脑血管疾病和功能性疾病的诊断和治疗方面，尤其在脑肿瘤、颅底肿瘤、脊髓肿瘤、脑血管病、面肌痉挛、原发性三叉神经痛、脑积水和颅脑外伤的微创和规范化治疗方面形成了特色优势。

（1）微创神经外科技术：近年来科室运用先进的影像设备、神经导航和内镜技术、显微外科技术、血管内介入技术等先进的微创神经外科技术，进行微创诊断和手术治疗，使神经外科疾病的手术疗效得到了极大的提高，同时大大降低了术后的并发症。特别在神经内镜微创治疗垂体瘤、颅咽管瘤等鞍区肿瘤、斜坡/海绵窦肿瘤等颅底肿瘤，以及各种类型脑积水、脑室内肿瘤和颅颈交界畸形等方面，与国际先进水平接轨，为国内领先水平。

（2）垂体腺瘤和颅咽管瘤的内镜微创手术和规范化治疗：垂体腺瘤和颅咽管瘤是常见的鞍区肿瘤，原先不能全切除的肿瘤在应用经鼻扩大入路后得到了全切除，神经外科成为国内率先开展这一技术的科室。另外，鞍区为中枢内分泌器官所处部位，患者术前和术后常有不同程度的内分泌异常，目前国内许多单位单纯进行手术切除肿瘤，忽视了患者内分泌异常的治疗，严重影响了手术疗效和患者的生活质量。科室使最大限度的肿瘤切除成为可能，而且与内分泌科医师一起进行围手术期的内分泌治疗和长期随访，在手术疗效得到提高的同时患者的生活质量也得到了极大的改善，总体疗效达到国际先进水平。

（3）颅神经疾病的微创治疗：神经外科是上海市唯一开展使用神经内镜进行微创手术治疗面肌痉挛和原发性三叉神经痛疾病的科室。原发性三叉神经痛和面肌痉挛微血管减压手术的有效率达到100%，其中优良率达到98%，为广大患者解除了巨大的痛苦，取得了良好的社会效益。《新民晚报》等媒体专门就这一治疗方法进行了介绍，就诊及接受手术治疗者络绎不绝。

（4）颅内胶质瘤的规范化治疗：胶质瘤是中枢神经系统最常见的恶性肿瘤，单一手段的治疗效果常常不理想。科室依赖中山医院的综合优势，结合手术、放疗、化疗等手段进行综合治疗，延长了患者的生存期，提高了患者术后的生存质量。

（5）椎管内肿瘤微创治疗：椎管内肿瘤，特别是脊髓内肿瘤手术难度高。神经外科敢于挑战，在椎管内肿瘤的诊断和治疗方面取得了理想的疗效。2005年底，科室为贫困山区学生余莲莲成功手术治愈高颈髓髓内肿瘤，《解放日报》于2006年1月4日、6日和5月17日详细报道这个感人事迹后，引起了强烈的社会反响，赢得了社会大众对白衣天使的崇高敬意，创造了良好的社会效益。半椎板和半半椎板切除等微创技术和理念的常规应用，使得中山医院神经外科在椎管内肿瘤治疗效果远胜于传统常规方法，避免了脊柱固定使得手术创伤大大减少和手术费用大大降低。

（6）脑血管疾病微创治疗：脑血管疾病是威胁人类健康的主要疾病。中山医院神经外科在国内较早开展颅内动脉瘤并发蛛网膜下腔破裂后急性期手术夹闭和介入栓塞治疗，手术疗效达到了国际先进水平。在海绵窦动静脉瘘和脑缺血性疾病的介入治疗方面，同样也取得了非常理想的疗效，达到了国内先进水平。科室还与血管外科联合开展颅内外血管搭桥术治疗各种复杂血管性疾病，充分发挥了多学科合作的综合性医院优势。

目前科室包括总院、分院在编总人数17人，其中，正高职称2人、副高职称7人（博士生导师1人、硕士生导师2人）。科室拥有床位62张，年手术量1 000余台，门诊就诊人数7 000余人，急诊就诊人数5 000余人。

（张晓彪　胡　凡）

妇产科

中山医院妇产科始建于1959年6月。作为教学医院的临床科室，妇产科还承担着大量的医疗、教学和科学研究工作。妇产科医疗工作包括妇科、产科、婴儿室、产房和门诊。科室设有核定床位55张，其中妇科床位36张、产科床位19张。年收治住院患者数和完成手术数不断增长。妇产科自1974年开始从事前列腺素生育调节的科研工作；1977年建立了妇产科实验室，开展阴道内分泌细胞涂片、尿FSH测定、羊红血球凝集试验测尿hCG、尿雌三醇、血放免测定hCG、雌二醇、孕酮等研究和临床工作，以后发展到能全面测定雌激素等工作，并建立了遗传实验室；1979年购置了腹腔镜、阴道镜、宫腔镜、胎心监护等辅助设备，出色地完成了20世纪80年代初期生育高峰的妇产科临床医疗工作；1984年充分发挥综合性医院妇产科的特点和优势，治疗和抢救了一个又一个的由本市及外省市、外院转来的患有各种妇产科疾病或者合并内外科并发症的患者。同时，科室开展的遗传实验室染色体，也为优生优育提供了良好的产前筛选和产后新生儿遗传病的诊断；1994年，响应世界卫生组织提倡母乳喂养，科室全面实施母乳喂养母婴同室，获得“上海市爱婴医院”称号。科室拥有腹腔镜、宫腔镜、阴道镜、B型超声（经腹经阴道双探头）、胎心监护仪、多普勒胎心监护仪等设备。实验室增加了开展砂眼医原体、脲支原体检查等工作，为人类优生优育提供产前保护有效措施。

进入21世纪，科室逐步开展各项高难度妇产科手术，例如，广泛性子宫切除术、盆腔淋巴结及腹主动脉旁淋巴结清扫术、肿瘤细胞减灭术、女阴癌广泛切除及淋巴清扫术、结肠代阴道术等，并在腹腔镜手术方面更趋完善。科室编著出版了《实用妇产科药物手册》、《临床肿瘤手册》、《临床妇产科手册》著作，完成了世界权威性医学专业著作的翻译工作。

2003年起科室在门诊及病房开展了多项新治疗及检查，如电子阴道镜、无痛妇科、计划生育门诊手术及新生儿水疗等，取得了良好的疗效和社会效益。2004年科室连年在业务工作量上创出新高，并在不断满足患者医疗要求的基础上，开展妇科恶性肿瘤早诊早治及妇科手术微创化。

（1）大力开展手术微创化：加大腹腔镜、宫腔镜等微创手术在妇科疾病治疗中的力度，在为患者去除病痛的同时，在女性患者的美观要求上有了很实际的改变。

（2）恶性肿瘤治疗综合化：应对妇科恶性肿瘤发病率日益增多的局面，采用综合治疗方式，探索恶性肿瘤新治疗方式，开展肿瘤减灭术、广泛全子宫切除术等高难手术术型以外，积极探索介入治疗、放化疗联合治疗等方式在肿瘤治疗中的应用。

（3）高危产科治疗全面化：针对接受产科患者中高危孕妇较多的实际情况，在提高自身对高危产科重视的前提下，发挥综合性医院的优势，协同院内其他科室成功救治高危孕妇占徐汇区高危孕妇近一半。

全年施行广泛全子宫切除、盆腔淋巴结清扫术、肿瘤减灭术等高难手术共90余例。接受产前检查近5 000人次，收治住院产妇近800人次，分娩人数近700人次。

科室开设门诊：每周一至周六全天，其中有内分泌门诊、宫颈门诊两项妇科专病门诊。年门诊近67 000人次，专家门诊近11 000人次；完成门诊计划生育手术和妇科门诊小手术近700例次；开设宫颈物理治疗、阴道镜检查及LEEP，完成手术近1 000例次。

目前，屠蕊沁副主任主持科室工作。科室在编人员15名，其中副高职称2名。

（屠蕊沁）

整形外科

中山医院整形外科是卫生部专科医师培训基地，组建于1979年，正式成立于1980年，是国内较早成立和开展整形外科的临床科室之一。

科室主要诊疗工作有：整形、美容、器官功能重建、激光美容、手外科、显微外科等专业。治疗各种体表肿瘤和病变（色素痣、疣、囊肿、腋臭、皮肤良恶性肿瘤、皮肤软组织巨大肿瘤）；综合性治疗各类瘢痕和瘢痕疙瘩；各类血管瘤的综合治疗；治疗各类先天性畸形（唇腭裂、先天性小耳和无耳畸形、先天性多指、并指、两性畸形等）；治疗各种先天性和外伤后手部疾患；与普外、胸外和心外等科室合作，采用皮瓣修复复杂性、难治性创面和窦道；特色治疗淋巴水肿、慢性溃疡。开展各类美容手术，包括重睑术、眼袋、隆鼻术、面部除皱术、下颌部整形、颧部整形、吸脂术、隆乳术、乳房缩小术、腹壁整形术、会阴部整形术、毛发移植术、激光去除各类色斑、太田痣、毛细血管扩张症、毛细血管瘤、红黄蓝黑各色不良文身、激光脱毛等，以及器官再造（各类乳房再造、耳再造、鼻再造、阴茎再造和阴道再造等手术），尤其是开展垂直切口上方宽蒂巨乳缩小术、除皱术、小切口超薄皮瓣法腋臭治疗、局部镇痛泵术后镇痛、大剂量自体脂肪颗粒注射隆乳等适宜新技术或新方法，均取得了良好的疗效。

科室专科门诊：每周一至周六全天；专家门诊：每周一、三、四上午及周三、四下午。科室设有24小时急诊应诊，主要处理各类头面部外伤、体表外伤及手外伤等疾病。

整形外科涉及的病种广泛，病源量大，门诊量逐年递增，每个月整形外科常见病多发病的手术量近300台，每年还收治大量外院转诊的疑难病例。科室在全院率先实现“当日就诊，当日手术”，减轻了患者痛苦。此外，还开展各类医疗美容、激光项目，以满足社会需求。设有美容、激光中心，可以进行复杂的大型美容手术及激光治疗，每年成功进行了大量高技术含量的美容手术，方便和满足了患者的需求。

科室在提供更多医疗服务的同时，保持多个专业领域的优势，不断形成科室临床特色：

（1）乳房整形再造术：在国内率先开展保留皮肤的改良根治术后即时乳房再造、扩大背阔肌肌皮瓣乳房再造术，为广大乳腺癌患者重塑形体和信心。

（2）在国内率先开展了垂直切口巨乳缩小整形术、单纯抽吸法巨乳缩小术等一些乳房整形技术，并对乳头乳晕再造技术进行了有效的改良。

（3）头面部整形美容术：在国内较早开展毛发移植治疗项目，率先开展单一毛发移植治疗唇裂术后上唇瘢痕；每年开展大量的面部整形美容手术，尤其在除皱、颌面骨矫形等方面有较强优势。

（4）血管瘤治疗术：在难治性血管瘤方面采取综合方法，取得良好的治疗效果，积累了大量经验。特别是与医院麻醉科联合，在治疗小儿血管瘤方面的治疗水平，处于本专业内领先地位。

（5）淋巴水肿治疗术：在国内率先开展淋巴抽吸治疗淋巴水肿病，率先在国内开展筋膜淋巴管移植合手术，取得成功。

（6）胸壁整复重建：利用医院心胸外科病源量大的优势，开展大量胸部创伤、畸形的整复重建手术，手术量和技术水平处于国内领先地位。

（7）会阴部整形术：率先采用双侧阴股沟皮瓣行全尿道再造合并阴道再造。开展外伤性尿道重建、尿道下裂修复、肛门括约肌重建、直肠阴道瘘修补等复杂会阴部整形等手术。

（8）创伤整复术：针对颌面外伤及其他创伤的难治性创面，急诊行一期手术整复重建，避免创伤后畸形和瘢痕，成为医院创伤急救的特色。

同时，科室还根据学科的特点，在医院特诊部开展以整形美容为主的特需服务，引进了美国、以色列新一代激光光子机器，开展皮肤美容激光新技术：对皮肤色素性病变、太田痣、雀斑、老年斑、毛细血管瘤、毛细血管扩张、不良文眉、眼线、文身、过多体毛等治疗，取得了良好效果。激光脱毛疗效尤佳，受患者欢迎。

科室在编人员9名，其中，教授和（或）主任医师2名、副主任医师1名（博士生导师1名、硕士生导师2名）、主治医师4名、住院医师2名。现有核定床位20张，年收治患者近800人次，其中住院手术近600人次；全年诊治门急诊患者近9 000人次。

（亓发芝）

口腔科

中山医院口腔科为上海市口腔专科医师培训基地，始建于上世纪50年代初。1976年重建后，开展了口腔门诊各种诊疗业务。90年代初期，口腔科率先在上海开展心血管疾病患者的监护拔牙；2000年起成为在本市较早开展牙种植临床和研究的单位之一。

科室经过30余年的临床工作，形成了自己的特色和优势：

（1）心血管疾病患者的心电监护拔牙：利用中山医院心血管疾病诊治能力强的优势，为高血压、心脏病患者拔除患牙和进行门诊小手术，解决患者的病痛。

（2）牙齿缺失的种植修复：采用先进的牙种植技术，恢复缺失的患牙，从而行使其良好的功能，并改善容貌，目前该项目的工作量位列上海市前茅。

（3）牙齿的美容治疗：进行牙列不齐的矫正治疗，牙齿缺损的烤瓷冠、全瓷冠修复，四环素着色牙的冷光漂白处理，以满足患者日益提高的美观需求。

（4）口腔颌面部疾病的手术治疗：进行口腔颌面部肿瘤、损伤等疾病的手术治疗，口腔癌手术后3年生存率达50%以上，最长生存期超过6年；在全国率先将自体采血、回输技术应用于舌癌切除后胸大肌皮瓣修复的病例。

口腔科普通门诊：每周一至周六全天；专家门诊：每周一至周五上午；心血管疾病患者的心电监护下拔牙门诊：每周一下午；牙种植门诊：每周四下午。

科室现有医师16名，其中，主任医师1名、副主任医师4名、主治医生9名。现有牙科综合治疗椅22台，核定床位数4张，年门诊诊治患者40 000人次，获得了良好的治疗效果和社会信誉。

（顾章愉）

眼 科

中山医院眼科成立于1945年。1952年因上海医科大学院系调整，中山医院眼科与华山医院眼科合并成立眼耳鼻喉科医院眼科。1976年，重建中山医院眼科。科室主要开展白内障囊内（冷冻）摘除手术、视网膜脱离透热电凝及巩膜外加压术、穿透性角膜移植（早期）、前房型人工晶体植入术和抗青光眼手术等。1992年科室开展各种角膜病诊治、放射状角膜切开术、各种类型角膜移植，同时开展视网膜脱离的冷凝巩膜外硅胶加压术、显微镜下白内障现代囊外摘除术等。1994年开展白内障现代囊外摘除术及Ⅰ期后房型人工晶体植入术。1996年，医院引进当时世界上最先进的眼科诊断治疗仪器设备，建立中山医院眼科诊疗中心，开展白内障超声乳化摘除术、眼底病的激光治疗和角膜屈光手术，同时开展了眼底病的荧光血管造影、青光眼的全自动视野检查等项目，跻身上海眼科界先进行列。1998年在上海地区率先开展角膜矫形镜（即OK镜）治疗近视眼，取得良好的临床效果；开展角膜缘干细胞移植和羊膜移植，伴有虹膜睫状体炎、瞳孔强直、虹膜后粘连的白内障超声乳化手术，伴有血压难以控制、血糖控制不良、较严重的心肺疾患的白内障手术，双眼盲双耳聋不能合作患者的白内障手术。1999年开展3.0毫米透明角膜自闭式切口的白内障超声乳化手术、折叠式人工晶体植入术，以及复杂条件下的白内障超声乳化手术、人工晶体植入术、白内障摘除术后散光的控制等。2001年在国内率先开展Array多焦点人工晶体植入手术、开展系统眼部整形美容手术，与本院相关科室协作进行糖尿病慢性并发症的临床科学研究。2003年在国内率先开展可调节人工晶体植入手术。2004年，朱志忠教授主编《实用眼表病学》出版。2005年成立中山医院临床药物试验眼科专业组，开展眼底黄斑病变的PDT治疗，为上海市首先开展该治疗的4家医院之一；眼科在上海地区率先开展虹膜夹持型人工晶体治疗高度近视眼的临床安全性研究；同年6月引进了AMO公司Sovereign超声乳化仪，采用白星系统，开展冷超乳，使白内障超声乳化手术在上海保持领先水平；同年9月在上海首先开展多焦点人工晶体植入术。2006年成功完成了首例微切口双手法超乳手术，植入1.4毫米直径切口人工晶体植入物；同年7月成功完成了首例多焦点非球面人工晶体植入手术。

科室诊治各种眼病和眼表疾病，包括白内障、青光眼、眼底病、屈光不正、眼眶疾病、眼部整形，以及与全身性疾病（高血压、糖尿病、肾脏移植、妊高症等）相关的眼病；承担各种医学验光、眼底检查、视野检查、眼底荧光血管造影检查，以及各种门诊小手术，包括门诊白内障手术等。

科室有核定床位14张，开展各种眼科相关性疾病的手术诊治，包括白内障摘除术、联合人工晶体植入术、抗青光眼手术、视网膜脱离手术、角膜移植术、羊膜移植术、眼球摘除术、义眼座植入术等。

科室针对不同的疾病采取不同的治疗，形成了具有特色的医疗服务：

（1）角膜疾病诊治：在角膜病专家朱志忠教授率领下开展了角膜化学伤治疗、

病毒性角膜炎、真菌性角膜炎诊治，开展角膜缘干细胞移植手术、羊膜移植手术，以及板层性角膜移植、穿透性角膜移植等。在《中国实用眼科杂志》、《美中国际眼科杂志》发表相关论文10余篇。

（2）屈光不正的诊治：在上海率先开展近视眼的角膜矫形镜治疗中低度近视、高度近视，以及超高度近视有晶体眼的人工晶体植入术（“十五”攻关课题——提高屈光手术的临床安全性和有效性研究项目）；在国内较早开展远视/老视的机理研究和手术治疗，以及小儿和青少年近视/远视的验光配镜、复杂患者的验光、斜视的矫正等和圆锥角膜的屈光矫治。

（3）白内障治疗：进行白内障摘除后多焦/可调节人工晶状体眼的视觉质量研究，以及矫正球面像差的人工晶状体眼视觉质量的研究；同时还开展白内障手术散光控制、调节力重建、对比敏感度测量等多项研究，有关结果多次在国内外眼科学术会议上报道。另外，还开展了先天性白内障、严重先天性瞳孔残膜、小睑裂合并白内障等高危复杂条件下的小切口超声乳化及折叠式人工晶体植入术。对于伴有严重的心脑血管疾病或者难以控制血糖的糖尿病等患者，能在内科医师配合下进行手术。

（4）眼底病：开展免散瞳视网膜摄片进行糖尿病视网膜病变的早期筛查，以及糖尿病视网膜病变的激光治疗；开展眼底荧光造影检查，采用国际领先的光动力疗法对老年性黄斑变性进行治疗；同时还开展视网膜脱离冷凝及巩膜外加压术。

（5）青光眼诊治：采用各种先进仪器开展青光眼早期诊断、随访，根据青光眼的类型、患者的依从性、治疗的安全性、经济的承受力等多方面采用适当的药物治疗方案和（或）手术治疗；同时开展青光眼术后抗瘢痕化的研究。

（6）眼眶病：开展甲亢性突眼的诊断治疗、眼眶肿瘤的诊治、眼眶整形及义眼台植入；开展眼睑病、眼睑整形（眼睑肿瘤切除联合一期、二期眼睑重建，小睑裂综合征、上睑下垂、眼袋、眼睑松弛症、分裂痣等疾病的整形），以及眼部除皱、双重睑（双眼皮）等眼部美容。

目前科室共有教授1名、副教授2名、主治医师4名、住院医生2名、护士3名、技术员2名。科室普通门诊和专家门诊时间：每周一至周六全天。年门诊量约30 000人次。

（袁　非）

耳鼻喉科

中山医院耳鼻喉科创建于1945年，目前已成为以头颈肿瘤手术治疗为特色的集医疗、教学和科研为一体的一支经过良好专业培训、临床经验丰富专业队伍的科室。耳鼻喉科门诊，全部采用进口的综合治疗台，拥有先进的床纯音测听仪、中耳分析仪、听觉脑干诱发仪，以及耳、鼻、喉硬管内镜及频闪喉镜系统，这些设备使本专业领域内的各项辅助检查得以成功地完成，极大地提高了耳鼻喉科疾病诊断和治疗的能力。

科室每天设有普通门诊、专家门诊和特色门诊；并开设了鼾症特色门诊、过敏性鼻炎特色门诊，开展了睡眠呼吸暂停综合征的各项治疗及过敏性鼻炎的特异性免疫治疗等，逐步形成科室新的诊断和治疗特色。

（1）耳鼻咽喉头颈肿瘤的手术治疗：这是科室的传统特色。在头颈肿瘤专家常荣先教授带领下，手术治疗了大量耳鼻咽喉–头颈肿瘤患者，并积累了丰富的临床经验。鼻咽纤维血管瘤多发于青少年男性，手术中出血量大，传统治疗方法须输血。科室与本院介入放射科合作，开展对鼻咽纤维血管瘤患者进行术前血管栓塞治疗，使手术中出血大大减少，避免了输血治疗，取得了较好的临床效果。目前，对头颈肿瘤，科室联合放射、放疗、口腔外科、血管外科及整形外科，开展综合治疗，提高了晚期头颈肿瘤的手术率、五年生存率及生存质量。

（2）睡眠呼吸暂停综合征的治疗：由于生活条件的改善和人们对睡眠问题认知度的提高，睡眠呼吸暂停综合征患者猛增。科室开设了鼾症专科门诊，在上海较早开展了多导睡眠呼吸检测，为睡眠呼吸暂停综合征患者的诊断和治疗提供了客观依据；同时，根据这些患者的不同情况采取不同的治疗方法，在传统手术治疗的基础上开展低温等离子射频消融和生物钉技术治疗阻塞性睡眠呼吸暂停的低通气综合征射频消融新技术。这些技术具有高效减容、创伤轻微、操作简便等特点，取得了良好的疗效。近年，在鼾症手术中运用超声刀治疗，其优点：① 手术中时间减少一半；② 术中不出血；③ 术后伤口反应轻；④ 住院天数明显缩短，患者大大减少了手术痛苦，也减轻经济负担。

（3）过敏性鼻炎的治疗：过敏性鼻炎在某些地区的发病率高达20%，为此科室开设了过敏性鼻炎特色门诊。科室从国外引进过敏原皮肤点刺液及其相关技术，开展了过敏原皮肤点刺试验，使患者能够了解引起过敏症状的病原体；并针对病因开展特异性免疫治疗（此项治疗使患者能够获得8～10年，甚至终身脱敏），疗效好，深受病家的欢迎。科室还多次举行防治过敏性鼻炎宣传活动，使大众百姓了解过敏性鼻炎的知识，达到预防为先的目的。

（4）开展鼻内镜技术：鼻内镜技术已日趋成熟，不仅收治了大量鼻息肉、慢性鼻窦炎患者，并在此基础上成功开展了鼻内窥镜下脑脊液漏修补、Ⅰ型上颌入路斜坡肿瘤切除。

（5）开展显微技术和电视喉内镜技术相结合的治疗方法，使声带息肉、声带小结等良性病变经手术治疗后取得良好的嗓音效果；尤其对那些早期喉癌病例，采用此项技术可取得与全喉切除手术同等的治疗效果，使病家免除了无法说话、气管造口于颈前的痛苦，均有很好的治疗效果。

科室还承担和完成了“水杨酸–外毛细胞马达蛋白prestin在小鼠耳蜗声损伤中的作用研究”、“阻塞性睡眠呼吸暂停综合征术前综合评估”等相关科研工作，参与编写了《休克诊断治疗》等多本学术著作。

（王建中）

心内科

中山医院心内科是国家重点学科，其前身为中山医院内科心脏病组，为我国著名心脏病学家陶寿淇教授所创立，由中国工程院院士陈灏珠教授等名医传承。1988年心脏内科被国家教委批准为重点学科；1994年被批准为上海市医学领先专业重点学科；1994年被指定为全国心血管病临床药理中心；1997年被列为“211工程”发展规划的重点学科；1998年再次蝉联上海市医学领先专业重点学科；2001年被定为上海市心血管病临床医学中心，同年被国家教委批准为国家级重点学科和复旦大学“985工程”重中之重的建设学科。总体医疗和科研水平在国内处于领先地位，在国际上也拥有一定的知名度。

几代中山心脏内科人，在心血管疾病诊断和治疗上书写下了一个又一个值得永远铭记的“第一次”：1954年首次报告用单极胸导联心电图诊断心肌梗死；1962年率先开展左心导管检查；1963年首先报告用染料稀释曲线测定诊断先天性心脏病；1965年开展心腔内心电图检查；1968年与心外科合作安置国内第一台埋藏式人工心脏起搏器；1973年首次在国内开展选择性冠状动脉造影术成功；1989年国内率先开展导管消融治疗室性心动过速获得成功；1989年在国内最早设立心肌炎专科门诊，并首次提出病毒性心肌炎临床分型；1994年国内首次经静脉安置埋藏式自动起搏复律除颤器，对防治心源性猝死有重大意义；1999年在华东地区率先开通急性心肌梗死介入治疗的“绿色通道”，确保患者得到及时抢救。

心脏内科以冠心病、心律失常、先天性心脏病的介入治疗、病毒性心肌炎和扩张性心肌病的诊断和治疗为特色。除开设心脏内科专家门诊、普通门诊外，还设有冠心病介入治疗后的随访门诊、起搏器门诊、房颤门诊、高血压门诊、高脂血症门诊、心律失常门诊、先心介入和肺动脉高压、晕厥等特色门诊（所有的工作日均有专科门诊，并设有多个专病门诊），每年接诊来自全国各地的患者十几万人次。

（1）在冠心病介入治疗方面：无论是数量还是质量，在国内均处于领先地位。擅长慢性完全闭塞病变冠脉的介入治疗、水平居全国前列；能进行冠状动脉斑块的旋磨、定向旋切术、经冠脉骨髓干细胞移植治疗急性心肌梗死，以及终末期心肌病等高难度的特色介入手术。冠脉介入治疗数量在华东地区占首位，病例的复杂程度和治疗效果得到了国内外同行的认可。2006年葛均波教授领衔的“血管内超声与多普勒技术在冠状动脉疾病诊治中的应用”研究项目获国家科技进步二等奖。

（2）在心电生理和起搏方面：治疗室上性心动过速、房颤和室速，成功率高，治疗合并症少。每年植入人工心脏起搏器数近400台，生理性心脏起搏超过40%，其植入数量位居华东地区第一名、全国第二名，对恶性心律失常和心力衰竭取得了良好的疗效。

（3）在先天性心脏病的介入治疗方面：打破先天性心脏病传统开胸手术创伤大的治疗法，开展经导管封堵房间隔缺损、室间隔缺损、动脉导管未闭及复杂先心病的治疗新技术，创伤小，恢复快。封堵手术量居全国前列。

（4）在病毒性心肌炎、扩张型心肌病的诊断和治疗方面：诊断肠道病毒VP1检测处国际领先地位（已申请专利）。最早采用黄芪、牛磺酸等中西医结合治疗急性病毒性心肌炎及扩张型心肌病，目前在全国10多家医院推广论证。

心脏内科为全国首批获准进行心血管病临床药理研究的中心之一，参加了多个国际多中心临床试验，并担任国内牵头单位，为循证医学的发展作出了贡献。

在教学科研方面，心脏内科桃李满天下，已先后培养博士和硕士毕业生100余名。每年主办为期一年的全国心血管内科进修培训班，培训学员1 000余名。“心血管内科医学继续教育十九年”课题获得上海市级教学成果一等奖。科室还承担了大量科研课题，也获得了国家级科研奖项3项、省部级奖项10项。

心脏内科名医荟萃，老一代的专家教授仍然活跃在临床和教学的第一线，坚持每周在各病区查房，解决疑难问题。科室有一批年富力强的正高职医师，分别是冠脉介入学、心力衰竭、起搏电生理、心脏超声、心肌炎、心肌病、基础科研方面的专家。科室的著名专家担任多个国际及国内核心学术刊物的主编、编委，以及许多权威学术会议的主席团成员。科室重视医德教育，每周召开科会，进行医务总结和医德教育。重视学术交流，每年主办或协办东方国际介入大会，主办干细胞治疗终末期缺血性心脏病研讨会，每年接待外宾来访讲课数十人次，在国内外大会上交流论文，在全国及上海市的心血管病学术会议上论文屡屡获奖。

目前，心脏内科拥有核定床位数150张，其中，3个普通病区、1个监护病房、1个急诊留观病区、1个干部病区。

科室在职医师58人，其中，中国工程院院士1名，长江学者2名，正、副高级职称者31名。现任科主任葛均波教授、副主任钱菊英教授和周京敏教授。年门诊量近18万人次，出院人数近6 000人次，为患者提供了很好的医疗服务。

（葛均波　李远芳）

肝肿瘤内科

中山医院肝肿瘤内科是复旦大学肝癌研究所的重要组成部分。肝癌研究所作为我国主要的肝癌防治研究中心之一，以原发性肝癌为主攻方向，结合内外科、中西医、基础与临床的综合治疗和研究为特色，是国家肿瘤学重点学科、上海市肝脏肿瘤临床医学中心、复旦大学“重中之重”建设学科及“211”建设项目肿瘤学重点学科。

科室的临床工作量逐年提高，年门诊量近21 000人次；现有床位46张，全年住院2 000余人次。行肝动脉化疗栓塞手术近1 700例次，超声引导下经皮穿刺肝癌射频消融术200余例，瘤内无水酒精注射手术近1 100例次。其他尚有门静脉化疗、瘤内化疗栓塞、肝穿刺活检、肝囊肿抽液及肝癌微波固化术等工作。

科室主要从事原发性肝癌的非手术治疗，以转移复发防治为重点，包括术后或不宜手术的肝癌经肝动脉化疗栓塞治疗，小肝癌的瘤内无水酒精注射、射频消融、微波固化及氩氦靶向治疗，门静脉癌栓患者的经皮门静脉穿刺化疗，肺转移的肺动脉或支气管动脉灌注化疗，肝癌的生物治疗和分子靶向治疗，以及新药临床试验等。肝肿瘤内科1978年在国内率先开展原发性肝癌肝动脉造影和化疗栓塞治疗的临床研究，已经参加或完成了多项与肝癌相关的新药临床试验工作，并与肝肿瘤外科共同申报临床试验机构肿瘤专业组。

科室参与肝癌研究所连续承担的“六五”至“十五”国家科技攻关、美国中华医学基金会基金及教育部、卫生部重点学科基金等重大课题的研究，并承担国家“973”、教育部、卫生部及上海市多项研究工作；参与肝癌研究所先后获国家科技进步一等和三等奖、中华医学科技、上海市等多项奖励；承担了“973”子项目和国际重大专项分课题各1项、国家自然科学基金项目2项、上海市卫生局项目1项等，以及横向课题2项；并参与肝研所承担的“211工程”二期、“985工程”二期和上海市肝脏肿瘤临床医学中心项目的实施。年发表论文16篇，其中SCI论文4篇。参与承办沪港或港沪国际肝病会议、全国肝癌学术会议多次，举办各种业务讲座20次。

随着诊断治疗方法的不断更新，普查、生物治疗、微创治疗、肝移植正在受到更多的重视与发展。肝肿瘤内科将坚持做好普查工作，尤其重视高危人群的普查，以及肝癌切除术后患者的随访，发现更多的亚临床肝癌，通过积极的综合治疗提高生存率。积极开展微创治疗，积极探索肝移植免疫、肝癌肝移植后复发的防治，为全面提高肝癌疗效作出新的贡献。

科室主任叶胜龙（教授）、副主任任正刚（教授）。科室共有医生25名（包括分部），其中，教授和（或）主任医师4名、副教授和（或）副主任医师5名、主治医师8名、住院医师8名。

（叶胜龙）

肾内科

中山医院肾内科是教育部重点学科，也是卫生部专科医师培训基地。始建于1973年（内科肾病组），1982年正式成立肾内科。成立之初即参与我国第一台平板型血液透析机的研制，并于1973年开展我国第一例血液透析治疗，又于1975年配合泌尿外科进行肾移植，完成了我国第一例异体肾移植获得长期存活手术。此后在国内最早或较早开展了一系列血液净化新技术的临床应用，包括单纯超滤和序贯透析、空心纤维透析器的重复使用、血液灌流、血液滤过和血液滤过透析、连续非卧床腹膜透析、连续动静脉血液滤过、连续动（静）脉血液滤过透析、无透析机床旁血液透析、简易血液透析滤过、局部枸橼酸抗凝进行血液透析治疗、高容量血液滤过、二重血浆滤过技术、分子吸附再循环人工肝，以蛋白A为载体的免疫吸附疗法等技术治疗急性或慢性肾衰竭、多脏器衰竭、肝衰竭及自身免疫性疾病等。

肾内科由专科病房、血液净化中心、专科门诊、肾病重症监护室和肾病实验室组成，在疑难危重病的抢救、尿毒症长期透析治疗、血液净化疗法治疗非肾脏病等方面均已形成了特色，其综合水平处于国内领先地位。

诊治内容包括：① 急性肾衰竭尤其是危重患者的抢救；② 慢性肾衰竭尿毒症治疗，包括心血管并发症、贫血、甲状旁腺功能亢进、病毒性肝炎等并发症的防治；③ 血液净化治疗各种难治病、危重病，如血浆置换、二重血浆滤过、免疫吸附等治疗系统性红斑狼疮等自身免疫性疾病、神经系统疾病、血液病、高脂血症等；④ 肾小球疾病的治疗，如IgA肾病、难治性肾病综合征、糖尿病肾病、高血压肾病、高尿酸血症和尿酸性肾病；⑤ 重症系统性红斑狼疮和狼疮性肾炎；⑥ 难治性尿路感染；⑦ 肾性高血压，包括肾血管性高血压；⑧ 慢性疾病时的肾功能防护；⑨ 其他疑难肾脏病等。

全年肾病专科门诊10万余人次。每周一至周六全天开设肾病专科门诊，包括各专病门诊和主治医生随访门诊等。

科室开设的专科门诊，包括糖尿病肾病、高血压肾病、尿路感染、门诊腹透、尿毒症、高尿酸血症、痛风性肾病、肾穿刺随访、狼疮性肾炎、水肿、肾病营养等共11个病种的门诊。每周开设14个半天专家门诊、1个半天的干部保健肾病门诊。在门诊开设肾病预防和治疗相关的讲座近10次，并举办世界肾脏日科普宣传活动等，深受病家的欢迎。

科室有急诊留观床位6张，诊治各类急性或重症肾脏疾病、各类中毒及其他内科危重病例，能做到急诊危重患者及时收入院，有指征患者及时进行血液透析、血液灌流等急诊血液净化治疗。全年完成急诊留观床位周转、急诊专科会诊及普内科急诊等会诊任务。

在专科20病区有核定床位60张，年出院人数2 500人次，床位使用率119.92%，周转率40.50人/床。完成肾穿刺800余例次。

血液净化中心有各类血液净化设备96台，年完成新进血液透析患者388例（包括急性肾衰竭和终末期肾病），维持性血透患者320例，完成连续性肾脏替代治疗567例次，深静脉留置导管置管术306例次，完成新进腹膜透析患者65例，维持性腹透患者208例。

科室先后完成和承担了国家级、省市级课题近20余项，包括教育部“211·十五”重点项目、卫生部攻关课题、上海市重点课题等多项研究项目，曾获国家教委科技进步二等奖、卫生部科技进步二等奖等多项奖励。参加编著《内科学》（五年制、七年制、八年制全国规划教材）、《实用内科学》、《肾脏病学》等20余本。在国内外杂志先后发表论文近300篇。

科室主任丁小强，科室共有医生25名，其中，教授1名、副教授7名（博士生导师1名、硕士生导师4名）。

（丁小强　傅辰生）

呼吸科

中山医院呼吸科（肺科）正式成立于1955年，是国内最早成立的肺部专业科室之一，在国内最早开展肺功能检查和呼吸衰竭抢救工作，自行研制肺功能仪、呼吸机，以及研制成功适合中国人面型的机械通气面罩等。目前是上海市重点学科、上海市医学重点学科、复旦大学重点发展学科，卫生部专科医师培训基地。

呼吸科临床部分由门诊（普通门诊和哮喘、鼾症、肺部肿瘤等特色门诊）和病房（普通病房、急诊周转部病房、肺部肿瘤综合治疗病房、呼吸监护和特需病房、分部呼吸病房）组成，共有病床152张。科室在呼吸衰竭、肺部肿瘤诊疗、肺部感染和呼吸康复方面具有特色。开展的医疗新技术有介入性纤支镜、肺部肿瘤综合诊疗、肺部感染诊断和鉴别诊断、呼吸衰竭治疗新技术、全麻密闭加压给氧分侧肺盥洗术、胸肺介入技术和胸腔镜等，经常派出专家参加上海及各省市的疑难病例会诊，并经常受邀请参加国内外的学术讲座和报告。

在临床实践的过程中逐步形成了独有的临床特色：

（1）呼吸衰竭的诊治：呼吸科为最早在中国开展呼吸衰竭抢救和研究的单位之一。率先在国内开展肺功能和呼吸衰竭抢救工作，并最早与国内厂家联合研制肺功能测定仪和呼吸机。先后承担国家“七五”、“八五”攻关课题“肺心病的抢救及其缓解期治疗”、“发展无创伤性机械通气防治呼吸衰竭”，承担卫生部重点项目“呼吸衰竭治疗新技术的研究”和“ARDS诊治新技术研究”，大大提高了呼吸衰竭抢救的成功率。获卫生部面向农村和基层推广医药卫生适宜技术和无创性面罩机械通气治疗呼吸衰竭十大推广项目，并先后获得卫生部和上海市科技进步奖多项，培养了大批人才。

（2）肺部感染的诊治：呼吸科肺部感染门诊由专门从事肺部感染临床和科研的高年资医师主持，对肺部感染进行规范化的诊断和制定个体化的治疗方案，并提供国内外有关肺部感染防治的最新进展，以利于有效预防和控制肺部感染的发生。呼吸科肺部感染组具有雄厚的临床和科研实力，曾获中华医学科技奖和上海市科技进步奖等多项，承担“十五攻关”项目（老年人下呼吸道感染的干预），在国内外发表论文近百篇。

（3）肺部肿瘤的综合诊治：肺部肿瘤综合治疗规范有序的诊断、分期，以及多学科治疗方案，可以为患者个体提供可能治愈或有效缓解的最好的治疗方法。中山肺部肿瘤综合诊疗中心融合中山医院肺科、胸外科、放疗科、放射科和中医科等10余名专家、20余名医务人员力量，以及医院先进的诊断设备（如CT、MRI、ECT、超声波、电子纤支镜、胸腔镜和纵隔镜），为广大肺部肿瘤患者提供优化服务，最大程度地提高疗效和改善患者生命质量，积累了一定的综合诊疗经验。综合治疗主要包括有机组合手术、化疗、放疗和其他有效方法，如同步放化疗、靶向治疗、免疫治疗和中药治疗等，取得一定效果。

（4）哮喘及其他疾病的诊治：对哮喘的治疗，设有变应原皮试、支气管激发试验、脱敏治疗等诊疗项目及规范化治疗、指导正确吸入方法、普及哮喘知识及宣教等项目。睡眠障碍与鼾症治疗采用进口睡眠呼吸监测仪准确评估鼾症的病情，开展射频消融术、口腔矫正器、悬雍垂腭咽成形术、微波和经鼻持续气道内正压通气等治疗。慢性阻塞性肺病设有实用性健康教育、个体化防治方案、科学性改善症状和综合性康复治疗等新方法，并提供国内外有关“慢阻肺”防治的最新信息。咳嗽诊疗有专门从事咳嗽临床和科研的高年资医师和专家参加普通和专家门诊，为咳嗽患者提供规范化的诊断和治疗，以及个体化的治疗方案。

近年，呼吸科开拓创新，不断开展医疗新技术服务于患者：

（1）治疗肺泡蛋白沉着症的新方法——全麻密闭加压给氧分侧肺盥洗术：科室自1999年起应用了自己改良的全麻密闭加压给氧分侧肺盥洗术，肺盥洗时给予密闭加压给氧；同时加速盥洗液吸收，不但有利于舒张支气管和回收盥洗液，而且有利于吸收肺泡内残留液体，减少其对呼吸功能的影响。

（2）急性呼吸窘迫综合征诊治新技术：科室开展了急性呼吸窘迫综合征诊治新技术，明显提高了急性呼吸窘迫综合征患者的早期诊断和鉴别诊断，提高其抢救成功率。

（3）哮喘的变应原诊断和脱敏治疗：科室在门诊开展变应原皮试已有2年，选用德国默克公司的标准化阿罗格皮肤点刺液，品种齐全，共有30种变应原皮试液，能进行全面的变应原测试。此种诊断方法使用方便，操作简单、安全，随时检测，随时出结果。脱敏治疗是通过肌肉注射小剂量的变应原，让患者反复接触与之过敏的变应原，使患者对此类变应原的耐受性提高，当再次接触时不再产生过敏现象。呼吸科门诊开展脱敏治疗已有10年历史，疗效非常显著，经脱敏治疗后，哮喘的发作次数减少、病情减轻，皮肤试验敏感性下降，部分患者甚至达到治愈。

此外，呼吸科负责门诊胸部疾病诊断中心（包括10个专科门诊）、普通门诊和呼吸普通病房、呼吸老年病房、呼吸重症监护病房、肺部肿瘤综合诊疗中心的医疗工作；还有四个专业实验室，分别是肺功能实验室、临床微生物实验室、细胞及分子生物学实验室和生物物理实验室；同时兼管上海市呼吸内科临床质控中心（主任为钮善福教授）和上海市院内感染质控中心（主任为何礼贤教授）。

科室主任白春学，副主任朱蕾和张新。科室在编人员26名，其中，教授和（或）主任医师6名、副教授和（或）副主任医师8名（博士生导师5名，硕士生导师6名）、主治医师10名。

呼吸科年门、急诊工作量：门诊近73 000人次，急诊会诊3 000余例次（不含每天常规急诊查房）。开设普通专科门诊、专家门诊每周一至周六全天；增设一项控烟专病专科门诊。科室先后在门急诊医疗综合楼大厅举行哮喘、鼾症、肺癌等疾病的义诊5次，共1 500余名患者参加。开展哮喘、鼾症、肺癌等疾病预防和诊疗讲座多次，深受病家的欢迎。

呼吸病房现有核定床位152张，年出院近2 000人次。科室至今已开展特种检查和诊疗：① 纤支镜17 001 027例次。② 开展肺泡灌洗检测160份、ACE406例次。③ 开展肺功能检测6 368例次、血气分析18 362例次。④ 睡眠呼吸监测诊断636例，初筛356例，治疗265例。⑤ 临床标本普通细菌培养30 825份，结核菌培养856份，性病标本检测（淋球菌、支原体、衣原体）3 659份，药敏测试7 856份。医院感染监测室空气采样及医务人员带菌调查标本3 026份；痰和其他体液涂片革兰染色检查14 536份，增加12.99%；抗酸染色检查7 026份。⑥ ADA测定3 600份。为患者提供了很好的服务。

（白春学　李华茵）

消化科

中山医院消化科是卫生部专科医师培训基地、国家食品药品监督管理局中山医院临床药理基地、内科博士点和博士后流动站，由著名内科学家林兆耆教授于1953年创立；1978年正式建科，朱无难教授任首任主任；1983年刘厚钰教授任主任；1999～2009年王吉耀教授任主任；现任主任为沈锡中教授。

消化科是我国最早开展肝穿刺的单位之一，在国内首先提出循证医学的概念，并将临床流行病学研究应用于胃肠、肝脏病学研究，诊断和治疗处于国内领先水平。在慢性肝病诊治、肝纤维化机制、内镜治疗等领域的研究水平名列全国前茅，承担多项国家自然科学基金研究课题、上海市科委和国家“863”课题。多项研究成果分获国家级及上海市科技进步奖。

消化科每周一至周六均设有普通门诊（消化科门诊、肝炎门诊）和专家门诊，年门诊量15万人次，年胃镜及内镜治疗4万多例。主要负责胃肠道及肝胆胰腺相关疾病的诊治，同时设有自身免疫性肝病、脂肪肝、慢性病毒性肝炎、慢性肝病、幽门螺杆菌、内镜治疗、肠道疾病、胃食管反流等专病及特色门诊，由专门对应的主治医生负责各类患者的随访工作，对患者的诊治力求精益求精。

长期的医疗诊治，积累了临床经验，形成了诊治特色：

（1）肝脏疾病的诊疗：科室目前慢性肝病、肝硬化并发症的诊治（尤其是对慢性乙型肝炎、肝纤维化、肝硬化的综合诊治）处于国内领先水平。① 针对慢性肝病需要长期临床随访和个体化治疗的特点，建立了前瞻性慢性乙型肝炎患者随访队列和自身免疫性肝病随访队列，有利于对患者的跟踪治疗；同时利用我科在临床流行病学上的科研优势，联合其他医院积极开展相关的临床研究。② 开展以肝穿刺病理活检为特色的肝病诊治。肝组织穿刺病理活检是诊断肝病的金标准，科室自上世纪60年代在华东地区开展首例肝穿刺病例以来，共进行肝组织穿刺活检3 000余例，并与复旦大学上海医学院病理教研室合作开展每月一次病理读片讨论会，解决了多种疑难肝病病例的诊断问题，促进了学科共同发展和解决疑难问题的整体实力。③ 在国内最先开展腹水浓缩回输术治疗顽固性腹水。现开展的包括食管胃底静脉曲张破裂出血预防与治疗（包括套扎术、硬化剂注射术、组织黏合剂注射术）和放射介入下治疗等水平均处于全国领先地位。

（2）消化系统肿瘤的早期诊断和综合治疗：科室早在上世纪60年代就在林兆耆教授的带领下进行肝癌的临床治疗和研究工作，现联合放射科、介入科、普外科、放疗科、化疗科等共同探索消化系统肿瘤（食管、胃、肠、肝、胆、胰腺等）的早期诊断和综合治疗方案。

（3）内窥镜诊断和治疗：科室每年行胃镜及内镜治疗4万多例，诊断及治疗水平领先于全国。主要诊断和治疗项目包括：普通胃肠镜检查、超声内镜、染色内镜、窄波内镜、小肠镜、食管静脉曲张六连环套扎术和硬化剂治疗、胃底静脉曲张的组织黏合剂注射治疗、消化道狭窄的扩张和内支架治疗、消化道出血的金属夹止血治疗、内镜下经皮胃和（或）小肠造瘘术、内镜下结肠息肉摘除术和结肠息肉尼龙圈套扎治疗、结肠早期肿瘤的EMR和ESD术、内窥镜下的各种治疗（内镜下鼻胆管引流术、胆总管狭窄的塑料内支架治疗、胰腺癌和胆管癌的ERCP金属支架治疗、肝移植术后胆道并发症如术后的胆瘘、胆管狭窄、结石或Oddi's括约肌功能障碍的治疗）、食管或胃内异物取出术、贲门失弛缓症气囊扩张治疗术、微型腹腔镜诊断。

科室设有2个病区、1个急诊病房，核定床位90余张，年住院人数超过1 300人次，收治病种广泛，包括上消化道出血、肝硬化及其并发症、肝功能衰竭、胃肠道肿瘤、炎症性肠病、急慢性胰腺炎、肠结核等常见病或危重病。此外，还收治急性妊娠脂肪肝、肝淀粉样变、布-加综合征、肝豆状核变性、不明原因腹水等少见病和疑难病例。

（沈锡中）

神经内科

中山医院神经内科是教育部重点学科、复旦大学癫痫诊治中心之一，始建于1992年9月。之后陆续建立了神经内科监护中心和2个实验室（神经电生理实验室和脑血流动力学功能检查室）以及1个临床药理室（参与国家多项新药的临床试验和进口药物临床验证工作）。

科室主任汪昕，副主任钟春玖、范薇。科室成员共30名，其中，教授3名、副教授和（或）副主任医师5名、主治医生11名、住院医生7名、副主任技师1名、主管技师1名、技师2名。医疗工作的业务范围日渐扩大，工作量以每年10%以上的幅度增长。

神经内科病区位于中山医院3号楼5楼，包括普通床位和特需床位，所有病房房间均有独立卫生间，所有床位都能通过配备的垂帘独立成室，充分保护患者的隐私，为患者提供了舒适的住院环境。另外，在同一楼层普通病房对面设有独立的监护病室，方便了危重患者的转入和抢救。人员配备方面，病区内安排有3位高级职称、4位中级职称及至少3位以上的本科住院医师分级承担患者的诊治和抢救工作；同时，为应对逐年高发的脑血管病等急症重症疾病，科室在本院急诊周转部另设有神经内科急诊床位25张，由本科室医生全权负责、并有科室副主任医师负责指导疑难及危重患者的诊治，为患者提供优良的服务。

科室在临床过程中形成了自己独有的诊治特色：

（1）癫痫疾病的诊治：科室作为复旦大学癫痫诊治中心之一的癫痫研究小组，是成立较早的研究癫痫疾病诊治的小组之一。现有常规脑电图、24小时脑电图和视频脑电图，并由汪昕教授负责建立了癫痫患者的数据库，长期跟踪随访患者的病情变化，努力为每一位来诊的癫痫患者及其家属服务。癫痫研究小组成员均为硕士以上学位、主治医师以上职称，对于难治性癫痫，尤其是对一些非癫痫发作及女性癫痫患者的经期癫痫这一特殊类型的诊治，有着丰富的经验；同时，科室在经期癫痫的发病机制及其相关治疗方面、癫痫患者存在的认知及情感障碍的问题、癫痫发作后的影像学变化研究及免疫学机制等方面，都在进行深入细致的研究。

癫痫专病门诊：每周四上午；主诊医师：汪昕、马昱、张宇浩、彭伟峰等。

（2）各种脑血管病的诊治：科室是最早在上海开展脑血管功能检测的单位之一，脑血管病一直是科室长期关注和研究的重点。近年来科室开展了对急性缺血性脑卒中早期针刺治疗的多中心临床观察、对急诊重危脑血管病患者的临床亚低温神经保护治疗、对复发性脑血管病患者及高危患者开展高压氧预处理治疗，以及采用DELP血脂分离系统对患者进行降脂和降低血黏度等工作；同时还参加了多个国内外临床药物试验，旨在研究预防及治疗急、慢性脑血管病的新药，均取得一定的成效。尤其是2004年与青浦金泽社区卫生服务中心合作开展社区疾病综合防治、2008年正式挂牌成立了中山医院青浦金泽社区疾病综合防治合作中心，并签署了合作协议，既能提高社区的医疗技术，又开展了急性脑血管病及其他一些社区慢性病的预防、急救和研究工作，深受当地居民欢迎，收到了很好的工作效果。科室还致力于脑血管病的发病机制的探讨和研究，包括研究高同型半胱氨酸血症、抗心磷脂抗体等危险因素与脑血管病发生发展的关系，以及通过动物实验研究亚低温的神经保护治疗和高压氧预处理治疗的机制等。开设了脑血管病专病门诊，定期随访患者，实施了脑血管病的二级和三级预防，努力为患者提供更好的服务。

脑血管专病门诊：每周二下午；主诊医师：范薇、董继宏、丁晶、胡军等。

（3）神经系统变性性疾病的诊治：神经系统变性性疾病包括帕金森病等运动障碍性疾病、痴呆综合征等，是老年人常见的神经系统变性性疾病之一。科室已建立了外周血维生素B_1的检测方法，初步发现认知功能损害与维生素B_1缺乏的关系，并发现了血铜蓝蛋白低下与各种运动障碍性疾病的相关性。相关的研究成果均属国内首创、国际领先。

运动障碍专病门诊：每周三下午；主诊医师：钟春玖、金莉蓉、费国强等。

（4）神经肌肉疾病诊治：这也是神经内科最常见的病种之一，结合中山医院丰富的内科和肿瘤患者资源，以及多年的神经肌电图、诱发电位的诊断经验，科室自2000年以来着重开展对糖尿病性周围神经病、化疗药物诱导性周围神经病的临床和实验研究，并参与组成疼痛科；近年来又逐步开展了周围神经和肌肉活检技术，并与华山医院神经内科肌病组合作，共同努力提高神经肌肉疾病的诊治水平。

神经肌肉疾病专病门诊：每周五下午；主诊医师：董继宏、蔡洁。

（5）睡眠障碍疾病诊治：睡眠障碍是指睡眠量和质的异常，或在睡眠过程中发生某些临床症状，如睡眠减少、睡眠过多、睡眠异常行为等，是困扰不同年龄群体的常见疾患。科室开设了专病门诊，主要针对患者的情况给予耐心、具体的指导，并制定优化治疗方案。

睡眠障碍专病门诊：每周一下午；主诊医师：林豪杰、刘剑英。

（汪　昕　董继宏）

内分泌科

中山医院内分泌科是上海市公共卫生重点学科、卫生部专科医师培训基地、国家食品药品监督管理局临床药理基地、复旦-依拉斯姆斯大学医学研究中心。

科室设有糖尿病健康教育室（糖尿病学校），拥有动态血糖监测仪、胰岛素泵、骨密度（脂肪）测定仪、眼底照相机等医疗仪器设备。

内分泌科诊治的主要病种有：① 各种糖尿病的诊断、分型，以及糖尿病的个体化治疗、糖尿病强化治疗；② 连续动态血糖监测、糖尿病各种并发症的筛查与评估、糖尿病各种并发症的治疗；③ 肥胖症减肥治疗；④ 非酒精性脂肪肝的诊断和代谢危险评估、定量分析，针对性治疗；⑤ 甲状腺功能亢进、甲状腺功能减退的诊治，难治性甲亢的治疗；⑥ 各种甲状腺炎的诊断、鉴别诊断；⑦ 各种甲状腺结节的诊断与鉴别诊断；⑧ 垂体瘤的诊断与治疗；⑨ 各种垂体瘤、继发性高血压、肾上腺疾病的诊断的鉴别诊断及治疗；⑩ 绝经期综合征、骨质疏松症、甲状旁腺疾病和骨代谢疾病的诊断和治疗；⑪ 营养和代谢疾病的饮食指导和糖尿病教育等；均取得较好的疗效。

目前科室在糖尿病诊治领域已形成明显特色，相继开设了糖尿病大血管病变防治、糖尿病肾病、肥胖-代谢综合征、脂肪肝等特色门诊；在甲状腺疾病、骨代谢病、内分泌高血压、围绝经期综合征（更年期综合征）及垂体瘤等疾病的诊治方面也逐渐形成了中山内分泌的诊治项目和医疗特色：

（1）糖尿病及其慢性并发症的防治：糖尿病是内分泌科最常见的病种。糖尿病的规范化诊治和慢性并发症的防治一直是科室临床工作的重点，内容涵盖“2型糖尿病及其并发症预警、干预的研究”、“2型糖尿病胰岛素抵抗发病机理与慢性并发症早期诊断新方法、新技术研究”、“中药清活1号方治疗糖尿病并发症的研究”、“糖尿病并发症筛查与防治”研究等。科室开展的“C肽联合胰岛素治疗糖尿病并发症及基因工程C肽新药研发”成果，分获教育部科技进步二等奖等。科室就诊的糖尿病患者，其血糖控制水平的知晓率、控制达标率均达到良好水平，糖尿病急性并发症逐年减少，慢性并发症的防治水平在国内居领先地位。随着糖尿病患者群的不断增加，科室又开辟出糖尿病预防、诊治的新途径，在上海长风社区建立了社区糖尿病防治基地，对糖尿病及其高危人群的早防早治向社区范围普及，获得良好的社会声誉。

（2）甲状腺疾病的诊治：甲状腺疾病是内分泌科常见的疾病，包括甲状腺功能亢进和减退、各种甲状腺结节。历年来，科室在甲状腺疾病，尤其是甲状腺结节的诊治方面进行了深入的研究，自1990年起就对“甲状腺自主功能腺瘤高功能性的生物学机制”进行了探讨。在长期的临床工作中，对甲状腺功能亢进、甲状腺功能减退、各种甲状腺结节和肿瘤的筛查、诊断及鉴别诊断和规范治疗方面，形成了自身特色，先后开设了甲状腺疾病门诊，采用生化、彩色B超、核素、CT、甲状腺细针穿刺等综合手段，对各种甲状腺疾病患者进行诊断，并采取个体化治疗措施。诊治流程合理规范，漏诊率低，临床治愈率高，深受患者的欢迎。

（3）内分泌高血压的诊治：肾上腺等各种内分泌疾病，包括原发性醛固酮增多症、皮质醇增多症、嗜铬细胞瘤、垂体瘤等疾病可导致的继发性高血压，又称谓内分泌高血压。这种疾病虽然在人群中发病率较低，但是症状严重，一般降压药物难以控制，有的患者长期患病却得不到明确诊治。为了提高这类疑难杂症的诊疗水平，科室建立了内分泌高血压门诊，通过标准化筛查和规范治疗，使得患者的高血压获得有效的控制。内分泌高血压大部分病因明确之后，可以得到良好的治疗效果；尤其是各种内分泌肿瘤引起的高血压，经手术治疗，可以达到根治的效果。目前，内分泌高血压门诊吸引了全国各地的内分泌肿瘤和高血压的患者，患病多年的高血压得到良好的控制。2004年，科室参加国家“十五”攻关“继发性高血压的早期诊断、干预和治疗研究”课题，并与法国里昂大学开展了合作研究，通过对内分泌高血压发病机制的深入研究，进一步提高我科在该领域的诊治水平，进一步造福广大患者。

（4）非酒精性脂肪肝的诊治：非酒精性脂肪肝在人群中发病率很高。脂肪肝不仅引起肝脏的各种异常，而且与糖尿病、脂代谢紊乱、动脉粥样硬化性疾病密切伴随。目前上海非酒精性脂肪肝患者中，糖代谢异常的发生率高达49.7%，糖尿病前期患者占35.2%。在新诊断的2型糖尿病达到14.5%的情况下，科室建立了脂肪肝与代谢病门诊，规范了代谢病、糖尿病诊断流程，首次在国内采用CT肝脏脂肪定量检查方法来评价肝脏脂肪含量和病变的严重程度；同时与我院放射科合作，在全国首次建立磁共振波谱分析的方法，为患者进行常规检测，通过精确测定肝脏内脂肪含量的技术，为患者提供个体化的治疗方案，包括健康生活方式和营养指导、运动指导、定期肝脏脂肪含量评估，以及必要的药物治疗，经治疗后患者取得良好的疗效。

（5）骨代谢疾病的诊治：各种原发和继发性骨质疏松，是内分泌科常见的骨代谢疾病。60岁以上的老年人骨质疏松的发病率高达50%，尤其是绝经期妇女高达70%。科室开展“增龄过程中人成骨细胞骨形成功能与相关基因表达”的研究，设立了骨代谢专病门诊，并通过我院最先进的双光子骨密度测定仪及生化等相关检查，开展对骨质疏松早期诊断，并通过生活方式干预和药物治疗，对骨质疏松进行有效防治。

（6）围绝经期（更年期）综合征的诊治：针对城市人口老龄化，绝经期妇女人群相应增加，1999年科室开设了绝经期综合征门诊，建立了诊治流程和规范，密切注意国际上该领域的学术前沿动向，给更年期妇女制定个体化治疗方案，缓解症状，提高生活质量，得到了患者的好评。

（7）垂体瘤和各种垂体疾病的诊治：垂体瘤属于较少见疾病，临床表现尤其特殊性。科室成立了垂体瘤专病门诊，对垂体泌乳素瘤、垂体促肾上腺激素分泌腺瘤进行早期、精确的定位诊断，制定规范的治疗方案，并为需要手术的患者提供术前准备。为了垂体手术后的患者的随访，科室又开展了对各种垂体瘤手术后患者的垂体功能评估、激素替代、肿瘤复发的监测，提高术后患者的生活质量。

（8）代谢病营养指导和糖尿病教育：针对糖尿病、肥胖、脂肪肝患者饮食控制的需要，科室在2006年设立了营养门诊，为患者制定饮食计划、指导各种营养成分比例，每人发放饮食指导资料和形象的饮食配餐图片，深受患者欢迎。同时还开展了对高尿酸血症患者的饮食指导，针对糖尿病肾病、蛋白尿的患者进行低蛋白质饮食指导。每周四下午为糖尿病患者开设免费的糖尿病教育课程。

科室现任科室主任：高鑫教授；副主任：陆志强副主任医师。科室现有教授1名、副教授和（或）副主任医师5名、主治医师5名、住院医师3名、专职糖尿病教育护师1名、实验室技术员1名。科室核有床位41张，急诊周转部设有内分泌床位4张。年门诊量8万余人次，出院近1 500人次。

（高　鑫）

全科医学科

中山医院全科医学科由杨秉辉教授创立于1994年，是全国最早的一个在三级医院成立的集医疗、教学、科研于一体的全科医学专科，开创了我国在三级医院中探索全科医疗服务模式、开展全科医学研究、培养高水平全科医师及师资力量之先河。

全科医学科承担了全院4个特需病区的医疗工作，在提供高质量的医疗服务的同时，全科医师们在为患者服务过程中，努力贯彻实施“以人为本”的全科理念，深受患者的欢迎。此外，还设有全科门诊、全科简易门诊、逸仙医院VIP门诊等，以满足社会不同层次人群对医疗服务的需要，极大地方便了广大患者。

全科医学科强调以人为本，充分考虑患者的人文背景，在疾病诊治过程中，能够与患者进行有效沟通，特别是对一些心理、社会因素造成的躯体表现能有效识别。从临床专业知识角度讲，全科医师以临床知识全面为特长，对发热、头痛、心悸、消瘦等未分化疾病等，能进行有效识别，并积极处理。对于身患多种慢性疾病的患者，全科医师能够给患者提供个体化的、综合性的治疗方案。全科医师知识全面，还可以为患者提供健康体检及健康咨询等服务。

全科医学科除了提供优质的特需医疗服务外，更将全科医学教育和科研视为工作的重点。中山医院全科医学科是我国较早开展全科医师培训的医疗机构之一，也是“开展以本科生为基础的高水平全科医师培训”的倡导者之一。曾成功申请到美国中华医学基金课题“中国全科医师的发展与培养”，举办了国家级继续教育项目“全国全科医学学习班”等，承担了多层次的全科医师培训任务。2003年成为全国首个全科医学硕士学位授予点、国内全科医师规范化培训基地之一，在全科医师规范化培训、全科师资培训方面作出了贡献。2008年，全科医学科与上海市医学会全科医学专科分会一起倡议并发起“全科医学沙龙”活动，每月一期，旨在提高社区基层全科医生的诊疗水平、临床工作技能和综合素质。沙龙的举办，成为千万个基层全科医生们提高业务素质、相互交流、共同进步的家园。活动开展至今已遍及全市许多社区卫生服务中心，大受社区医务人员的欢迎。

全科医学科长期负责了复旦大学上海医学院“全科医学概论”的全部教学任务，近年还开设了医本科的新课“医患关系与医患交流”，承担了复旦大学成人教育学院“专升本”的课程，以及负责上海市卫生局全科医师规范化培训等大量的教学任务。科室还编写了全国高等医学院校教材《全科医学概论》、卫生部培训教材《全科医疗》、《社区常见健康问题》等，出版了《心脏病患者的家庭康复》、《脑血管意外患者的家庭康复》等多部著作。

全科医学科致力于全科医学培训及社区卫生服务方面的科研，成为“上海市加强公共卫生体系建设三年行动计划（2007～2009）”中全科医学重点学科建设项目的牵头负责单位，祝墡珠主任为项目负责人。积极参加国内外学术活动，目前已发表论文40余篇。

全科医学科还积极促进国际学术交流活动，先后参加了“南非全科医学科国际会议”及“上海赴澳大利亚全科参观访问团”。在“中山医院中青年出国留学基金”及上海市卫生局的资助下，全科派出医师前往英国、美国、加拿大进修学习，并与台湾家庭医学会有密切学术联系，多次派出医师前往了解和学习该地区全科医学的发展情况及培训体系。

科室不仅在全科医疗、教学、科研方面努力做出特色，还致力于健康教育和健康促进的宣传。全科的多位专家通过广播电台的“全科医生咨询台”栏目，向听众朋友讲解常见慢性疾病的防治、健康保健等一系列问题，宣传新的健康理念，推介健康的生活方式；并现场回答听众朋友针对健康问题的热线电话和短信咨询。广博的医学知识、深厚而全面的临床经验、耐心的释疑解惑，全科医学专家们赢得了听众的认可和赞扬。

科室现任主任祝墡珠教授，副主任潘志刚。全科医学科发展迅速，截至目前全科共有住院医师20人，其中，正教授1人、副高级职称5人、主治医师10人。

中山全科的进步将促进全科医学的发展，而全科医学的发展最终必然惠及社会及广大民众。

（潘志刚）

血液科

中山医院血液科是卫生部专科医师培训基地之一，创建于1955年。科室成立的同时，即由我国血液学奠基人、著名的血液病学专家陈悦书教授建立了血液实验室，并率先在国内开展白血病细胞化学染色检查；1956年开展了血红蛋白电泳、出凝血时间，以及血液病相关血液生化检查等；以后又率先开展了胎肝细胞悬液移植治疗再生障碍性贫血等疾病，举办了第一届全国血液病学习班。

科室主要收治各类血液疾病，包括再生障碍性贫血、骨髓增生异常综合征、溶血性贫血、白细胞减少症、血小板减少性紫癜、各种急性及慢性白血病、淋巴瘤、骨髓瘤、真性红细胞增多症、原发性血小板增多症、血友病等。科室还开展了血液肿瘤化疗和生物治疗等综合治疗、血细胞分离、血浆置换术、造血干细胞移植治疗血液系统恶性肿瘤，以及自身免疫性疾病等。其中，科室对血液肿瘤和出血与血栓疾病的诊治尤具特色。

在长期的临床工作中，科室逐步形成了诊断和治疗特色，临床诊治始终保持着国内先进水平。

（1）在基础研究方面：科室完善了血液疾病相关实验室检查，如开展了血小板黏附聚集功能检查、血小板相关抗体检测、细胞免疫荧光标记、染色体检查、ATⅢ测定，以及3P试验、优球蛋白溶解时间等检查；创建的脑脊液自然沉降法找幼稚细胞，在全国各地医院得到广泛应用，大大提高了中枢神经系统白血病的检出率，为改善白血病患者的预后作出了积极有效的贡献；特别是改良的骨髓穿刺活检针至今仍在各地使用，研究开发的凝血酶时间自动测定仪曾获国家经委优秀新产品奖。

（2）在临床诊治方面：科室建立了骨髓移植层流室，积极开展骨髓移植工作以治疗血液系统恶性肿瘤，继续胎肝细胞悬液治疗并积累了很多临床的经验；1992年建立了细胞培养室，为进行基础研究打下了坚实基础；1999年开始进行自身外周血干细胞移植、纯化的CD34+细胞移植这一新技术，治疗复发及难治恶性血液疾病取得了理想的疗效；同时在干细胞动员、CD34+细胞分选方面积累了很好的经验，动员效率高、CD34+细胞分选得率高；同期还开展了血液成分单采治疗术，如血浆置换、血小板单采、白细胞单采，在抢救治疗血栓性血小板减少症、紧急去除过高的血小板、白细胞发挥了重要的作用。

血液科专科门诊：每周一至周五全天开设；专家门诊：每周一至周四全天；淋巴瘤专病门诊：每周二下午；血栓预防特色门诊：每周三下午。

目前科室在编人员14名，其中，教授和（或）主任医师2名、副教授和（或）副主任医师4名（博士生导师1名，硕士生导师1名）、主治医师6名、住院医师2名。副主任邹善华（主持工作）。年门诊近13 000人次。血液病房现有核定床位42张，加床17张；扩建后的骨髓移植层流室有层流仓床位4张。全年收治住院患者1 800人次，病房床位使用率131.51%，周转率为45.77%。

此外科室参与《现代血液肿瘤学》、《临床肿瘤学》等重要专业书籍的撰写。

（邹善华　袁　玲）

风湿病（科）

中山医院风湿病（科）为上海市内科住院医生培训基地、临床药理实验基地之一，正式成立于1993年，是上海市三甲医院中较早开设风湿病专科病区的科室。目前科室已建立起一整套规范、有效的标准化诊疗流程，在风湿病的常规治疗、疑难病例的诊治、危重患者的抢救等方面，积累了不少的临床经验。

科室每周一至周五全天设有专科门诊和专家门诊，主要诊治病种：痛风、骨关节炎、类风湿关节炎、系统性红斑狼疮、成人still病、血管炎、白赛病、皮肌炎、硬皮病、干燥综合征、强直性脊柱炎、瑞特综合征、反应性关节炎、银屑病性关节炎、混合性结缔组织病、未分化性结缔组织病等。

科室内建有完整的各级医生岗位职责及各项规章制度，建有完整的业务学习、疑难病例讨论、死亡病例讨论记录等。医疗质量、服务态度、病史质量均达到标准，全年未有医疗事故、医疗投诉与纠纷的发生，受到患者的高度赞许和肯定。

科室在长期临床工作中积累了经验，逐步形成了中山风湿病专科的诊疗特色：

（1）实施对风湿病综合治疗：科室立足于中山医院雄厚的医疗资源，整合多科室技术力量，综合治疗风湿病。这是科室作为风湿病诊治工作发展的基础，也是风湿病诊治的优势和特色。在风湿病专科病区中，科室一次次成功地抢救救治了无数的疑难危重病例。

（2）开展对血管炎的诊治：血管炎病的研究是风湿病组的重点项目。通过对临床工作的不断总结和积累，于强医生在对成人still病的研究中，首次提出了still病是一种血管炎病，并结合免疫组化病理的研究，揭示了still病是种T细胞性血管炎病，为still病的深层次研究和临床治疗提供了依据。

（3）加强对风湿病循证医学的研究：为了促进风湿病的治疗，姜林娣副教授专门开展了对风湿病循证医学的研究，其撰写的关于风湿病循证医学的论文在风湿病和流行病学国家级专业杂志期刊上发表，受到风湿病学界的赞赏和肯定。

科室於强医生的“亚临床狼疮性肾炎的临床和病理–附37例初治SLE肾活检病理”论文，首次发表在《中华风湿病学杂志》上。风湿病对心肌损害和心功能损害的标准化数值定量，至今未见文献报道。针对此情况，科室开展研究，找到了用放射线核素方法，既能监测到风湿病患者的心肌损害，又能反映出心肌受损程度的数值变化，为风湿病患者诊治提供了依据。相关论文发表在《中华核医学杂志》和《中华风湿病学杂志》上。科室还参与《实用内科学》、《内科学进展》等专著编写工作。

科室与呼吸科、胸外科合作，对一例类风湿纤维化患者实施我院首例肺移植手术，获得成功。该患者至今仍健在，风湿病（科）将继续参与对此患者的随访工作。

於强副教授主持科室工作，科室有医生5名，其中，副教授2名、主治医生2名、住院医生1名。核定床位10张，在急诊周转部有床位数8张。年收治住院患者近600余人次，年门诊就诊人次在1.8万人次以上。

（於　强）

中医科、中西医结合科

中山医院中医科、中西医结合科为国家重点学科，创建于1958年。目前是我国重要的中西医结合临床、教学、科研基地，教育部中西医结合临床硕士、博士学位授予点和博士后流动站，上海市综合性医院示范中医科达标建设单位之一，上海市综合性医院中医发展研究会主任单位。诊治整体水平处于国内领先地位。

中医科刚创建时，医务人员依各擅所长，从事中医内科、外科、针灸等专业。20世纪50年代后期，中医科曾有床位20余张，主要诊治肝硬化和慢性胃炎患者，期间曾改为以收疔、疮、疖、痈患者为主的中医外科病房，后又改为以收内科病种为主的中医病房。70年代初期，我国著名中医学家、中西医结合的主要开拓者姜春华教授，在中山医院主编出版的《肾本质研究》、《活血化瘀研究》等名著享誉海内外，其学术思想对我国中医、中西医结合学科的发展产生了重大影响。80年代，著名中西医结合专家陈泽霖教授在中山医院开创了中医“舌诊”客观化研究领域，临床上擅长“望舌诊病”，以及中西医结合治疗胃病和肾病。代表著作为《舌诊研究》。90年代，中医科重新设立中医病房，设有床位12张，开展了肿瘤的中西医结合治疗。2002年，创立了中医、中西医结合科，建立了中西医结合病房等，科室的医疗、教学、科研工作取得快速的发展；在2004年全国学科评比中，中山医院中西医结合临床学科名列全国第一，获得了很好的社会效益。

在长期的医疗工作中，科室以中西医结合治疗神经内科疾病、中西医结合治疗肿瘤为发展方向。开设特色专科门诊12项，包括中西医结合神经专科，以中西医结合治疗脑血管疾病为特色，同时涉及神经内科的各种病症；中西医结合肿瘤专科，以中西医结合治疗肿瘤，对肝癌、胃癌、肺癌、乳腺癌等进行综合治疗，以及运用中药扶正祛邪、增效解毒为特色；周围血管病专科，以中西药内服、外用，治疗血栓闭塞性脉管病、糖尿病足、下肢慢性溃疡见长；风湿病专科，以中药治疗类风湿关节炎、红斑狼疮、免疫性血管炎等疾病，减少激素及免疫抑制剂的用量及使用周期为目标；胃炎专科，以治疗胃幽门螺旋杆菌、肠上皮化生领先；肾病专科，以慢性肾炎、尿路感染、慢性肾功能不全为治疗对象；高血压专科，以改善症状、降低血压、减少心血管并发症为治疗目的；中医妇科，以中药调理为主，治疗子宫肌瘤、月经不调、不孕症等；脂肪肝中药治疗；冬令膏方门诊；头痛门诊；心血管疾病门诊等。2005年，为适应现代医学发展需求，科室在本市首先开设了神经内分泌网络调节、移植后中医调理门诊等，深受患者的欢迎。

病房收治主要病种有：脑血管意外、帕金森病、胃癌、肠癌、肺癌、肝癌等。病房形成了以脑血管疾病及肿瘤、脉管病的中西医结合治疗为特色。病房工作有三大特点：病种多、疾病重、中医药治疗率高。病房医护人员均能熟练、合理运用中医和中西医结合方法进行诊断与治疗。中医科没有一起医疗投诉与纠纷，医疗质量、服务态度、病史质量均达标。在多年医疗质量管理全市综合性医院中医科评比中，中山医院中医科排名第一。科室有完整的各级医生岗位职责及各项规章制度，有完整的业务学习、疑难病例讨论、死亡病例讨论记录、三级查房记录。

中医科下设有3个研究室，即中西医结合研究室、复旦大学中西医结合研究所神经病学研究室、上海市卫生局中西医结合神经内科疾病研究室。目前，中医科中西医结合实验室是二级实验室，拥有舌色仪、迷宫刺激仪、SD-大鼠大脑定向仪等特色设备，借助医院中心实验室开展一些常规的科研项目。科室先后承担和完成了多项国家、卫生部及上海市的科研项目，总经费达300余万元，在科学研究方面取得了较好的成绩。

科室现任主任：蔡定芳；副主任：杨云柯。科室在编人员共21人，其中，教授1名、副教授7名、主治医师8名、住院医师3名、实验室技师1名、分诊护士1名。博士研究生导师1名，硕士研究生导师1名。

（蔡定芳）

皮肤科

中山医院皮肤科始建于1947年，历经几代人的共同努力，科室规模、业务范围和业务量稳步发展，近年来逐步实现了由传统皮肤科向现代皮肤科的转型。皮肤科不仅在西医方面实力雄厚，而且逐渐形成了以中西医结合治疗皮肤病，尤其是治疗红斑狼疮、皮肌炎、硬皮病等结缔组织病，以及各类疑难、顽固性皮肤病的医疗特色，在国内皮肤科同行中享有较高的声誉。皮肤科还是“教育部皮肤性病学博士学位授予点”、首批皮肤科专业“国家药品临床研究基地”、“卫生部皮肤科专科医师培训基地”、“上海市中西医结合红斑狼疮医疗协作中心”。

科室现有教授1人、荣誉教授1人、副教授（副主任医师）5人、主治医师5人、住院医师1人、技师2人、护士9人。

皮肤科自1994年开设病房。现核定床位12张，主要收治顽固性皮炎湿疹、重症药疹、重症银屑病、各种结缔组织病（红斑狼疮、皮肌炎、硬皮病等）、皮肤血管炎、大疱性皮肤病，以及感染性皮肤病等各类严重、顽固的皮肤病患者，年出入院病例约300人次。

2004年，科室在新门诊楼开设了皮肤病理室、皮肤真菌室、光疗室、手术室、皮肤健疗室，常规开展皮肤真菌、皮肤免疫、皮肤活检、皮肤病理等化验检查。科室拥有较完备的二氧化碳激光治疗机、液氮冷冻系列器械、窄谱中波紫外线治疗机、电离子治疗机、冷喷机、热喷机、多功能激光光子工作站-飞顿Ⅱ号（lovelyⅡ）等治疗设备，为广大患者提供激光、冷冻、光疗、理疗、美容、手术等多种治疗项目。年门诊量约8万人次，其中外地就诊者约占43%。

皮肤科先后推出了复方消炎霜、素美霜、复方达美肤溶液、皮炎灵、生发灵、双唑液等独具特色的院内系列内服和外用制剂，这些制剂以其疗效可靠、价格低廉的优点而广受国内外患者欢迎，为皮炎湿疹、银屑病、脱发、白癜风、手足癣等常见病和多发病患者带来福音。其中我院研制的雷公藤系列制剂，是国内外最早的雷公藤制剂之一；此制剂不仅造福了数以万计罹患结缔组织病、银屑病、皮炎湿疹等顽固性疾病的患者，且因其卓越的疗效而成为临床各相关学科治疗免疫性疾病的基本药物之一。

科室每周开设六天的普通门诊、专家门诊和性病门诊（主治淋病、梅毒、尖锐湿疣、非淋菌性尿道炎、非淋菌性宫颈炎、生殖器疱疹、细菌性阴道病等性传播疾病）。

科室还根据自身优势和患者需求，陆续开设了多个专病门诊，这些专病门诊已成为科室工作的重要组成部分：

（1）结缔组织病门诊（周一下午、周二下午、周五上午）：在数十年的结缔组织病及自身免疫性皮肤病（红斑狼疮、皮肌炎、硬皮病、混合性结缔组织病、重叠综合征、白塞病等）诊治过程中，皮肤科不仅形成了其独具特色的中西医结合治疗措施，更以中山医院各科室强大的临床优势为依托，对各种病情复杂、伴发内脏损伤患者的诊治更是匠心独具。该门诊在控制患者病情活动的基础上，通过对其长期随访，根据病情变化及时调整用药方案，同时辅以心理咨询和康复指导等针对性服务，显著减少了患者病情复发，对于长期缓解病情、提高生活质量、改善疾病预后等均有很大帮助。

（2）皮炎湿疹门诊（周一上午）：近年来我国出现过敏现象的人群大幅度上升，针对这一特定人群的专科门诊则最大限度地满足了其就诊和咨询需求。该门诊在诊治湿疹、特应性皮炎（异位性皮炎或湿疹）、神经性皮炎、荨麻疹等过敏性疾病，以及协助查找可疑过敏原、提供建议避免接触诱发因素等方面均有所建树。

（3）色素病门诊（周二上午）：该门诊采用中西医结合方法，治疗各种色素增加性（如雀斑、黄褐斑等）和色素减退性（如白癜风等）皮肤病；近年来又增设了先进的激光美容工作站，使其治疗效果产生了新的飞跃。

（4）脱发门诊（周三上午）：该门诊不仅运用中西医结合方法治疗各种斑秃、全秃、脂溢性脱发、雄激素性脱发等疾患，而且为患者提供了脱发诱因分析及头发养护等外延咨询服务，显著提高了综合治疗效果。

（5）银屑病门诊（周四上午）：该门诊在分析其诱发因素的基础上，采用中西医结合方法进行辨证施治；同时还采用窄谱中波紫外线照射治疗，以减少患者药物用量，并为患者提供合理用药和健康饮食等方面的咨询服务，使患者获得较理想的远期预后。

（6）癣病门诊（周四下午）：该门诊通过对感染部位的皮屑、毛发等标本进行镜检、培养，提供可靠的真菌菌种鉴定和药物敏感测试结果，为疾病鉴别诊断和合理用药提供科学依据。在治疗上则采用药物内服和外用的联合措施，标本兼治各种手癣、足癣、甲癣（灰指甲）、体癣、股癣、头癣，以及其他少见真菌感染性疾病。

（7）痤疮（青春痘）门诊（周六上午）：该门诊运用严谨的痤疮分级标准，通过对不同类型、不同严重程度的痤疮患者进行病情评估，为其提供个体化的中西医结合、激光美容等治疗方案，同时提供肌肤护理、合理饮食等健康生活方式咨询，以达到控制痤疮病情、减少瘢痕产生等治疗目的。

（李　明）

老年病科

中山医院老年病科于1989年7月由我国著名的心血管病学家和老年病学家诸骏仁教授创建，是我国最早成立的老年病科之一。现有医师38名，其中，教授（主任医师）4名、副教授（副主任医师）7名、主治医师12名。博士生导师1名，硕士生导师3名。已有6名医生从国外学成归来；已获得博士学位或正在攻读博士学位的医生有9名，已获得硕士学位或正在攻读硕士学位的医生有20多名。科室承担4个病区、94张病床的医疗任务。

科室开设老年病门诊和干部保健门诊各1个，每周一至周五全天和周六上午开诊。并开设骨质疏松症等专病门诊。每周开设专家门诊23次，包括老年呼吸、老年神经、老年内分泌、老年消化等。科室接待全国各地的患者，年门诊量近68 000人次。老年病门诊、干部保健门诊除了诊治老年常见病和疑难病外，还为老年人分析和处理体检结果的异常、指导老年人用药、对老年人生活和饮食的指导、开展医疗咨询等。

老年病科病区硬件设施齐全，医护力量配置较强。每个病区都有教授（主任医师）为首的三级查房，还充分发挥我院综合实力强大的优势，请心血管、呼吸、血液病等专家定时查房，以提高医疗质量。科室承担老年病医疗、教学、科研及市内外干部医疗保健工作，并参加高级会诊中心、外宾门诊、院内外会诊和远程会诊，还多次参加大型国际会议。

老年患者由于其生理和病理特点，难诊和难治的病例较多，往往一人多病，一人多药，治疗方案复杂，且容易发生不良反应和药物相互作用。老年患者器官发生退行性变化，免疫力降低，故病情发展快，并发症多，恢复慢。因此诊断和治疗都有其特殊性。科室加强了临床思维和临床决策的学习与研究，不但提高了老年病的诊治能力和诊治水平，而且发表有关论文40多篇，主办国家级继续医学教育项目“临床思维和临床决策”学习班7期，在学术会议作临床思维和临床决策的学术讲座100多次。

科室根据临床实践和研究成果，主编出版了多部学术专著，包括《实用神经眼科学》（2004年）、《呼吸重症监护和治疗》（2006年）、《呼吸疾病诊治策略》（2007年）、《呼吸科常见病处方分析》（2009年）、《实用老年痴呆学》（2010年）；参编专著30多本。

（蔡映云）

医学心理科

中山医院是上海第一家开设医学心理咨询门诊的综合性医院，医学心理科始建于1987年。科室率先在国内开展和介绍了多种心理治疗技术的临床应用，是国内重要的心理治疗与咨询、综合医院医学心理与精神卫生的教学培训基地。

医学心理科普通咨询门诊：每周一至周六全天；集体心理治疗：每周二与周四下午；普通专家门诊：每周一下午。

人是心身合一的整体，心灵上的阴霾会引发失眠、疼痛等躯体不适，而各种慢性疾病、肿瘤等疾病也会引起情绪上的困扰。医学心理咨询门诊的开设，为广大患者开启了一扇窗。通过提供心理支持与指导，并结合药物、行为、认知等干预技术治疗，帮助患者早日康复，摆脱心理的阴影，找回人生的欢乐。科室年门诊量达13 000余人次。

同时，医学心理咨询门诊还与其他相关临床科室合作开展心理咨询，协助临床各科门诊和住院患者的治疗，帮助患者从“身”和“心”的不同层面得到康复，回归社会、家庭生活。

医学心理咨询门诊的服务范围：

（1）抑郁障碍：以情绪低落、不开心为主要症状，可伴有失眠、兴趣减退、思维活动迟缓、悲观、厌世和体重减轻等。

（2）焦虑障碍：以情绪的紧张、担心、恐惧和害怕为主要症状，可伴有心悸、气促、烦躁不安、回避等表现。

（3）睡眠障碍：以失眠、眠浅多梦、睡眠周期紊乱等为主要症状，严重者会影响工作效率和生活质量。

（4）心身障碍：以躯体疾病为主，但病情变化、预后与心理、行为因素密切相关。如冠心病患者的“A型行为”、癌症康复患者的心理康复、溃疡病、糖尿病、类风关、高血压等慢性内科患者的生活方式、饮食行为的改变等。

（5）进食障碍：包括过度进食所致的肥胖症、节制饮食所致的厌食症，以及反复发作性贪食和呕吐。

（6）强迫障碍：主要表现为反复仔细地检查、洗涤、穷思竭虑、刨根究底欲把问题想通。

（7）恐怖障碍：怕与人交往、怕黑暗、怕人多拥挤、怕乘电梯和汽车、怕登高和怕动物等。

（8）性心理障碍：性功能障碍有男性勃起障碍、早泄，女性阴冷、性高潮缺乏等；性变态有同性恋、窥（露）阴症、异装（性别）症、恋物症等。

（9）适应障碍：青年人工作与交友中的社会适应、人际适应、恋爱中的失恋、婚姻关系的适应、老年退休后的适应、丧偶、分居的适应等。

（10）学习障碍：“望子成龙、望女成凤”人之常情，儿童、青少年的读书困难、成绩下降、注意力不集中、多动、品行不端等常令家长头痛。

（11）早期精神障碍：青年学生不明原因的读书成绩明显下降、行为孤僻、反常往往是早期精神病的表现，应该予以及时诊治。

（12）自杀预防和危机干预：生命只有一次，自我结束生命大可不必。预防自杀、挽救生命乃是心理咨询工作者的重要责任和义务。

常用的心理咨询技术主要有两类：

第一类为测验、评估和检查（电脑心理测评）：包括焦虑、抑郁等症状的量表评定、人格、个性的心理测验、智力状态的测验等。

第二类为心理治疗技术（医师的帮助）。

（1）交谈：咨询的最高目标为“与君一席谈，胜读十年书”、“化干戈为玉帛”。咨询医师的耐心倾听、通俗解释、专业指导是咨询的基础。

（2）认知行为治疗：不恰当的看法、态度（认知），会使人的情绪和生理产生改变。学会换个角度看问题，调整好心理平衡，如诗所云“沉舟侧畔千帆过，病树前头万木春”，即“塞翁失马，焉知非福”。

（3）精神动力学治疗：许多心理或精神、躯体问题只是症状的表象，它们可能是早期童年的创伤经历及以后成长过程中众多生活逆遇所致，尤其是不被意识所注意的压抑的性冲突所致。通过咨询，透过症状的表象，揭开生活经历的外衣，找出潜在的心理痛苦症结。

（4）家庭、婚姻及人际治疗：人是社会性的，每天都在与人打交道，“关系”会影响人的工作、生活和健康，不同场合须以不同社会角色出现，其中的技巧并不能从书本上学习得来，应从实践中积累。学会望子成“人”、“多称赞少责备”、“与人共处”，或许大有裨益。

（5）集体心理治疗：针对有类似症状的人群，开展团体心理治疗，通过医生的指导，开展积极地讨论，发现问题，集思广益地解析，并解决共同面临的实际困扰。

（季建林　陈　华）

急诊科

中山医院急诊科正式成立于1987年。目前急诊科已发展成为由急诊专科医师、抢救组、急诊组、周转部、门急诊补液室和急诊监护病房等共同组成，以心脑血管、呼吸、消化等内科急诊，以及外科和创伤急救为主要特色，集医疗、教学、科研和管理于一体的一级科室。

科室副主任童朝阳（主持工作）、姚晨玲、孙湛。科室现有人员151名，其中，教授（主任医师）1名，副教授和（或）副主任医师5名、主治医师19名（其中具有硕士以上学位的医师16名，占医师总数的53%。这16名医师中已有近5名医师分别赴美国著名大学所属医院进修学习急诊急救医疗和进行科研工作，学成归来后，均在急诊急救的医疗、教学、科研第一线发挥着很大的作用）、住院医师6名、科护士长1名、护士长2名、副护士长（主管护师）4名、护师41名。

科室承担了急诊预检、抢救室、扩创室、肠道门诊、发热急诊、急诊ICU和各个临床科室周转部的临床护理，以及门急诊补液室等各项工作任务。诊治病种包括心脏骤停、急或慢性呼吸衰竭、肺栓塞等呼吸急诊、急性心肌梗死、急性心衰或严重心律失常等心内科急诊，以及各类休克、严重感染、各种中毒、脑卒中和妇产科急诊、五官科急诊、皮肤科急诊、口腔科急诊、外科急诊、各种创伤和多发伤等，成功抢救了无数患者。

1992年起，急诊科开设了急诊监护室，设立监护床位8张；2001年7月起改建为急诊监护病房（EICU），设有监护床位12张，配备有中央监护装置的床旁监护仪和呼吸机、除颤仪、经皮体外心脏起搏器、心脏临时起搏器、气管镜等先进的仪器、设备，可同时进行有创和无创血流动力学监测，在心肺脑复苏、休克、急性呼吸衰竭、急性心力衰竭，以及严重脓毒症等危重病急救方面积累了很好的临床经验。同时，科室是国内较早开展在心肺复苏期间采用治疗性低温进行脑保护的实验研究，并运用于临床治疗的医院之一。

2004年门、急诊医疗综合大楼建成后，急诊科拥有各种更为先进的急救和监护仪器、设备，急诊用房建筑面积扩至5 155平方米，宽敞的预抢救室可同时为10人提供急救服务，也为救护车直接驶入抢救室提供了方便；科室还有2间备用的专科抢救室和急诊扩创室，以及急诊手术室，可开展急诊急救手术；另外还备有为特殊需要的急诊患者提供服务的单间急诊诊病室。急诊周转部设有固定病床120张，平均每天收治约150名需要留院观察的危重患者，由医院各科选派精干的医疗力量，负责专科急救医疗。门急诊补液室备有150张可供调节的固定躺椅，每天24小时为300～500人次患者进行静脉输液等医疗服务。年完成急诊总就诊近158 000人次，急诊抢救近19 000人次，肠道门诊就诊近1 000人次，急诊扩创5 000人次。科室设有急诊监护床位12张，全年出院250人次。

科室以提高急救医疗水平和加强服务为宗旨，对急诊急救的流程和医疗管理不断进行调整和改进，确保了危重患者的急诊抢救“绿色通道”全年365天天天通畅，每天24小时时时无阻。另外科室也为上海市内一些重要活动提供了良好的医疗急救服务。

科室先后主编和参编了《急诊医学》、《急诊规范与程序》、《农村急诊急救手册》、《休克的基础与临床》、《临床急诊诊断思路与治疗》、《临床内科学——新进展、新技术、新理论》、《内科学试题与题解》、《内科临床病例分析——双语学习》等专著6部，全年在国内核心期刊发表论文9篇。科室还承担了不少在研课题，包括结合临床重点开展心肺脑复苏的临床和实验研究、探讨心肺脑复苏期间重要脏器缺血和再灌注损伤的机理和保护性干预，以及有关脓毒症的相关基础研究；还参与了多项国际合作项目研究。

（童朝阳）

麻醉科

中山医院麻醉科为上海市卫生系统领先学科，是由我国麻醉学创始人吴珏教授于1952年创建的临床二级学科。目前，麻醉科形成了以临床麻醉、重症监护治疗为主的特色，水平在中国麻醉界始终处于领先地位，并享有很高的声誉。

1952年在吴珏教授的倡导下，确立了麻醉由专业医师主持的体制，并开始有计划地培养麻醉专业人员。20世纪50年代，麻醉科在国内首创了静吸复合全麻、支气管内麻醉、硬膜外阻滞和连续硬膜外阻滞，广泛开展静脉穿刺，并使中心静脉穿刺技术得到了不断完善。60年代初期开展了体外循环和低温麻醉，为心脏外科手术的开展提供了安全的手术条件；同时对术中重要脏器的保护也开展了进一步探索和研究。麻醉手术期间各项监测的开展，是现代医学发展的一个方向。70年代初期，麻醉科已常规采用自制的套管针进行动、静穿刺，监测有创动脉压和中心静脉压；并进一步开展了肺动脉压、肺毛细血管楔压、心排血量和呼吸功能的监测，为危重患者和心血管手术患者的诊断、治疗提供了可靠的依据，减少了手术并发症，提高了治愈率。80年代起，麻醉科主要进行控制性降压、静脉营养导管的放置和维护，以及硬膜外阻滞复合全身麻醉的研究，其中控制性降压获得上海市科技成果。1986年为行全小肠切除术的女性患者放置了静脉营养导管，至今已有20年，该患者已成立了家庭并生育了一个健康的女儿，这在全国也是绝无仅有的。硬膜外复合全身麻醉方法的探索和研究，为血管外科手术、肝脏手术、呼吸功能不全和心脏病患者进行非心脏手术等提供了较好的麻醉方法。90年代起，麻醉科对节约用血技术进行了大胆的尝试和深入的临床、实验研究，提出急性非等容血液稀释的概念，既降低了手术中的用血量，又减少了围术期并发症。1992年麻醉科开设了疼痛门诊，治疗各种疾病引起的急、慢性疼痛，并广泛开展术后镇痛，为广大患者解除了痛苦。为适应社会人口的老龄化，麻醉科将老年患者围术期心肺功能的维护作为研究重点，并摸索出一整套术前评估和围术期管理方法，使部分患有严重心肺疾病的老年患者重新获得了手术机会。

麻醉科现有人员40人，其中，教授、研究员5人，副教授、副主任医师11人，主治医师13人。主任：薛张纲教授；副主任：诸杜明副教授（兼外科监护室主任）、副主任仓静副教授。

作为国内一流的麻醉科，拥有许多先进的麻醉和监护设备，如麻醉机、监护仪、TCI注射泵、神经刺激器、各种型号的纤维支气管镜、可视喉镜、自体血回收仪、ACT监测仪、凝血功能监测仪、代谢监测仪、胶体渗透压监测仪、连续心排量监测仪、血糖监测仪、血气电解质分析仪、血红蛋白监测仪等，为高质量完成手术和麻醉、保证患者的安全、减少围术期并发症提供了坚实的物质基础。

作为大型综合性医院的麻醉科，手术涉及普外科、骨科、胸外科、血管外科、肝外科、泌尿外科、妇产科、脑外科、五官科、眼科、整形外科、心胸外科及内镜，每年成功完成了大量的手术麻醉。

麻醉科先后派遣医师到美国学习移植手术的麻醉和术后管理，并在参考大量文献和自身实践的基础上，总结出各种移植手术的麻醉和术后管理的一整套方法。近年来，麻醉科协助兄弟科室成功完成心脏移植、肝脏移植、心肺联合移植及肺移植手术。

1996年麻醉科开始主管外科监护室工作。目前，监护室已经建立起一支稳定的专业人员队伍，床位数也由原来的10张增加到22张，主要收治包括各种休克、创伤、严重感染、急性呼衰、心衰及多功能脏器衰竭等患者，抢救成功率达90%以上，为危重患者及复杂手术的术后管理提供了保障，也为年轻外科医生和研究生救治危重患者提供了一个系统培训的场所。

疼痛治疗已经成为麻醉领域的一个重要分支。1992年麻醉科开设疼痛门诊，每周设有半天的专家门诊，并有专门医生负责门诊工作。治疗方法手段也多种多样，为患者解除了痛苦，提高了生活质量，受到病家的欢迎和肯定，一年门诊量达到5 000人次。

2004年麻醉科被确定为中国医师协会和中华医学会的“麻醉学住院医师规范化培训”试点科，科室将住院医生规范化培训纳入科室管理的工作重点，创建并完善了中山医院麻醉科住院医师培养体系，包括规范化授课、建立培养标准及考核制度等。

作为国家博士和硕士研究生培养点，麻醉科至今已经培养了各类研究生近50名。1997年麻醉科被定为国家级成人教育基地。为了不断提高业务水平，更好地为患者服务，近几年来麻醉科先后选派了多名中青年医生到美国哈佛大学医学院附属麻省总院、华盛顿大学医学院附属Barnes-Jewish等医院进修学习，还受卫生部委托举办全国麻醉进修班，每年招收和培养全国各地进修医生。除此以外，科室还参与了《现代麻醉学》、《临床麻醉与复苏》、《实用临床麻醉学》等多部专著和教材的编写。

作为上海市卫生系统领先学科，麻醉科承担和完成了多项科研任务，并曾多次获奖。在国际、国内权威性杂志上发表论文95篇，其中有的发表在著名的国际麻醉杂志上。科室2001年被批准为国家级药物临床研究基地，完成了几十项药物临床试验。

（仓　静）

放射科

中山医院放射科创建于20世纪30年代，曾由我国放射学奠基人荣独山教授担任主任。60年代初期建立了卫生部核准的放射学实验室。1991年在国内最早正式建立了介入放射学病房，诊治整体水平始终处于国内领先地位。荣独山教授主编的巨著《X线诊断学》（三册）为国内最早和最具权威性的放射诊断学专著。

目前，放射科为教育部重点学科、复旦大学“985”重点建设学科、上海市医学重点学科、上海市肝肿瘤诊治中心和心血管病诊疗中心合作单位，科室分别于1997年、2001年和2004年获得卫生部临床医学重点学科建设项目，2005年介入影像学获上海市医学重点学科。科室于2001年成立上海市影像医学研究所（包括放射科、超声诊断科和核医学科）。

放射科拥有先进的大型设备：双源CT（主要用于冠脉CT血管成像）1台，多层螺旋CT（128排、64排、16排、6排）4台，3.0 T磁共振2台，1.5 T磁共振1台，心血管DSA造影机4台，数字胃肠机3台，数字摄片机DR6台和CR2台，数字乳腺钼靶机1台，骨密度测量仪1台等仪器。

科室已形成了以肝癌、小肝癌包括其他脏器肿瘤为核心的影像诊断体系，采用新型CT、MRI等设备，不断创新和优化检查技术，在病变的早诊、早治、分期、随访中均发挥重要作用；开展的心血管疾病的无创性CT、MRI和血管成像诊断，为心血管疾病的诊治开辟新的有效途径。介入放射学目前有55张床位，开展的重点项目是恶性肿瘤，尤其是肝癌介入治疗、血管性或非血管性经导管扩张术及内支架治疗。目前，科室在小和微小肝癌的影像学诊断位居国内领先水平，部分达国际先进水平；肝癌的综合性介入治疗为国际先进水平；无创性血管成像技术、血管病变的介入微创治疗、肝硬化或肝纤维化的影像学早期诊断、肝硬化门脉高压的介入治疗、肝移植术后并发症的介入微创治疗为国内领先水平。

科室在研各类科研项目19项，科研资金逾1 000万元，多项研究成果获奖，其中，“影像学和介入放射学新技术在肝癌诊断和治疗中的系列研究”，获2005年国家科技进步二等奖；“肝癌综合性介入治疗技术的应用研究”获2002年全国中华医学科技奖二等奖、上海市科技进步一等奖；“小和微小肝癌影像学检查新技术及其相关问题的研究”获2003年全国中华医学科技奖二等奖、上海市科技进步一等奖；“无创性血管成像技术及其临床应用研究”获2000年上海市科技进步三等奖等。

科室不断开发和开展新技术、新项目。在影像诊断部门先后开发和开展：磁共振波谱成像在脑部代谢性疾病诊断中的应用；磁敏感成像技术在脑部血管性疾病中的应用；全身磁共振血管成像在多发性大动脉炎中的应用；3.0 T磁共振灌注成像在胰腺癌诊断中的应用；3.0 T磁共振弥散加权成像在肝纤维化诊断中的应用；磁共振波谱成像对脂肪肝的定量；弥散加权成像在全身肿瘤转移筛查的应用；肝脏储备功能的影像学评估；低剂量CT评估“慢阻肺”患者的肺功能；孤立性肺结节的CT灌注成像；64排螺旋CT对冠脉支架置入术和搭桥术后血管通畅度的评估；双源CT冠脉成像和心肌灌注等。

在介入部门开发和开展：① 放射性粒子^{125}I联合支架治疗门静脉癌栓的临床研究；② 经皮肝动脉栓塞化疗联合利卡汀治疗中晚期肝癌的临床研究；③ 经皮肝动脉栓塞化疗联合索拉菲尼治疗中晚期肝癌的临床研究。其中主要特色为：① 肿瘤的介入治疗：主要治疗不能手术切除的肝癌、肺癌、肾癌、胃癌、肠癌、膀胱癌、妇科肿瘤及梗阻性黄疸等恶性肿瘤，尤以治疗肝癌和恶性肿瘤所致梗阻性黄疸在全国著名。② 经皮穿腔血管成形术、血管内支架、置放术治疗血管狭窄：颈动脉狭窄、动脉硬化性下肢血管狭窄、肾血管性高血压、腹主动脉瘤等；胃肠道狭窄、尿路狭窄、输卵管粘连、狭窄、阻塞所致女性不孕症等。③ 溶栓治疗动脉血栓闭塞及下肢深静脉和髂静脉的血栓形成。④ 栓塞治疗支气管扩张大出血，精索静脉曲张致男性不育症。⑤ 主动脉支架移植物腔内隔绝腹主动脉瘤及封闭主动脉夹层。⑥ 子宫动脉栓塞术治疗子宫肌瘤。⑦ 椎体成形术治疗脊椎转移性肿瘤的治疗等。

放射科是全国规模最大的放射诊断和介入放射学培训中心之一、是国家级影像医学和介入治疗继续教育基地，担任复旦大学上海医学院的影像医学教学和硕士、博士培养工作，承担上海市住院医师3年规范化培养放射诊断学考核工作，以及台湾、香港、澳门第五年医学生参加大陆执业医师考试影像学辅导。同时，放射科坚持10多年举办国家级继续教育学习班，并成功主办了2005年首届和2008年肝癌综合介入诊疗国际会议，以及2004年上海国际影像医学研讨会；此外还不定期地邀请外国专家和海外学者来院讲学交流，并定期派人员到国外知名学院进修学习、参加国内外学术会议并交流发言，提升和扩大了科室在海内外的影响力。

科室现有教授和（或）主任医师8名、副教授和（或）副主任医师11名（博士生导师5名、硕士生导师3名）、主治医师15名、主管技师11名。

面对日益增加的工作量，科室尽量减少检查预约时间，早出报告。每周一至周五全天安排专家门诊，帮助患者解决疑难杂症，并对来自其他医院的影像资料进行会诊分析。科室将以严谨求实的医疗作风、精湛的医疗技术，努力为每位患者提供及时和优质的医疗服务。

（王建华　林　江）

核医学科

中山医院核医学科为教育部“211”重点学科、卫生部核医学科住院医师培训基地，是国内最早开展同位素临床应用和研究的单位之一。1958年，中山医院成立同位素实验室，并在国内首先开展了放射性^{131}I诊断甲状腺功能、^{131}I治疗甲状腺功能亢进及甲状腺转移癌、^{32}P治疗真性红细胞增多症等工作；同年举办了全国放射性同位素临床应用学习班，为上海和北京的知名医院核医学科培养了骨干力量。1964年，赵惠扬教授主编出版了中国第一本《临床同位素学》专著，对当时该学科的临床应用起到了推动作用。核医学科在国内首先研制成功^{99m}Tc等一系列脏器显像剂，并先后获得卫生部、国家教委、国防科委及上海市等重大科技成果奖多项。

科室现有医师10人、技术人员9人，其中高级职称3人。目前，临床工作主要有放射性核素治疗、核医学显像检查两大部分。

放射性核素治疗：现有内照射治疗观察床9张。开展的常规治疗项目有：① 分化型甲状腺癌转移灶、甲状腺功能亢进的放射性^{131}I治疗；② 恶性肿瘤骨转移骨痛的放射性核素治疗，以及相关的综合治疗；③ 体表毛细血管瘤、瘢痕疙瘩、顽固性湿疹等疾病的放射性核素敷贴治疗；④ 与临床相关科室合作开展了^{125}I粒子植入治疗、放射性核素标记的单克隆抗体治疗恶性肿瘤或其转移灶等。

核医学显像检查：配备有16排诊断CT成像系统，年检查患者逾10 000人次。开展所有的核医学项目，包括心血池显像、消化道出血显像、胆囊收缩功能测定、肾动态显像、肺通气和灌注显像，以及肿瘤阳性显像等。功能测定包括甲状腺功能等。

具有特色的检查项目有：

（1）SPECT/CT融合图像检查与综合诊断：根据核医学平面显像检查的结果，具有针对性的对病灶部位进行SPECT/CT融合图像检查，同时获得病灶部位的核医学功能影像的断层图像与CT解剖图像，以及两者的融合图像。通过两种不同影像的对比分析，实现其优势互补，有效提高诊断准确性，并减少了检查时间，提高了检查效率。尤其对于肿瘤骨转移的早期诊断、治疗后的疗效评价具有独特优势。

（2）融合图像检查与综合诊断：通过γPET图像与CT图像的融合，进一步提高了γPET对病灶的探测能力和诊断准确性。对于大小适宜的病灶，可以有效地评价其治疗前、后的变化情况、对于药物的反应情况并可推断其病变的性质。与PET/CT相比，是一项经济、实用、简便的检查方法。

（3）冠心病心肌缺血的定量分析：通过负荷/静息心肌灌注显像，采用最新的定量分析软件，可以准确判断心肌有无缺血、缺血的程度和范围，以及心脏功能情况。该项检查结果可作为是否需要冠状动脉血管重建治疗的决策依据，同时还可以推测未来一段时间内发生心脏死亡和急性心梗的概率。对于已有的心肌缺血，通过治疗前、后的对比分析，根据缺血病灶的大小和程度变化，来评价治疗手段的有效性。

（4）心肌活力的检测：心梗后患者，病变心肌细胞是否还存活，是决定血管重建后心功能是否能够恢复的决定性因素。通过心肌葡萄糖代谢显像与心肌血流灌注显像的对比分析，可以判断出心肌是否还存活，以及存活的数量，为治疗方案的制定提供决策依据。

（5）药物负荷脑血流灌注显像：通过脑药物负荷与静息显像对照分析的方法，可以发现轻微的脑血流灌注异常病灶、评价脑缺血病灶的血流储备情况，并以此推测脑血流灌注异常病灶对于药物治疗的反应情况。该方法可用于精神、心理性疾病及脑缺血性疾病的治疗前、后的评价。

（6）综合影像的对比分析：根据患者提供的PET/CT、SPECT/CT、CT及MRI等各种影像资料，进行综合分析、诊断。

（石洪成）

超声诊断科

中山医院超声诊断科是卫生部重点学科、卫生部超声医师培训基地。中山医院于1958年开始进行A型超声诊断研究，1959年设有超声诊断室；1978年经卫生部批准建立超声诊断研究室，由我国医学超声领域奠基人之一的徐智章教授兼任研究室主任，承担全身性脏器的超声诊断；1996年成立了中国上海中山-美国费城杰斐逊超声教育培训中心；2003年成立复旦大学超声医学与工程研究所。

科室1960年在国内首先应用手动接触式B型超声成像进行临床诊断；1962年首先开展多普勒超声诊断再植肢体的动脉血供；1978年开始应用维生素丙碳酸氢钠造影剂诊断多种心脏分流性疾病，为国内首创。1982年开始进行肝肿瘤的超声诊断研究；1986年开始应用彩色超声血流成像诊断肝癌；1989年开始应用超声引导下无水酒精注射疗法治疗肝癌，取得理想的疗效；90年代初开始彩色超声成像诊断周围血管疾病的研究，该技术可以敏感地检测实质脏器和周围血管的血流情况；1999年开始将彩色多普勒超声造影应用于肝肿瘤的诊断及鉴别诊断。

2001年科室在国内较早开展超声造影的临床应用，特别是对肝肿瘤鉴别诊断进行了系统的临床应用研究，获得了多个奖项。科室目前拥有各种型号的彩色多普勒超声诊断仪20余台，开展的超声造影诊断肝肿瘤准确性达95%以上，对肝癌疗效判断的准确性亦可达97%。此外，科室还进一步拓展超声造影在人体腹部脏器（胆囊、胰腺、肾脏等）及浅表器官（甲状腺、乳腺疾病）中的应用，进一步提高了超声诊断的准确性。

2004年科室在国内率先应用超声弹性成像技术诊断甲状腺、乳腺疾病，在原有超声图像的基础上应用这一新技术，可帮助对疾病良、恶性的鉴别，显著提高了超声对浅表脏器疾病的定性诊断能力。

上世纪80年代起，科室开展了对肝肿瘤患者进行超声科医生与肝肿瘤科医生共同会诊的特色医疗服务，并延续至今，为广大肝肿瘤患者明确诊断，并进一步制定最佳治疗方案，受到了患者的好评。科室长期以来对乙肝病毒携带者等肝癌高危人群的随访、筛查工作取得了实质性的进展，早期发现并诊断了许多小肝癌和微小肝癌，为提高肝癌患者的长期生存率起到了关键性的作用。

1984年科室在国内较早开展介入超声技术，利用多年积累的丰富的临床经验，广泛开展各类介入超声手术：① 肝、肾囊肿穿刺抽液及酒精硬化治疗；② 肝、肾、腹腔脓肿的穿刺抽液及置管引流术；③ 肝、肺、纵膈、腹腔和腹膜后等肿块穿刺活检；④ 肾积水造瘘术；⑤ 经皮肝穿刺胆道置管引流术；⑥ 肝肿瘤的无水酒精治疗及微波消融治疗；等等。目前每年介入超声诊治患者2 000多人次，为各类患者提供了一种简便、可靠、微创的诊疗技术。

科室主要诊断病种：肝、胆、胰、脾、泌尿系统、后腹膜、甲状腺、乳腺等浅表器官、妇产科及周围血管疾病，尤其擅长于肝肿瘤的诊断和介入治疗。

目前科室人员共30余名，其中正、副教授9名。除日常超声诊断工作外，科室开设了超声诊断专家门诊：每周一至周五上午和周二、三、四下午；还开设介入超声诊断专科门诊：每周四下午。

（王文平）

心脏超声诊断室

中山医院暨上海市心血管病研究所心脏超声诊断室建于1984年，是我国创建最早的心脏超声诊断室之一。历经20余年的发展，心脏超声诊断室（简称心超室）为国家重点学科、上海市医学领先学科、上海市临床医学中心的重要组成部门。

心超室自成立以来，在心血管病超声诊断和治疗方面开展了一系列国内首创（或最早开展）的有影响的项目：1985年开展彩色多普勒血流显像；1987年开展连续多普勒定量肺动脉高压的研究；1988年开展经食管超声心动图，同年开展术中超声检查；1991年开展血管腔内超声显像；1994年开展超声消融动脉粥样硬化斑块；1995年开展体元模型动态三维重建超声显像；1997年开展体外超声助溶血栓治疗急性心肌梗死的研究；1999年开展经静脉声学造影研究；2002年开展实时三维超声心动图研究；2003年开展组织多普勒技术在心脏再同步化治疗中的应用研究；2003年开展心肌应变和应变率成像；2004年开展心脏腔内超声协助房颤射频消融；2005年开展实时三维评价心肌收缩再同步化的研究；2006年开展二维心肌应变和应变率成像；2007年开展心肌节段功能显像评价心脏移植术后早期排异；2008年开展超声结合其他影像学方法评价心脏同步性；2009年开展血流向量成像评价心功能。

科室通过20多年的经验积累，在各种先天性、后天性心血管疾病诊断和科研方面均达到了国内先进水平，并与国际接轨，形成了超声诊断和治疗的特色。

（1）冠心病：应用心脏超声各种超声技术检测冠心病的病变程度。

（2）各种先天性心脏病及各种心脏疑难杂症：擅长各种复杂先天性心脏病及心脏疑难杂症的超声诊断，其诊断准确性高。

（3）心肌声学造影：是一种检测冠心病的无创性手段，可以重复进行，动态了解病变进展及进行治疗后的康复情况。

（4）实时三维超声心动图：它能立体、直观地显示心内结构及与周围结构的关系，准确定量心脏肿瘤大小、房室间隔大小，以及右室及左室的心功能。

（5）组织多普勒、应变及应变率等：能准确、客观地评价心脏整体和局部心肌的收缩、舒张功能及心肌节段收缩同步性。

（6）二维斑点追踪显像新技术：能准确、客观地评价心肌扭转角度及扭转率，进一步评价心肌节段收缩的同步性。

科室现有多功能心脏超声检查仪9台、手提心脏超声检查仪1台。科室临床常规开展经胸超声心动图、经食管超声心动图、药物负荷超声心动图，以及急诊床旁超声心动图检查。年完成经胸超声心动图检查近55 000例次，经食管超声心动图检查近1 000例次，心外科手术中经食管超声心动图监测320余例次，心内科介入手术中超声心动图监测340例次；年检查病例数居上海市第一、全国前列，超声诊断与手术符合率达到95%以上，处于世界先进水平；并有90%以上的患者可以在术前免受创伤性心导管检查直接手术。

科室发挥团队力量，优化流程，提高效率，使绝大部分患者可以在当天得到有效检查，门诊患者即刻可获取报告，求医预约时间控制在3天以内，成为上海“三甲医院”之冠。科室还在华东地区开辟了第一条心脏超声绿色通道，设立常年24小时心脏超声值班，直接为危重急诊患者提供了诊断的便利。

普通门诊：每周一至周六；专家门诊：周四上午。

科室主任舒先红，副主任潘翠珍；现有工作人员11人，其中博士4人、硕士5人，3人曾赴国外留学。

（舒先红　程蕾蕾）

心电图室

中山医院心电图室创建于1948年，由当年从国外学成归国的陶寿淇教授带回一台Cambridge心电图仪，在我国率先开展了心电图方面的临床实践和研究。上世纪50年代中后期，随着我院心血管专业的发展，心电图室承担了从有创的心导管检查、心脏冲击图检查，到无创的心向量图、运动心电图、食道心电调搏等各种与心血管有关的检查；这其中，既有领先于全国的开拓性探索，又有大量的实践性工作。同时，还编写和参与编写了大量的学术著作和教学材料。科室为中山医院心血管专业立足于全国领先地位、更为推动此领域的研究和实践在我国医学界的普及、发展和提高作出了贡献。上世纪80年代起，科室逐渐引进和开展了具有先进水平的动态心电图监测、动态血压监测、运动平板等项目；2009年又开展了动脉硬化检测项目。

科室拥有12导联同步计算机心电图22台、运动平板2台、动态心电图分析仪5台、动脉硬化检测仪2台，以及其他设备。已开展的项目有：计算机辅助心电图、计算机辅助心向量图、24小时动态心电图及心率变异分析、24小时动态血压监测、运动平板等。

（1）开设了心电图门诊，为上海市心电行业创新之举：由于很多患者的复杂疑难心电图图谱无定性诊断结果，给临床治疗带来了很大困难。心电图门诊的开设，可以准确、快捷地分析心电图结果，使随后的临床治疗迎刃而解，受到广大患者的热烈欢迎。心电图专家门诊：李高平教授为每周三上午，专长为冠心病、心律失常、心脏神经官能症及其他心脏疾病的诊断和治疗；李景霞副主任医师为每周四下午，专长是针对疑难心电图分析及复杂心律失常分析。

（2）开展了动态心电图检测：这是科室历来的优势项目。有来自全国各地的患者就诊，动态心电图总量每年达到近1.5万人次；不仅数量多，而且涉及各类复杂的心脏疾患，包括复杂心律失常分析。随着起搏器的应用增多，起搏器动态心电图的分析成为此项检测的难点，而科室的分析涉及了起搏器的各种特殊功能。不仅如此，在动态心电图分析过程中，科室通过长期的工作摸索，形成了一套独特的分析方法和思路，不仅弥补了计算机分析软件系统的不足和缺陷，为其提出了更好的升级方案；同时针对某些心律失常，提出了计算机也难以达到的分析方法及结果，进一步提高了分析效率及准确性。科室动态心电图报告书写规范和双签名复核制度，也已成为本行业的参考样本。

（3）开展了运动平板检测：由于此项目本身具有的风险性，本科室安排了有丰富经验的临床医师检测，且配备包括除颤仪在内的各种抢救设备和药品；并且协同心内科，建立了一套完善快捷的会诊、抢救流程。目前，运动平板的每年就诊量近3500例，在上海市心电同行业遥遥领先，充分发挥了运动平板作为无创检测在冠心病方面的临床价值。

（4）开展了动脉硬化检测项目，检查无创、方便快捷：中山医院心电图室承担了包括临床试验在内的大量的前期工作，此项检查已被纳入上海市医保范围，目前心电行业中仅中山医院被允许作为临床医保检测项目。由于心肌梗死、脑卒中、缺血性肾病等发病率逐年增加，这些疾病共同的本质是血管病变，表现为动脉血管弹性下降，动脉硬化的发生加剧。脉搏波速度可用来检测动脉血管的弹性程度等，适用于在高危人群中（糖尿病、高血压、吸烟等）检测出有下肢阻塞性动脉硬化风险的患者，有较好的疗效。

心电图室现有正式人员18名，其中，正高级职称1名、副高级职称2名、中级职称9名、初级职称6名。

（李景霞　林靖宇）

放疗科

中山医院放疗科由总部与分部两部分组成。总部放疗科成立于1996年。分部放疗科成立于1984年，是上海市第一家使用进口直线加速器治疗肿瘤患者的单位，2003年并入中山医院，进一步壮大了中山医院放疗科的实力。

目前科室放疗设备齐全，拥有进口直线加速器4台（在国内首次实现无缝连接放疗）、X线模拟定位机2台、CT定位机2台、射频热疗机、主动呼吸控制系统2套、3D切割机，以及术中放疗手术室等放疗相关设备。其中，最先进的全数字模拟定位机，图像清晰，全网络传送，增加了放疗准确的可靠性；还有呼吸门控系统，克服患者放疗中因呼吸运动带来的误差；先进的放射治疗计划系统，是实现各种治疗技术的关键。这些先进设备成为科室进行高质量的适形和调强放疗的保证。此外，科室还拥有螺旋断层放疗机。该机螺旋断层放疗是目前一种全新概念的放疗技术，它利用螺旋CT成像的逆原理进行放射治疗，原则上可以在人体内实现各种要求的剂量分布，以达到更精确治疗的目的。

科室现有床位74张，且有一支资历完整、经过良好专业技术训练、经验丰富的专业医护及技术人员队伍。科室有正高职称3人、副高职称3人、中级职称16人。科室还是复旦大学的博士点，每年招收放射治疗学博士和硕士研究生。

放射治疗是治疗恶性肿瘤重要的手段，据WHO统计，有60%～70%的恶性肿瘤患者在其病程的某一阶段需要接受放射治疗。科室实施了主诊医生负责制，通过多学科综合治疗模式补充，有效地保证了患者临床医疗质量和安全。同时，建立了恶性肿瘤放射治疗规范，在高素质放疗专业技术人员和先进机器设备的支持下，利用各种现代放射治疗技术进行临床肿瘤放射治疗。

科室每年接受2 400余例肿瘤患者的放射治疗，总部以肝癌、胃癌、泌尿系统肿瘤、直肠癌、肺癌、淋巴瘤的放射治疗为特色，分部以中枢神经系统肿瘤、乳腺癌、食管癌、胰腺癌及术中放射治疗为特色。此外，还开展了妇科肿瘤（包括子宫、宫颈及卵巢）、头颈部肿瘤（鼻咽、鼻腔副鼻窦、喉、腮腺等）、骨和软组织肿瘤、儿童肿瘤，以及部分良性疾病（血管瘤、瘢痕疙瘩、绒毛结节性滑膜炎、腮腺瘘、纤维瘤病等）的放射治疗。

科室依托中山综合性大医院的优势，多年来坚持走有中山医院特色的肿瘤综合治疗之路，重视与各科室的横向联系或密切配合，联合成立了多个肿瘤综合治疗中心，使肿瘤患者获得更合理的治疗。科室在以下方面形成了医疗特色和优势：

（1）肝癌的放射治疗：这是科室的特色之一。作为上海市重点临床学科肝脏肿瘤诊治中心的一部分，此项工作多次荣获国家、上海市和教育部医学科技奖，在国外SCI英文医学杂志发表近30篇关于肝癌放射治疗的论著。

（2）开展肺部肿瘤同步放、化疗的研究：2002年，科室与肺科、胸外科联合成立肺部肿瘤综合治疗中心，广泛进行肺部肿瘤同步放化疗的综合治疗，取得了较好的疗效。

（3）开展乳腺癌保乳手术后的放射治疗：科室参与中山医院乳腺疾病诊治中心，与乳腺外科密切配合，积极开展乳腺癌的保乳治疗。同时，率先在上海市开展乳腺癌保乳手术后的放射治疗，即乳腺癌“小手术大放疗”。目前总部与分部通过保乳治疗乳腺癌的患者超过400人，疗效颇佳，并作为科室特色列入上海市医学领先专业。

（4）开展多学科协作治疗：科室参与组建了直肠癌、胃癌、腹膜后肿瘤、骨与软组织肿瘤等多学科协作治疗组，规范了相关疾病的诊治流程。科室的直肠癌、乳腺癌的术前放疗均取得了较好疗效，为中晚期肿瘤患者创造了手术机会。

（5）开展国内较少涉及领域的放射治疗：依托中山医院泌尿科的优势，科室开展了在肾癌、膀胱癌、前列腺癌、儿科肿瘤、肾移植抗排异的放射治疗，对这些国内较少涉及的领域进行积极的探索，积累了不少经验。

（6）开展大量脑外科的原发性脑肿瘤患者的术后放射治疗：尤其在脑胶质瘤、髓母细胞瘤等的术后放疗方面，积累了丰富的临床经验，病例数居全市之首（每年有2 000余例肿瘤患者接受放射治疗）。转移性脑肿瘤以放疗为主的综合治疗，因疗效好，亦成为科室特色。该项目曾获上海市卫生局科研成果奖。

（7）开展消化道恶性肿瘤术中放射治疗：科室率先在上海开展消化道恶性肿瘤术

中放射治疗，开创了上海市术中放疗专题研究的先例。尤其是对中晚期胰腺癌的患者实施综合治疗，包括热疗+放疗、同步放化疗等先进治疗措施，显著地减轻患者痛苦并延长了生存期。

（曾昭冲　孙　菁　向作林）

肿瘤内科（化疗科）

中山医院肿瘤内科主要针对各种肿瘤开展以化疗为主的治疗，并结合手术、放疗、生物免疫治疗等，为患者制定规范而又个性化的治疗计划。

科室目前的规模和水平，在上海市综合性医院肿瘤科中均名列前茅。实施肿瘤多学科综合治疗：借鉴国际先进的肿瘤诊治理念，与外科、病理科、放射治疗科、放射影像学科联合，率先在本市综合性医院成立了胃癌、大肠癌、乳腺癌、腹部软组织肿瘤等多学科治疗组，定期对胃癌、大肠癌、乳腺癌和软组织肉瘤等疑难和典型病例进行讨论，探索最佳的治疗模式和治疗顺序。这一模式为肿瘤患者明确了最好的治疗流程，解决了看病难的问题。

科室拥有床位数44张，专科医生12名，其中，高级职称医师3人、主治医师5人、住院医师4人。科室在医院总部及分部常年开设专家门诊、专科门诊。年收治住院患者近2 500人次，门诊就诊患者近10 000人次。

科室以消化道肿瘤为重点，开展临床和基础研究。主要开展化疗项目：

（1）胃癌的治疗：科室对胃癌患者进行术前新辅助化疗，以达到更好的手术效果；在术后又进行辅助化疗，以降低复发；对于复发或转移的胃癌，科室进行规范性的化疗，以延长患者生存时间。科室和普外科胃癌组密切联系，有很多国际新研发的药物免费提供给患者试用。

（2）大肠癌的治疗：随着大肠癌的发病率日趋上升及大肠癌治疗药物的发展，科室对大肠癌术后的患者进行规范的化疗，对有肠癌肝、肺转移的患者组织其他学科（普外科、肝外科、介入科和放疗科）一起讨论，确定优选的治疗方案。同时结合国际新的信息，通过对大肠癌的组织进行基因筛选，确定合理的靶向药物治疗。

（3）乳腺癌的治疗：在以往对纺织局女工进行乳腺筛查工作的基础上，积累了宝贵的筛查经验。近年来，科室努力探索通过基因筛选对乳腺癌高危人群尽早干预的方法。对于已确诊的乳腺癌患者，根据不同的临床分期、肿瘤组织激素的表达状况及某些特殊基因的高表达，选择化疗、内分泌治疗或联合靶向药物的辅助或姑息化疗。

（4）其他高发肿瘤的治疗：除对上述几种常见肿瘤治疗外，科室目前对发病率较高、健康威胁较大的病种，如恶性淋巴瘤、骨和软组织肉瘤、泌尿系统肿瘤、妇科肿瘤、中枢神经系统肿瘤等，具有较强的治疗实力。科室每周组织疑难病例讨论，每两周进行一次专题学习，对国际肿瘤标准化治疗指南及最新研究结果进行解读、理解，并结合临床实际病例进行深入讨论，使每一个病种的患者都能得到最有临床证据支持的规范化治疗。我们提倡对所有患者进行合理评价，既避免过度治疗，又为符合治疗指征的患者提供最合理的治疗方案。对晚期复发转移患者，通过规范的挽救治疗，某些类型的肿瘤患者还是可以有延长生存期、改善生活质量的希望。

（5）恶性胸腹水的治疗：科室率先开展了恶性胸腹水的腔内化疗、腔内免疫治疗、腔内靶向治疗、热疗等，在系统治疗肿瘤的同时选用合理有效的局部治疗，取得了较大突破。

（6）生物免疫治疗：中山医院是卫生部指定的第一批生物治疗规范化基地成员之一。科室根据肿瘤患者的免疫缺损机制，选择相应的免疫治疗，如CIK细胞免疫治疗、树突状细胞免疫治疗、LAK细胞免疫治疗等。

（7）开展基础研究，提高临床治疗水平：科室在肿瘤相关分子标志物的转化型研究、胃癌围手术期治疗策略的研究、晚期胃癌的药物研究、恶性肿瘤的化疗敏感性预测、肿瘤靶向治疗和生物免疫治疗方面进行了积极的探索，取得了丰富的经验，并建立了自己的学术理论基础。

（8）对肿瘤患者及家属开展健康教育：科室对每一个来就诊的患者及家属提供全面了解疾病的机会，对肿瘤患者提出“合理、规范、优化、序贯、综合”的治疗理念。科室提倡肿瘤重在预防的理念，多次举行健康讲座，包括对肿瘤患者和家属进行肿瘤筛查、易感基因检测、三级预防等方面的指导；还对肿瘤综合治疗、化疗护理、肿瘤中西医结合治疗、中心静脉化疗等方面的内容定期举办宣传和讲座，取得了较好的社会影响。

（9）坚持重点研究基础上的全面发展：恶性肿瘤涉及的肿瘤类型广，每一种肿瘤及每一种肿瘤的每一种类型，都应该作为一种独立的病种进行研究。科室将消化道肿瘤作为研究重点的同时，对所有收治的肿瘤病种进行分组专攻，并先后派多名医生到国外著名的肿瘤中心进修学习，将国际最前沿的肿瘤研究和治疗理念融入科室的肿瘤研究工作中。

此外，科室与院内兄弟科室合作，承担了多项肝癌、胃癌的国际多中心的新药临床研究、国家“十一五”研究计划，并自主设计多项临床研究项目，取得了较大的发展和突破，已成为具有一定影响力的前沿科室。科室所有医护人员将继续遵循良好的职业道德和职业精神，成为所有的肿瘤患者寻求生命希望的健康护航使者。

（刘天舒）

康复医学科

1988年中山医院在上海率先创建康复医学科。几十年来，康复医学科依托中山医院综合实力一直致力于颈椎病、腰椎间盘突出症、中风后遗症、脑损伤与脊髓损伤、各种骨关节功能障碍，以及骨质疏松症、慢性阻塞性肺病等疾病的临床诊治、教学和科研工作。尤其是为适应当前社会的发展和疾病谱的变化，充分运用中西医结合治疗的优势特点，以创伤康复、老年病康复为重点，以中西医结合和现代康复治疗技术为特色，科室已开设了慢性疼痛、关节功能障碍、颈肩腰腿痛与脊柱疾病、脊髓损伤、骨质疏松、中风功能预测、言语矫治等专科专病门诊。深受患者的欢迎。

此外，中山医院康复医学科还设有体疗室、理疗室、推拿牵引室、作业治疗室、语言治疗室、心理治疗室、疼痛注射治疗室和功能检测室等配套设施，为提供更多更好的医疗服务，取得了良好的疗效。

目前康复医学科有工作人员16名，其中副主任医师3名，主治医生6名，理体疗师7名。年门诊量达8万人次，在上海市处于领先地位。

（刘邦忠）

病理科

中山医院病理科是上海市病理专科住院医师培训基地、复旦大学附属综合医院中规模最大、病种齐全及病例数最多的医院病理科。科室历史悠久，由我国著名病理学家顾绥岳教授和涂连英等教授，开创了以上海医科大学病理学教研室和中山医院病理科合并的临床外科病理模式，为中山医院临床病理学科的建设和发展打下了坚实的基础。1985年，中山医院成立外科病理实验室；1992年10月，中山医院正式成立病理科；2000年7月，肝癌研究所病理室和上海市心血管病研究所病理室并入中山医院病理科；2001年2月，医院脱落细胞诊断室归属病理科管理；2002年11月，中山医院分部病理科划归病理科管理；2004年起，中山医院病理科在专业学术方面归属复旦大学病理中心，即复旦大学上海医学院病理学系的学术框架内，谭云山教授兼任复旦大学病理中心，即复旦大学上海医学院病理学系副主任；2009年，病理科获准为上海市病理专科住院医师培训基地。

科室设置：临床病理诊断室、病理技术室、免疫组化室、分部病理室、细胞学诊断室、分子病理室和移植病理室。科室临床病理活检病例数一直位居上海市首位、全国前位，2009年完成活检病例72 892例、术中冰冻7 409例、免疫组化8 371例、细胞学诊断29 622例、外院病例会诊2 878例、肿瘤靶向治疗目的基因检测881例。在教学方面，科室承担了研究生、病理专科住院医师培训、外院病理医师进修、外校病理专业本科生实习、本院住院医师轮转，以及国家级医学继续教育项目等教学任务。在科研方面，科室先后获准主持国家自然科学基金面上和青年基金项目4项、上海市及复旦大学科研项目8项、主编专著2部。

为了更好地服务于患者，科室在医疗工作中做精做细，不断形成中山病理诊断的特色。科室依据人体器官疾病的分布，以及每个医生的专业兴趣，构建了不同器官疾病的病理诊断专业组，有非肿瘤性疾病、各器官穿刺及内镜活检病理诊断、肺-纵隔-胸膜疾病及肿瘤、骨疾病及肿瘤、胃肠间叶肿瘤、淋巴造血系统疾病及肿瘤、肝-胆-胰疾病及肿瘤、肾-泌尿系疾病及肿瘤、心血管疾病及肿瘤、男女生殖器官疾病和肿瘤、移植病理、肿瘤靶向治疗目的基因检测等；尤其在各器官穿刺及内镜活检病理诊断、肺-纵隔-胸膜疾病及肿瘤、胃肠间叶肿瘤、肝-胆-胰疾病及肿瘤、心血管疾病及肿瘤、肿瘤靶向治疗目的基因检测，以及骨髓穿刺活检的病理诊断等方面，特色更加明显。

科室开展的病理新技术：① 胃肠间质瘤、肺腺癌、大肠癌、胃癌等肿瘤靶向治疗目的基因检测；② 乳腺癌、造血细胞肿瘤等肿瘤Her2、ER、PR、肿瘤相关基因等检测；③ 自动化仪器免疫组化检测；④ 24小时内快速石蜡病理诊断；⑤ 液基妇科和非妇科细胞学检查；⑥ SPR-HPV检测芯片仪，可同时检出16个高危和8个低危人乳头状瘤病毒感染病毒，以及感染人乳头状瘤病毒病毒载量。

科室现有工作人员37人，其中，病理诊断医师17名、病理技术人员16名、其他工作人员5人。这37位工作人员中，教授（主任医师）1名、副教授（副主任医师）3名、主治医师6名、住院医师7名；具有博士学位者6名、硕士学位9名；有3位具有国外留学经历，有2位分别在日本和德国取得医学博士学位。

（谭云山）

检验科

中山医院检验科是上海市首家通过ISO15189认证的医学实验室，始建于1940年。下设有临床生化室、临床免疫室（包括艾滋病毒初筛实验室和基因扩增实验室）、临床基础检验室、急诊检验室和血液病实验室。目前已开展的检测项目共400余项，年测试项目数为2 000余万项次，并将根据疾病医治的需要不断增加新的检测项目。

科室在检测工作过程中，注重三个“不断提高”：

（1）不断提高检测速度：科室每周7天开展检测工作，通过引进国际先进的检测设备，实现了资源配置和流程的最优化，促进了检测速度的提高。目前，门诊血常规出报告时间为1小时；门诊常规生化出报告时间为2小时；门诊肝炎、肿瘤、激素、贫血全套等免疫项目出报告时间为4小时。检测速度的提高，不但使医生能及时看到患者的检验结果、对患者的病情做出诊断，也缩短了门诊患者的就医时间，给患者带来了切实的方便。

（2）不断提高检测质量：科室有规范的规章制度、细化的人员职能分组、严格的人员培训考核机制，保证科室的检测质量处于国内领先水平。科室在参加各类国内外的室间质评活动计划中，均名列前茅。

（3）不断改善服务态度：科室为服务患者努力做到：① 科室在上海市首创增设检验科抽血窗口隔离挡板，充分考虑并有效保护了患者隐私，得到患者的广泛好评。② 延长窗口工作时间。随着患者来院就诊的时间越来越早，门诊检验抽血窗口的工作时间也随之从原来的8:00提早至7:30，体液窗口更是提早至7:15，有效地减少了患者排队等候的情况发生。③ 改善采样流程，增设预检窗口预检，由专人负责拉卡、打印条码、条码贴管一体化，在指定窗口采样，简化了流程。④ 全天候开设便民特需窗口，对于特殊患者如年老者、行动不便者可不必排队而直接至此窗口采样，大大方便了这些需要特殊照顾的人群。⑤ 增设取单凭证，明确写有拿取检验报告的时间和地点，方便患者取单。⑥ 门诊大厅增设液晶屏显示可取报告者的名单，有效缓解了患者在取报告窗口的等待时间。⑦ 特设的“党员流动岗”和高年资人员参与的“门诊咨询岗”，解答患者的疑问，增进医患之间的沟通与了解。⑧ 特室增设危急值电告，当检验项目的结果达到临界值、可能影响患者的生命时，马上电话通知相关医生，积极寻找患者及家属，及时进行救助。⑨ 为了迎接上海世博会，更好地为国外患者提供优质的检验服务，科室将实行“双语中山检验”计划。⑩ 关注患者对检验服务的感受。科室每季度进行一次门急诊满意度调查，每半年进行一次全院满意度调查，以进一步提高服务质量，不断满足人民群众健康检测需求。

（潘柏申）

营养科

中山医院营养科正式成立于1992年。科室最早在上海市综合性医院内建立起配餐员队伍。科室实行科主任负责制，按医技科室进行管理。目前，科室已形成了集临床营养治疗、营养咨询、营养教学、营养供餐、营养科普教育于一体的医技科室。

科室承担全院住院患者的营养评价、营养治疗、营养会诊任务，以及营养治疗方案的制订与实施、患者的营养教育和指导工作。同时，科室监督检查营养食堂采购食品的卫生状况、食品卫生制作，并负责营养室工作人员的营养知识培训和管理。

科室拥有设施完善、流程合理的营养厨房面积约800平方米，各功能区域划分明确，有设施先进的肠内营养配置室，为患者全面完善的营养治疗服务提供了有力保证。

科室每天为全院患者提供25种以上的各类饮食，开展各种治疗饮食、试验饮食、代谢饮食、管饲饮食等，满足住院患者营养治疗的特殊需要。科室内营养师主要分管理营养师、临床营养师，管理营养师负责配置患者饮食，临床营养师负责对普通患者做营养宣教，对营养治疗的重点患者提出营养治疗方案、记录营养治疗过程和效果；对临床需要营养治疗的患者进行会诊。科室还能够为患者提供配置合理、营养全面的肠内营养制剂，为无法进食的患者提供长期的营养治疗等。

营养师能够为各种人群群提供营养，包括患有肥胖、糖尿病、慢性肾脏疾病、慢性肝病、肿瘤等患者，以及心血管疾病患者、围手术期术后康复患者的营养治疗、饮食指导，以及健康宣传。

科室的健康讲师每年还深入社区、学校、机关、企事业单位，开展多次营养科普讲座，并在各类媒体上发表营养科普文章，受到社会各界的好评。

目前，科室主任高键，副主任姜立经。科室营养专业人员10名，其中博士生1名、硕士生1名、本科生3名、大专生4名、中专生1名，已经建立起了合理的营养师梯队。

科室全体员工将致力于为患者服务，提供色香味俱全的均衡饮食和营养教育，为患者提供完善的饮食治疗和咨询指导。

（高　键）

高压氧治疗室

中山医院高压氧治疗室设有急诊病房、特需病房、普通病房、门诊诊疗室、门诊补液室、换药室、清创手术室，可供急诊、门诊和住院患者（包括各类适应高压氧综合治疗的众多科目疾病的患者）急救和一般治疗。高压氧治疗室成立于上世纪90年代，10余年来，科室已接受住院患者10 500余名，门诊就诊近22 000人次，每年接受高压氧治疗的人数约19 000人次。

高压氧治疗室现有设施和设备：大型成人氧舱2台，其中1台工作压力为0.6 Mpa可以治疗减压病；2009年新建20人座位的大型氧舱，有水喷淋、氧舱宽敞、吸顶式空调舱内温度适宜均匀、舱内电视、对讲系统采用高保真全方位拾音对讲技术、缓冲式低阻力供氧技术等设备，具备了当前新出台的国家标准，既保证了氧舱设备的安全和先进性，又达到了氧舱室环境人性化、舒适化治疗环境，使患者能放松地接受安全的高压氧治疗。

高压氧治疗室负责人为郭美奂。现有人员：① 专家顾问组：副高级职称以上的医师5名，其中内科、骨科、神经内科、神经外科、儿科各1名。② 专职主治医生2名，其中神经内科硕士研究生1名。③ 技术员3名。④ 设备保养维修技术员1名，同时兼职操舱，均为主管技师。

科室医务人员均经过专业培训，具备高压氧治疗专业知识，在临床医疗上积累了全科临床医疗和管理经验，并逐步形成了自己的医疗特色：

（1）坚持实行24小时值班制，守候须急诊入舱治疗的患者：科室急患者所急，想患者所想，坚持24小时有医生及氧舱专职人员值班制度。每年有170～200人CO中毒患者被送到中山氧舱进行抢救治疗，其中约有20%为昏迷重症者。科室采用多种有效方案抢救治疗，总的抢救成功率为98%。尤其是，科室夜间抢救CO中毒患者，进舱时间在30分钟左右，远比诊疗常规规定的小于4小时进舱时间提前许多，这为减少CO中毒患者发生并发症赢得了时间。

（2）严格掌握并拓宽高压氧治疗的适应证：高压氧治疗室除了接受CO中毒及其他有害气体中毒、迟发性脑病患者外，还对脑血管疾病（脑血栓、脑动脉粥样硬化、脑梗、蛛网膜下腔出血）、糖尿病慢性并发症（糖尿病足、周围神经炎、糖尿病视网膜病变）、外伤性的疾病（颅脑损伤、脊髓损伤、脑震荡、脑挫裂伤、脑外伤后遗症、骨折延迟愈合和骨不连）、周围血管疾病（血栓闭塞性脉管炎、血管栓塞、下肢慢性溃疡、肢端动脉痉挛）、断肢（指、趾）等再植、植皮（单纯皮瓣或带血管蒂皮瓣）术后、无菌性骨坏死、慢性骨髓炎、感染性疾病（气性坏疽、厌氧菌感染、病毒性脑炎）、银屑病、突发性耳聋、面瘫、视网膜脉络膜炎、视网膜中央动脉阻塞、视网膜静脉阻塞、新生儿窒息、婴幼儿脑发育不全、溺水等多种疾病的患者进行高压氧治疗，均取得了良好的疗效。

（3）积极抢救疑难危重患者：2000年2月成功救治了一名患有减压病的美籍商人。2004年11月成功抢救了一名目前国内罕见的气性坏疽的患者。该患者当时臀部伤口20厘米×10厘米×10厘米，并迅速气性坏疽，生命垂危。氧舱室工作人员夜以继日地为此患者制定有效治疗方案，包括连续22天夜间的单独包舱治疗，以及严格的氧舱消毒，既保证日间患者的治疗，又保证了这位特殊患者的治疗。科室还抢救了数例重症糖尿病足坏疽，避免了截肢；以及数例大面积外伤、挤压伤，通过及时对污染伤口的清创、精心换药、高压氧及药物综合治疗，缩短了伤口愈合的时间，促使伤口早期愈合。

（4）重视科研与临床结合，促进了临床医疗工作的发展：1997年，科室在陈中伟教授指导下，通过动物实验，进一步阐明了高压氧疗法作为一种辅助治疗的手段，有助于提高游离皮瓣的缺氧耐受力和移植术后的存活率。在缺血性损伤中，还能显著减少水肿和肌肉的坏死。证明高压氧治疗可在创伤性外科作为辅助治疗手段，可促使伤口早期愈合。为此，当创伤外科众多患者在紧急做完断肢（指、趾）再植术、皮瓣移植术及大面积创伤、挤压伤、急症扩创清创后，由高压氧治疗室及时给患者做高压氧治疗。经高压氧治疗后再植的肢体、皮瓣的存活率有很大的提高，有着良好的治疗效果。

（郭美奂）

天马山分部（休闲健康体检中心）

中山医院天马山分部位于上海市松江区佘山国家旅游度假区中的天马山东麓，成立于1988年。2004年12月改建成休闲健康体检中心和职工培训中心。

天马山分部占地面积约为12 000平方米，西、南、北三面被天马山环绕，环境幽雅宁静，极富山林气息，交通方便，A8、A9、A30及沪闵高架等高速公路均可在短时间内到达，是体检、会务、度假的绝佳去处。

休闲健康体检中心为天马山分部的一大特色。随着社会发展，工作和生活节奏加快，亚健康人群越来越多。各行各业定期安排职工进行健康检查，及时掌握自己身体的健康状况，做到无病早防、有病早医。休闲健康体检中心利用中山医院的综合优势和天马山幽静宜人的环境，以及人们对健康体检的需求，开展个人特需体检、团队集体体检的集休闲、体检或预防于一体的健康体检业务，提供了人有我有、人有我精的体检项目，深受人民群众欢迎。

天马山分部备有健康体检所需的一流体检设备，包括数字化彩超、脑血管功能检测仪、骨密度仪、全自动心电图仪等医疗仪器等，由经验丰富的中山医院高级医务人员担任体检，一旦检出疾病，及时安排有效检查和进一步的诊断和治疗。

天马山分部拥有三幢住宿楼，其中1号楼、2号楼分别为别墅型住宿楼，内配置厨房、客厅、会客室及桑拿浴设施，有较好的居家条件；1号楼装修采用了中式装饰，红灯笼、玉石屏风及景德镇瓷器体现出了中国的传统文化；2号楼装修采用西式装潢，壁炉、油画及欧式家具，展现了简洁明快的现代气息；3号楼为标准客房，有专门为残疾人设置的客房。每幢住宿楼均有较大的室外阳台，客人能和大自然近距离地接触，身心得到完全放松。

天马山分部的餐厅设有三个包房及宴会厅，客人可根据自己需要选择合适的餐饮，厨师为客人提供具有乡村特色的佳肴。

天马山分部拥有一个报告厅和大、中、小三个会议室，各种先进多媒体设施一应俱全，适合各种培训及会议的需要，还配置了贵宾休息室，便于贵宾在报告及会议期间得到休息。此外还拥有多功能厅和卡拉OK包房（音响设施一流），以及棋牌室、乒乓房、台球室、健身房、阳光吧等，为客人提供了跳舞唱歌、休闲娱乐场所；小卖部还提供客人所需的各种物品。

天马山分部休闲健康体检中心，以“礼貌微笑，细致周到”为宗旨，给每一位顾客提供上佳的服务。目前已接待了近700批共近300万人次，给客人们留下了美好的印象。

中山医院天马山分部——休闲健康体检中心热忱欢迎您！

（徐　梁　林志品）

第三章　名医荟萃

吴肇光

普外科教授、博士研究生导师、中山医院荣誉教授，是享受国务院特殊津贴的专家。

1949年上海医学院临床医学系毕业，后赴美国新泽西州泽西市医学中心等学习、工作。1956年底回国，在中山医院从事普外科工作。曾在国内创造了许多“第一”，填补了多项空白：率先在国内实施了规则性肝切除手术；成功开展了结肠咽部高位代食管术，改变了食管高位狭窄患者不能进食的状况；先后主持开展了肠系膜上静脉下腔静脉吻合术、空肠代胃术、高选择性迷走神经切断术、改良脾肾静脉分流术、全盆腔清扫术、腹膜后肿瘤联合脏器切除术、十二指肠憩室切除术、胰岛细胞瘤切除术、胰管空肠吻合术、肠排列术等手术；由他主持的肝癌手术患者创造了国内肝癌术后生存期最长的纪录；他主持开展的“静脉营养治疗”、“抗休克治疗”等临床治疗方法，提高了治愈率。他在外科疑难病例及危重患者复苏、营养的研究和临床的诊治方面，有着深厚的造诣。

吴教授历任中山医院普外科主任、外科教研室主任、卫生部医学科学委员会器官移植专题委员会委员、中华医学会上海分会外科学会副主委等职。在国内外发表论文100余篇，主编《实用外科学》、《血管外科手术图谱》，参与编写专著10余部。获“上海市先进工作者”、“上海市劳动模范”、“上海市侨界优秀知识分子”和“上海市侨界十杰”等荣誉称号。

特约专家门诊：预约。

王承棓

普外科教授、硕士研究生导师、中山医院荣誉教授，是享受国务院特殊津贴的专家。曾担任院工会主席、中山医院院长、外科教研室副主任和主任、中山医院专家委员会主任，上海市人身伤害司法鉴定专家委员会和上海市医疗事故鉴定委员会主任。

1951年上海震旦大学医学院毕业。从事普通外科疾病的临床、教学和基础研究工作50多年，积累了大量普外科范围内各种疑难复杂病例的诊治经验，治愈了许多从全国各地转来的疑难危重患者，使他们获得新生。

他曾获省、部级以上科研成果奖3项、国家发明奖1项。历任《中华消化杂志》等7种专业杂志常委、编委；1999版《辞海》、《大辞海医学分册》外科分科主编等职。发表学术论文70余篇，参编学术专著10余部。他还荣获“上海市教委系统优秀共产党员”、“上海市干部医疗保健工作先进个人”、“全国百名优秀医生”、“上海市劳动模范”及“上海市卫生系统十佳优秀医师”等荣誉称号。

特约专家门诊：预约。

吴肇汉

普外科教授、博士研究生导师，是享受国务院特殊津贴的专家。曾担任普外科主任及外科教研室主任，历任中华外科学会副主任委员、临床营养支持学组组长，上海市普外科学会主任委员等职务。

1986年、1993年在美国斯坦福大学医学院等大学医院学习，并参与研究。1990年晋升为教授，1994年获博士生导师资格。

他长期从事普外科临床工作，擅长消化道外科的诊治，特别是在消化道肿瘤（胃癌、结肠癌、胰腺肿瘤等）、重症胰腺炎、消化道瘘（胆瘘、胰瘘、肠瘘）、胆结石、短肠综合征等疾病的诊断、治疗方面，积累了丰富的临床经验。在近代营养支持治疗的基础及临床研究和实践方面，他是国内最早参与的主要成员之一。对于重症患者如何实施肠内营养或肠外营养已有很成熟的经验，达到了国际先进水平。典型病例是全小肠切除后（"无肠女"）靠家庭肠外营养而健康生存，并孕育一女，至今已23年，属世界首例。该成果于2002年获上海市科技进步一等奖。

担任卫生部规划教材五年制《外科学》第六、七版（2003年、2007年）主编，以及多种医学杂志的副主编或编委。

特约专家门诊：预约。

秦新裕

英国伦敦大学博士、普外科教授、博士研究生导师、普外科主任、复旦大学普通外科研究所所长、中山医院党委书记，是享受国务院特殊津贴的专家。

1975年5月上海第二医学院医疗系毕业，1981年12月上海医科大学外科硕士研究生毕业，1988年8月英国伦敦大学皇家伦敦医院医学院博士研究生毕业。1995年1～7月任英国伦敦大学皇家伦敦医院胃肠研究所研究员。1989年回国后，一直在中山医院从事普外科、胃肠外科、胰岛移植、手术后胃肠动力紊乱疾病的临床和实验研究，尤其擅长胃肠道肿瘤（胃癌、直肠癌等）和各种外科疾病的诊断与治疗。

他历任普外科副主任、支部书记、外科实验室副主任及中山医院副院长等职。目前担任美国外科学院会员、欧洲消化外科学会会员、中华外科学会常委兼胃肠外科学组组长、上海市医学会普外科专业委员会主任委员，上海市卫生系列高级职称任职资格评审委员兼普外科评议组组长，上海欧美同学会理事兼医务分会副会长等职。担任《中华胃肠外科杂志》副主编，以及近20本杂志的编委。曾主编《外科手术并发症的预防和处理》等专著，发表科技论文近250篇。入选复旦大学首批学科梯队接班人、上海市卫生系统百名跨世纪优秀学科带头人培养计划和全国首届医学科技之星。作为第一完成人"胃肠动力的实验和临床研究"项目，获上海市科学技术进步三等奖；"人工β细胞移植治疗糖尿病的实验研究”项目，获上海市科学技术进步三等奖。

高级专家门诊：每周一上午。

牛伟新

普外科教授、博士研究生导师、中山医院党委副书记兼纪委书记。

1991年于上海医科大学研究生院博士毕业后，进入中山医院普外科工作，长期在临床第一线，从事普外科疾病的诊断和手术治疗。医疗擅长：消化道肿瘤（胃癌、结肠癌等）的诊断和手术治疗，包括消化道肿瘤临床和基础研究，以及胃肠道动力的研究。在普外科疾病治疗中，积累了丰富的临床经验。

他曾任普外科副主任、党支部副书记等职务。参加编写《临床外科学》等专著5部；在核心期刊发表学术论文近40篇，其中有部分文章先后被世界著名科技情报检索刊物CA、BA及SCI收录。现为《国际外科学杂志》和《中国医学装备杂志》编委、中国疑难病研究会专家技术委员、中华医学会上海分会临床医学工程专科委员会委员、上海申康医院发展中心资产管理专家咨询委员会委员、徐汇区卫生监督所医疗质量安全监督咨询专家。

他主持和参加多项国家自然科学基金及上海市科委科研基金，其中，“胃肠动力的实验和临床研究”获上海市科学进步三等获（第三完成者），“胃肠道手术后动力紊乱的基础和临床研究”获上海科技成果奖（第二完成者）。2008年任上海市第一批赴四川抗震救灾“上海市中山医院–儿科医院联合医疗队”队长，获得“全国抗震救灾医药卫生先进个人”、上海市“五一劳动奖”、“全国医院人文管理荣誉奖”等荣誉称号。

专家门诊：每周二上午；高级专家门诊：预约。

童赛雄

普外科教授、硕士研究生导师、普外科副主任兼肿瘤中心外科主任。

1985年开始从事胆道结石和肿瘤的研究；1997年赴美国纽约医院进修半年；1999年起开展胆囊癌基础和临床研究。医疗擅长：胆道疾病和胃肠道肿瘤的外科治疗，并积累了丰富的临床经验。近年来主要从事胆囊癌动物模型的建立和体内外治疗胆囊癌的实验研究，建立了国内第一个胆囊癌裸鼠移植瘤模型，已经发表数篇关于胆囊癌进展机制的文章。

他曾主持和参与的科研项目：“体外冲击波碎石治疗胆结石的实验和临床研究”获上海市科技成果二等奖和卫生部科技成果三等奖，“肝门胆管癌的临床和实验研究”获上海市科技成果三等奖。已培养硕士研究生20余名。在核心期刊发表论文40余篇，其中代表论文有：《手术治疗胆管结石701例经验体会》、《胃肠道手术的并发症的防治》、《原发性胆囊癌的临床诊治》。主编出版了《胆囊癌的诊断和治疗》和《肝胆管结石的手术治疗》。

高级专家门诊：每周四下午。

靳大勇

普外科教授、博士研究生导师、普外科副主任、普外科胰腺肿瘤专业组负责人。

1987～1988年在英国伦敦大学医学院学习。1997年获澳大利亚纽卡素大学临床流行病学硕士学位。长期从事普外科疾病的临床诊断和治疗，尤其擅长胰腺肿瘤的临床诊断和手术治疗，以及动物实验研究。他主刀完成了1 000余例胰腺肿瘤的切除，手术根治切除率达到70%，并发症的发生率及死亡率均达到国内外先进水平。开展了标准胰十二指肠切除手术、扩大胰十二指肠根治切除手术、联合血管切除重建的胰十二指肠根治切除手术、胰腺节段切除切除后重建手术、胰体尾切除手术、联合腹腔干切除的胰体尾根治切除手术及包括胰腺切除的腹腔脏器联合切除手术等，积累了丰富的临床经验，通过近10年的努力，使得中山医院在胰腺肿瘤的诊治、手术及治疗效果方面达到国内领先水平。

他主持多项在研课题，曾获得上海市科学技术进步奖一、二等奖各1项。发表论文100余篇，参与编写大型教材6部。

专家门诊时间：每周二上午；高级专家门诊：每周二下午。

顾大镛

普外科专家、主任医师。现任中山医院普外科副主任、腹腔镜诊疗中心主任、中华医学会内镜外科学组委员等职。

1983年上海医科大学医疗系毕业，在中山医院普外科长期从事腹部外科的临床工作，以及普外科教学和科研工作。医疗工作主要是：胃和结肠肿瘤、胆道结石、脾脏疾病等诊断、常规手术和腹腔镜手术，积累了5 000余例手术经验。医疗擅长：胃癌、结直肠癌的手术（包括腹腔镜）治疗，以及各胆道疾病和门静脉高压症的外科治疗。在各类杂志上发表专业学术论文20余篇，参加编写学术专著4部。

专家门诊：每周二下午；高级专家门诊：每周五下午。

孙益红

普外科专家、主任医师、硕士研究生导师、中山医院普外科副主任、胃癌专业组学科带头人，中华医学会外科分会胃肠外科学组委员兼秘书、中国抗癌协会胃癌专业委员会委员、上海市抗癌协会胃肠肿瘤专业委员会委员，国家自然科学基金评审专家委员会委员和上海市医疗事故鉴定专家委员会委员。

医疗擅长：普外科疾病的诊断和规范化手术治疗，能够高质量地完成普外科各类疾病，包括疑难、复杂和危重病例的诊断和治疗工作。目前主要从事消化道肿瘤外科工作，常规开展开放和腹腔镜消化道肿瘤根治术。近年来作为特邀演讲者，参加中国抗癌协会胃癌专业委员会组织的“中国胃癌规范化治疗全国巡讲”、中华医学会外科手术学组主办的“聚焦手术前沿”等系列学术活动，作有关胃癌规范化治疗专题演讲40余次，积极推广胃癌规范化手术和个体化综合治疗。

他主持和参与消化道肿瘤基础与临床科研项目7项，其中国家级4项、省部级3项。先后参与国家“十一五”支撑计划、国家自然科学基金项目、上海市科委重大项目等多项重大课题的研究。曾获上海市科学技术进步三等奖。发表论文50余篇，参与编写、编译学术著作5部。担任《中华胃肠外科杂志》、《中华消化外科杂志》等4本杂志编委。

专家门诊：每周四上午。

吴国豪

外科学博士、教授、主任医师、博士研究生导师。现任复旦大学外科学系副主任、中山医院外科教研组主任、上海市临床营养研究中心主任，中华外科学会临床营养学组副组长、中华肠内肠外营养学会常委兼秘书长、欧洲营养学会委员、美国营养学会委员等职。

从事普外科和临床营养工作20余年，在普外科各种疾病尤其是胃肠道肿瘤治疗及临床营养支持方面具有丰富的经验，发表学术论文200余篇，出版专著2部。负责国家“211工程”外科重点项目临床营养部分、国家自然科学基金、国家“863”计划、卫生部、教育部、上海市自然科学基金等多项科研项目。曾获上海市科技进步一、二等奖，卫生部科学技术推广二等奖。担任《中华外科杂志》、《中华胃肠外科杂志》等10本杂志编委。担任国家自然科学基金评审和教育部回国人员科研基金评审专家、国家科技发明奖评委等职。

专家门诊：每周二、五上午。

陆维祺

普外科教授、硕士研究生导师、中山医院肿瘤中心普外科主任。

1984年毕业于上海第一医学院。长期在普外科临床一线工作，积累了丰富的临床诊治的经验。在临床工作中，他曾为百岁老人施行胆囊切除术，完成国内第一例全腹腔镜下结肠代阴道手术。作为普外科腹部软组织肿瘤专业组的负责人，对复杂的腹膜后肿瘤、腹部巨大软组织肿瘤、巨大恶性间质瘤等疑难杂症进行攻克，为普外科领域里名符其实的难治性肿瘤的患者带来了希望。在手术方法上不断创新，开展复杂的腹膜后肿瘤联合脏器和血管切除术、全胰切除术，复杂中晚期胃、结肠癌根治术，肝门胆管癌根治手术等，以及进行微创结直肠癌根治术、胃癌根治术、脾切除术等腹腔镜手术，取得良好的疗效。

在医疗工作中，他尽可能地满足慕名而来手术的患者的需求，为实现其“成为手术技艺精湛受人赞誉好医生”的理想而努力工作。同时，他充分利用肿瘤中心的优势，开展术中放疗、化疗及新辅助放疗、化疗。通过以手术为主的综合治疗，提高了晚期肿瘤患者的生活质量，得到病家的称赞。

近年主持国家“十一五”攻关项目1项，参与并指导国家自然科学基金项目1项，完成上海市科委基金项目2项。发表论文20余篇。

专家门诊：每周一、三上午。

张宏伟

外科学博士、普外科主任医师、硕士研究生导师、乳腺疾病研究中心主任。

1983年大学毕业，1995年获博士学位。1999年4月赴美华盛顿大学医学院内分泌肿瘤外科和乳腺健康中心进修。擅长普外科各种疾病的诊断和外科手术治疗。早年在吴肇汉教授的带领下，对外科营养进行了深入研究，参与的课题“短肠综合征肠道代偿的实验和临床研究”获得了2003年度上海市科技成果一等奖。近年致力于乳腺、甲状腺和甲状旁腺疾病的外科治疗和研究，开展了早期乳腺癌的保留乳房的手术、乳腺切除术后乳房再造、保留腋窝的前哨淋巴结活检、乳房良性肿瘤的微创旋切手术、甲状腺癌功能性颈部淋巴结清扫、继发性甲状旁腺功能亢进症甲状旁腺全切除加甲状旁腺自体移植等新的手术方式，在注重肿瘤治疗彻底性的同时，亦注重功能的保留和减少对体形的影响。在乳腺癌的早期诊断方面与放射科合作，进行了一系列研究，如增强磁共振对乳腺隐匿性肿块的诊断、乳腺微钙化灶的立体定位穿刺，以及钩针定位活检等技术的应用，使早期乳腺癌的诊断水平得到了提高。他还与复旦大学医学院重点实验室、肿瘤医院乳腺外科等单位在乳腺癌的发生机制、早期诊断和综合治疗方面开展多方位的课题合作研究，使乳腺学科得到长足的进步。近年来发表论文30多篇，参编专著多本。

专家门诊：每周二上午；高级专家门诊：每周四下午。

秦　净

外科学博士、普外科主任医师、硕士研究生导师、中山医院医务处处长，中国医院协会医疗质量管理专业委员会委员、上海市医保基本药物评审委员会专家。

1990年上海医科大学毕业后，进入中山医院普通外科工作至今。1998年毕业于上海医科大学研究生院，获外科学博士学位。从医20余年，长期从事普外科临床和基础研究工作，在普通外科各类疾病的诊断和治疗上，尤其在胃肠道肿瘤的诊断、手术和综合治疗，以及腹腔镜外科等方面，积累了丰富的临床经验。是中山医院外科胃癌多学科专业团队中主要成员之一。

在国际学术会议和国家级学术刊物上发表论文20余篇，参与编写学术专著6部，主持完成上海市科委课题1项。

专家门诊：每周五上午。

许剑民

普外科教授、主任医师、博士研究生导师、复旦大学大肠癌诊疗中心副主任，卫生部大肠癌早诊早治专家组、卫生部《结直肠癌诊断和治疗标准》制定专家组的成员，中国抗癌协会大肠癌专业委员及大肠癌肝转移学组和遗传性大肠癌学组委员。

2001年赴美国哈佛大学麻省总医院学习。2004年11月赴法国巴黎大学医学院学习，主攻结直肠癌和结直肠癌肝转移的诊断和治疗。医疗擅长：普外科疾病的诊断和治疗，包括胃肠道肿瘤、早期结直肠癌、低位直肠癌的保肛手术和全系膜切除手术、结直肠癌手术前后的联合化疗和放疗、结直肠癌肝转移的诊治、梗阻性结直肠癌的保守和手术治疗、肠梗阻和直肠肛门疾病的诊治。

作为"短肠综合征代偿的实验和临床研究"课题的主要完成者，获得上海市科技进步一等奖；作为"术前肝动脉联合区域动脉灌注化疗预防结直肠癌肝转移的前瞻性研究"课题的第一作者，获得上海市优秀发明成果三等奖；主持与完成国家"十一五"科技支撑项目子项目等研究课题4项、在研国家自然科学基金等课题5项、其他省部级课题4项，是卫生部临床重点学科和上海市科委大科研项目结直肠癌肝转移诊断项目的共同负责人。担任《中华胃肠外科杂志》等4本杂志编委，是《中华外科杂志》和《中国临床杂志》特约评审。发表论文50篇，SCI收录6篇，影响因子累计23分，参与编写教材和专著10部。

专家门诊：每周四上午；结直肠疾病专科门诊：每周一下午。

刘厚宝

外科学博士、主任医师、硕士研究生导师、中山医院普外科胆道专业组主要负责人，中国抗癌协会胆道肿瘤专业委员会委员。

医疗擅长：普外科各种疾病的诊治，尤其是胆道疾病和胃肠道肿瘤的诊断及手术治疗。成功完成胆囊癌根治术、肝门胆管癌根治术、胰十二指肠切除术、复杂肝内胆管结石手术、复杂胆管损伤的修复和重建、胆总管囊肿切除，以及各种胃肠肿瘤手术2 000余例。掌握胆道疾病的专项诊疗技术和微创手术，累积完成各种胆道镜检查和治疗及腹腔镜手术2 000余例，并使其中800余例胆道残留结石患者免于再次手术。多次应邀参加市内外多家大型医院复杂病例的会诊和手术。

他承担和参加卫生部、复旦大学青年基金、上海市科委自然科学基金等多项课题的研究。作为课题负责人，"肝门部胆管癌的诊断和治疗"课题获上海市临床医疗成果二等奖；"体内冲击波碎石结合胆道镜治疗难取性胆道结石"课题获第21届上海市优秀发明选拔赛二等奖；"胆石病基础和临床防治"课题获上海市科技进步二等奖（主要参加者）。担任《中华实验外科杂志》和《中华消化外科杂志》特邀编委。发表论文40余篇。主编《胆道疾病诊治手册》，参编各种教材和专著10余部。

专家门诊：每周四全天。

王炳生

普外科教授、博士研究生导师、中山医院外科胆道实验室主任，是享受国务院特殊津贴的专家。

长期从事胆石病、胆道癌、胆道疑难杂症的临床和基础研究。曾先后获卫生部、上海市科研基金7项。体外冲击波碎石和溶石相结合治疗胆结石的实验研究和临床应用，获卫生部科技进步三等奖、上海市科技进步二等奖；胆石病的基础与防治研究，获上海市科技进步二等奖；胆管结石的非手术治疗、肝门胆管癌的诊断和治疗，分别获上海市临床医疗成果三等奖和二等奖。

他曾担任《中华肝胆外科杂志》、《肝胆胰外科杂志》等4本杂志的编委。发表论文150篇。主编《医学研究生入学考试精要丛书·外科学》，参编《现代肿瘤学》、《现代外科学》等9本专著。入选《英国剑桥世界医学名人录》。

专家门诊：每周二下午；高级专家门诊：每周三下午。

陈君雪

普外科教授。曾担任中华医学会全国内分泌乳腺外科学组委员、上海市抗癌协会委员、中日腹腔镜协会副会长、复旦大学乳腺癌研究所副主任、中山医院乳腺中心主任。

几十年医疗、教学实践，掌握普外科各种疾病的诊治，在临床思维及外科技能方面积累了丰富的经验。医疗擅长：乳腺癌和甲状腺癌的早期诊断、乳腺癌保乳术、前哨淋巴结检测、乳腺癌改良根治I期乳房重建、乳腺癌规范化综合治疗。她在院内率先开展克罗恩病、原发性甲旁亢外科治疗、继发性甲旁亢自体移植，以及腹腔镜胆囊切除、迷走神经切断治疗十二指肠溃疡、肝囊肿开窗、直肠癌等几十种微创手术，取得了良好效果。

担任《抗癌》杂志高级编委。发表论文30余篇，参与编写全国教科书6部。曾获上海市科委基金2项；先后荣获中山医院及复旦大学“三八红旗手”、复旦大学理论授课优秀教师；2006年“乳腺癌术后背阔肌再造”项目，获第六届复旦大学临床医学成果奖。

高级专家门诊：每周二、五上午。

姚礼庆

普外科教授、博士研究生导师、内镜中心主任、复旦大学内镜诊疗研究所所长，中华消化内镜学会委员、外科学组组长、中华医学会上海胃食管静脉曲张研究会主任、中华医学会上海消化内镜学会副主任委员、中华医学会外科学分会结直肠肛门病外科学组委员、上海市内镜质控中心副主任等职。

医疗擅长：各种胃肠道肿瘤的外科手术治疗和内镜治疗，包括开展内镜黏膜下剥离术治疗各种消化道息肉和肿瘤、经内镜括约肌切开和气囊扩张治疗胆总管结石、内镜下胆总管结石的机械碎石术、经胃镜做胃及小肠造瘘术、经胃镜治疗食管静脉破裂出血，以及内镜下食管、胃肠道、胆道狭窄的扩张和肿瘤狭窄的支架治疗术等。在国内最早开展吻合器直肠黏膜环状切除治疗痔疮，曾获得“上海市职工技术创新能手”和“上海市优秀发明成果三等奖”。

目前承担上海市科委重大课题3项、卫生部课题1项，完成上海市卫生局和卫生部课题2项。发表论文120余篇、科普文章60篇。主编《现代内镜学》、《外科手术并发症的预防和处理》和《内镜黏膜下剥离术》专著，参与编写论著5本。担任《中国内镜杂志》常务编委、《中华消化内镜杂志》等5本杂志编委。他曾多次主持召开大型的全国内镜专业会议，为推动我国内镜事业的发展作出了一定的贡献。他开展的许多创新技术，被多家媒体进行专题报道。

专家门诊：每周二下午；高级专家门诊：预约。

汤钊猷

中国工程院院士、肿瘤外科学家、博士研究生导师、美国外科学会名誉院士，是享受国务院特殊津贴的专家。

1954年毕业于上海第一医学院医学系。现任复旦大学肝癌研究所所长，曾任国际抗癌联盟理事、中国抗癌协会肝癌专业委员会主任委员、上海医科大学校长。作为小肝癌和转移性人肝癌模型等研究的第一完成人，获国家科技进步一等奖、三等奖各2项和美国金牌奖。他提出“亚临床肝癌”概念，被现代肝病学奠基人汉斯·珀波誉为“人类对肝癌认识与治疗的巨大进展”。他2次任国际癌症大会肝癌会主席，7次任上海国际肝癌肝炎大会主席。他曾荣获“五一劳动奖”和“白求恩奖”，1987年获邓小平同志接见。

目前他仍参加病区大查房，每周一次外宾门诊，并带博士研究生多名。

特约专家门诊：预约。

樊　嘉

肝肿瘤外科教授、博士研究生导师、肝肿瘤外科主任、中山医院副院长，中国抗癌协会肝癌专业委员会主任委员、中华医学会肿瘤分会副主任委员、上海市抗癌协会副理事长、上海市肝肿瘤临床医学中心副主任、上海市医学会肿瘤分会副主任委员。

1999~2000年在美国匹兹堡大学学习。回国后在中山开展肝移植手术，2001年4月成功完成了第一例肝移植手术；2002年依靠医院自身综合实力，独立完成了上海市第一例成人活体肝移植。随后几年中，相继完成了亚洲第一例肝心联合移植和上海市第一、二例成人-儿童肝移植；2003年11月又成功地为肝功能同时衰竭的母女俩施行了一肝二用的（国际首例母女同肝）劈裂式肝移植。

医疗擅长：各种肝肿瘤诊断、治疗和肝移植。主刀完成各种肝肿瘤手术5 300余台、肝移植手术800余台。主持承担的肝癌及肝移植相关课题，分别获得上海市科技进步一等奖、中华医学科技二等奖、国家科技进步二等奖等。先后入选百名跨世纪优秀学科带头人培养计划、上海市医学领军人才、上海市领军人才及上海市优秀学科带头人培养计划。获得“卫生部有突出贡献的中青年专家”、“上海市科技精英”和上海市“五一劳动奖”等称号，是享受国务院特殊津贴的专家。

担任《癌症研究杂志》、《中华外科杂志》、《中华肝胆外科杂志》等15本杂志副主编或编委，发表论文400余篇，其中SCI论文90余篇。主编、副主编和参与编写10多部专著。

高级专家门诊：每周一、四上午。

周　俭

肝肿瘤外科教授、主任医师、博士研究生导师、肝肿瘤外科副主任，中国抗癌协会肝癌专业青年委员会主任委员、复旦大学中山医院–美国匹兹堡大学移植研究所合作中心秘书长、中国免疫学会移植免疫分会委员、中华医学会肿瘤分会青年委员，国际外科医师和胃肠病学家委员会委员。

1991年起从事肝癌基础和临床研究，已积累4 000余例肝切除和700余例肝移植临床经验。在国际上首次发现希罗达能抑制肝癌的生长和转移，研究结果已用于临床。负责国家“863计划”、国家自然科学基金、国家科技重大专项子课题等多项课题（经费总计1 400万余元）。

担任《中华肝胆外科杂志》等多本中英文杂志编委或审稿人。以第一或通讯作者发表论文50余篇，其中16篇为SCI引用（总IF为70分）。先后获得裘法祖普通外科青年基金奖、上海市明治乳业生命科学奖杰出贡献奖、上海市卫生系统“银蛇奖”、上海市“医苑新星”、中山医院第二届十佳医生等多项荣誉。以第二完成人获国家科技进步二等奖、上海市科技进步一等奖、中华医学科技二等奖和上海市优秀发明选拔赛一等奖。为国家科技进步一等奖主要完成人之一。

专家门诊：每周一上午和下午。

吴志全

肝肿瘤外科教授、硕士研究生导师、肝癌研究所副所长，是享受国务院特殊津贴的专家。

1969年毕业于上海第一医学院医学系，早年从事普外，烧伤、整形，显微、血管外科等专业。目前从事肝肿瘤外科和肝移植的医疗、教学与科研工作，主要从事肝肿瘤临床的外科治疗和研究。医疗擅长：难切性肝癌的切除、肝癌切除术后预防复发转移。在临床工作中改进并创新过多种手术方式和治疗方法，尤其对切除困难肝癌的手术方法进行了悉心研究，形成了新的系列切除方法，显著提高了难切性肝癌的切除率和手术安全性。长期兼任干部医疗保健工作。

承担多项研究课题并获得重要成果，作为第一完成者，曾获世界发明协会银牌奖和中国发明铜牌奖各1枚、省部级科技进步二等奖2项和三等奖1项；作为主要完成者，曾获得省部级科技进步一等奖1项、国家级科技进步二等奖1项及多项其他等级奖励。编纂和参编过多部专著，发表论文百余篇。兼任中华医学会外科分会器官移植学组和中华医学会肝病学会肝癌学组委员、《中华外科杂志》等9种杂志编委及常务编委，以及中山医院学术委员会委员等职。曾获上海市劳动模范、上海市职工职业道德十佳标兵、上海市优秀党务工作者等荣誉称号。

专家门诊：每周四上午；高级专家门诊：预约。

钦伦秀

医学博士、肝肿瘤外科教授、博士研究生导师、复旦大学生物医学研究院双聘PI，“国家杰出青年基金”及“上海市优秀学科带头人计划”获得者，“教育部跨世纪优秀人才培养计划”及“上海市青年科技启明星计划”资助对象。

1987年于上海医科大学临床医学系毕业，1990年和1996年分获硕士、博士学位。1999～2000年先后在美国国立卫生院和香港大学进修，并进行合作研究。2001年破格晋升主任医师、教授和博士研究生导师。现为国际肝癌学会创始会员（内地2人）、美国癌症研究协会会员、中国抗癌协会肿瘤转移委员会副主任委员、肝癌专业委员会常务委员、中华医学会全国肝脏外科学组青年委员、上海市医学会肿瘤靶分子专科委员会常务委员。曾任国家自然基金委员会生命科学部专家组成员。

主要从事肝肿瘤外科临床工作，每年手术治疗肝胆肿瘤近400例。主要研究方向：肝癌转移复发的机理及其防治。目前承担国家科技重大专项肝癌项目（课题负责人兼专题协调人）、国家“863”专题、国家杰出青年基金等多项课题。发表论文近100篇，其中SCI论文60余篇。主编专著1本、副主编2本，参与7本专著的编写（包括外国英文专著2章）。应邀为《中华外科杂志》等多本杂志编辑专辑、《中国普外基础与临床》等杂志编委、《中华外科》、《中华肝胆外科杂志》、《中华普通外科》等特邀编辑或审稿人。曾任“第五届全国肿瘤转移学术大会”主席。先后获得教育部自然科学一等奖、上海市自然科学一等奖、上海市科技进步二等奖，以及上海市卫生系统“银蛇奖”、明治乳业生命科学奖优秀奖等多项奖励。

专家门诊：每周一上午。

邱双健

医学博士、肝肿瘤外科教授、博士研究生导师，担任国家自然科学基金委同行评议专家、上海市青联/医药青年联合会委员、上海市肝病学会青年委员。

1992年7月上海医科大学医学系毕业。1997年、2001年先后获硕士、博士学位。1999～2000年在美国匹兹堡大学器官移植中心从事肝移植的临床与基础及肝癌免疫、基因治疗研究；2001年9月赴香港大学玛丽医院肝移植中心访问；2009年7月赴台湾高雄长庚医院肝移植中心访问。主要从事肝脏外科及肝移植工作，能胜任各类肝脏外科和肝脏移植手术，有多年肝肿瘤外科临床工作基础和经验；作为主要人员参与了医院肝外科手术的创新，改革了部分手术方式，完善了一些高难度手术。同时，还承担了大量的肝外科主治医师、住院医师及进修医师的培养教学工作。

主持国家自然科学基金、教育部科学技术重点项目等多项课题，作为子课题或分任务负责人参与两项国家科技重大专项课题研究，并多次获奖。发表论文40余篇，其中以第一作者或通讯作者发表SCI论文7篇、国内核心杂志9篇，参加专著编写4部。担任《中华器官移植杂志》通讯编委。近年先后荣获明治乳业生命科学奖、上海市卫生系统先进工作者、上海市第十一届“银蛇奖”三等奖、上海市卫生局记大功一次、“上海市新长征突击手”等多项荣誉称号。

专家门诊：每周三上午、周五下午。

孙惠川

医学博士、肝肿瘤外科主任医师、硕士研究生导师、肝癌研究所办公室主任，中国抗癌协会肝癌专业委员会委员、癌转移专业委员会委员和中华医学会肝胆外科学组青年委员。

1992年7月上海医科大学医学系毕业，在中山医院肝癌研究所从事肝外科临床工作；1994年起师从国际著名肝癌专家汤钊猷院士，从事肝癌复发转移相关的肿瘤血管研究和肝癌外科的临床研究，累计完成各种肝脏切除手术500余例，参加100余例肝移植的临床经验。此外，还对于肝癌术后的综合治疗有较多研究。以第一作者或通讯作者发表论文19篇，其中SCI收录15篇。还参加编写《现代肿瘤学》（第三版）、《原发性肝癌》（第二版）和《肝癌转移复发的临床与基础研究》专著。

他入选上海市“医苑新星”、上海市科委“科技启明星”和“科技启明星跟踪计划”。作为第一承担人获得2003年、2006年和2008年国家自然科学基金等经费资助。作为第一完成人，2001年获中华医学科技奖二等奖和上海市科技进步二等奖。

专家门诊：每周二下午、周五上午。

叶青海

医学博士、肝肿瘤外科主任医师。

有近20年肝肿瘤外科临床工作基础和经验，累计完成各种肝肿瘤手术2 000余例，包括右半肝切除、扩大右半肝切除、右三叶切除、尾状叶切除和肝门区肝癌切除等高难度手术，挽救了许多肝肿瘤患者的生命。2001～2002年在美国国立卫生院学习并合作课题研究，在肝癌转移研究领域取得重要创新性成果：首次提出促使肝癌转移的基因改变发生在原发瘤阶段的新观点，为在原发瘤阶段及时预测、诊断和防治肝癌转移奠定了理论基础；首次利用肝癌转移基因表型建立肝癌转移多分子预测模型，初步预测准确率90%；发现在肝癌转移进程中起重要作用的基因骨桥蛋白。学术论文发表至今已被SCI论文引用192次（他引158次）。

主持国家自然科学基金重点项目、国家“973”基础研究重点发展规划项目子课题和国家重大专项子课题等7项重要科研课题的研究工作。共发表论文62篇，其中SCI收录31篇，获“2007年教育部自然科学一等奖”（第二完成人）、“全国优秀博士论文”、“上海市医学科技奖二等奖”、“全国中青年肿瘤学术大会优秀论文一等奖”，被评为“复旦大学十大医务青年”、“上海市青年科技英才”（提名奖）、“上海市曙光计划学者”和“教育部新世纪优秀人才”奖。

专家门诊：每周一下午、周三上午。

周信达

肝肿瘤外科教授、博士研究生导师。曾任复旦大学肝癌研究所副所长。是享受国务院特殊津贴的专家。

1963年毕业于上海第一医学院医疗系。1984～1987年在美国Fox Chase癌症中心从事肝癌研究；1994年9月至11月在德国汉堡大学外科2个月。从事肝癌临床研究和肝肿瘤外科40年，曾担任“九五”国家医学科技攻关课题总负责人和7项国家自然科学基金等课题负责人。曾获得国家科技进步一等奖等多项奖励。曾任亚洲肝胆胰外科学会创始会员和执委委员，现任国际肝胆胰协会、国际胃肠内外科协会、欧洲消化外科协会、国际肝癌协会会员，日本东京大学客座教授。出席国际学术会议67次（主持会议20次，特邀报告40次），并应邀在美国等19个国家或地区作52次学术演讲。

在国内外发表学术论著400余篇，其中以第一作者或通讯作者论著263篇（英文85篇、中文178篇）；参加专著撰写27本（其中英文8本）。担任国内外10余本杂志的常务编委或编委。

高级专家门诊：每周三上午。

马曾辰

肝肿瘤外科教授。1990～1991年在美国癌症中心进修肝外科。

从事肝肿瘤临床和科研工作30余年，参加多项重大科研攻关项目，是多项重大成果的主要研究者。医疗擅长：肝脏肿瘤的诊断和外科治疗。科研成果主要有：“裸鼠人体肝癌移植模型的研究”、“小肝癌的诊断与治疗”、“不能切除肝癌的缩小后切除”、“肝门区肝癌手术切除的临床研究”等。在多年肝癌临床工作基础上，对甲胎蛋白阴性肝癌、低甲胎蛋白型肝癌的早期诊断和肝占位性病变的鉴别诊断具有较深认识。最早发表论文提醒医学临床人员警惕甲胎蛋白低浓度升高肝癌患者的漏诊，并论证了肝硬化征象对甲胎蛋白阴性肝癌的诊断价值。有2 000余例肝手术及100余例肝门区肝癌切除经验。在主持的肝癌手术患者中，已有50余例生存期超过10年，其中包括手术难度较大的复发肿瘤的再切除、大肝癌缩小后的二步切除、巨大肝癌伴肝静脉癌栓切除、肝门区肝癌切除、深在型肝癌切除，以及手术时年仅1岁半小儿患者的肝癌切除，取得了较为理想的远期效果。

发表《原发性肝癌切除术后长期生存113例报告》等论文160余篇。主编《实用肝胆肿瘤外科学》一书和参编多本外科专著。重视科普工作，发表“可以与肝血管瘤和平共处吗”、“肝癌切除好还是不切除好”等代表性作品。

高级专家门诊：每周一、四上午。

石美鑫

教授，博士研究生导师。1943年国立上海医学院毕业，留校工作。1946年上海中山医院复院，在中山医院工作至今。历任胸心外科副主任、主任，外科教研组主任，上海市心血管病研究所副所长、所长、名誉所长。1978～1984年任上海第一医学院院长、1984～1988年任上海医科大学顾问。曾担任国务院学位委员会第一、第二届委员，卫生部学位委员会副主任委员，中华医学会副会长，上海市医学会副会长，上海市科协副主席、荣誉委员，中华胸心血管外科学会副主任委员，上海市胸心血管外科学会主任委员。

他在国内首先开展：体肺循环分流术、全脓胸全肺切除术、先天性食管闭锁根治术、法乐四联症根治术、动脉导管先缝闭再切断术、低温麻醉心房间隔缺损缝闭术、主动脉全弓切除移植术等十多项胸心外科手术。研制国产静立垂屏式人工心肺机、血液变温器等医疗装备，开展体外循环和深低温体外循环心脏直视手术的动物实验和临床应用。

主编《上海生物医学工程杂志》、《实用外科学》、《现代外科学》、《胸心外科手术图解》、《血管外科手术图谱》、《乡村医生手册》专著；副主编《胸部外科学》、《中华胸心血管外科杂志》、《中国医学百科全书》和《辞海》；担任《中华外科杂志》、《中华心血管病杂志》编委，发表学术论文近百篇。

他曾5次被评为上海市先进生产者，3次被评为全国先进生产者；曾获全国科学大会奖、卫生部科技进步二等奖、何梁何利基金科技进步奖；曾被授予香港外科医学院荣誉院士、中华胸心血管外科学会“杰出贡献奖”，以及中国医师协会心血管外科医师分会“终身成就奖”。

高级专家门诊：每周三下午。

王春生

心脏外科教授、博士研究生导师、心脏外科主任、复旦大学器官移植中心副主任、上海市心血管病研究所副所长、上海市心脏瓣膜中心主任、上海市胸心外科临床质量控制中心主任，中华医学会胸心血管外科学分会副主任委员、上海医学会胸心血管外科学分会主任委员、上海市医学会器官移植分会副主任委员、中国医师协会心血管外科医师分会常委、中国医师协会心血管外科医师分会瓣膜病学术委员会主任委员、中国医师协会心血管外科医师分会大血管病学术委员会副主任委员，以及卫生部人体器官移植技术临床应用委员会专家。

1994～1995年在美国明尼苏达大学学习。完成各种复杂心血管外科手术8 000余例，积累了丰富的手术经验，其中心脏移植250余例，居国内首位。目前每年完成1 000余例手术，其中心脏移植30～40例、大血管手术100余例、心脏瓣膜和冠脉搭桥手术800余例。他是我国最著名的心脏移植专家之一，也是我国心脏移植技术规范和准入制度的主要制定人。作为国内最主要的大血管外科和瓣膜外科专家之一，他救治了大量复杂高危的患者，挽救了他们的生命。

他还承担了国家“十一五”攻关项目、教育部博士点基金、上海市科委重大项目、上海市教委“曙光计划”等多项国家级和省部级科研基金项目。主编《心房颤动的现代治疗》、《外科学（中英文双语教材）》胸心外科部分，参编多部胸心外科专著，并在国内外核心期刊上发表论文80余篇。担任《中华胸心血管外科杂志》、《中华器官移植杂志》、《中国胸心血管外科临床杂志》等多本杂志编委。2002年荣获卫生部吴阶平医学研究奖一等奖、2008年荣获中华医学科技奖二等奖、上海市医学科技奖一等奖、上海科技进步二等奖等10余个奖项。

高级专家门诊：每周四下午。

洪　涛

心脏外科主任医师、硕士研究生导师、心外科副主任，中华医学会上海分会心血管外科学会青年委员。

1998年获美国罗得奖学金，在美国布朗大学医学院心外科进修一年，主要从事组织工程心脏瓣膜和心脏移植心肌保护技术的研究。他在国内较早开展二尖瓣的三维形态学研究。主要从事各种先天性心脏病、瓣膜外科、大血管手术和冠脉搭桥等外科治疗。承担复旦大学融合基金、教育部回国人员基金等科研基金共6项。以第一作者在国外发表论文1篇，国内发表论文25篇。参与编写《现代外科学》、《心血管病的Voxel模型动态三维超声重建》（第二作者）和《彩色多普勒超声诊断学》等专著。1996年获卫生部科技进步二等奖；1998年获上海市科技进步二等奖；1998年获卫生部科技进步三等奖；2008年获中华医学科技奖二等奖、上海市医学科技奖一等奖、上海科技进步二等奖等。已培养硕士研究生5名。

专家门诊：每周一下午、周三上午。

王敏生

心脏外科教授、博士研究生导师，曾任学科带头人，是享受国务院特殊津贴的专家。历任中华医学会胸心血管外科分会委员兼华东地区学术组长，上海市医学会胸心外科分会主任委员及外科分会常委，国家自然科学基金、卫生部同行评议等15项专家委员会成员。

他曾在美国Baylor医学院和NIH心血管病研究所访问和工作一年。主要从事心脏瓣膜病、主动脉夹层或动脉瘤、先天性心脏病及冠心病等外科治疗。在国内率先施行并发表经食管超声监测下行二尖瓣修复术等4项新技术。曾获卫生部科技三等奖、上海市科技二等奖（2次）、国家科技成果证书、国家“八五”科技成果荣誉证书，以及国务院“医疗卫生事业突出贡献”证书。发表论文140余篇，参加编著或任分科主编《黄家驷外科学》、《辞海》、《实用外科学》等专著13本（套）。担任《中华胸心血管外科》等8本杂志常务编委、编委或评审专家。已培养硕士6名，博士9名。

高级专家门诊：每周一、三、五下午。

蒋振斌

心外科教授、硕士研究生导师。曾担任上海市心血管病研究所副所长、中山医院心外科主任等职。曾为澳洲悉尼大学访问学者。

长期从事心胸外科临床医疗工作，致力于心脏生物瓣膜研制和临床应用、疑难复杂心脏病诊断和治疗的研究。医疗擅长：各类心外科疾病论断和手术治疗。曾获上海市科研成果三等奖、“七五”攻关获阶段成果优秀奖。发表论文70余篇，参加编写专业书籍7本。

专家门诊：每周六上午。

张永康

泌尿外科教授、博士研究生导师，是享受国务院特殊津贴的专家。曾任中山医院泌尿外科主任、中华器官移植学会委员、上海市泌尿外科学会常委、上海市男性学会和男子性功能康复工程委员会常委等职。

1965年毕业于上海第一医学院医学系（六年制），1995～1996在美国圣路易斯华盛顿大学作访问学者。长期在中山医院从事泌尿外科临床实践、教学和科研，有丰富的临床经验，尤其擅长泌尿和男性生殖系统肿瘤的诊治。

他主编和参编医学专著和教科书10多部，发表论文100多篇。培养博士研究生10多名，参加“六五”国家科技攻关等科研项目并荣获奖项。是上海市医疗质量专家顾问组成员。历任《中华泌尿外科杂志》、《中华器官移植杂志》、《现代泌尿外科杂志》、《罕少疾病杂志》、《中华男科学杂志》和《中国男科学杂志》等编委，为《中华人民共和国药典（临床用药须知）》编委和撰稿人；兼任《中华医学杂志》（中文版和英文版）、《中国癌症杂志》、《复旦大学学报（医学版）》审稿人。长期担任高级干部医疗保健工作，曾获中央保健委员会奖状和上海市教卫系统先进党员称号等。

高级专家门诊：每周二、五上午。

王国民

泌尿外科教授、博士研究生导师、泌尿外科主任，是享受国务院特殊津贴的专家。曾任中山医院副院长，复旦大学上海医学院常务副院长。担任中华医学会泌尿外科学分会委员、上海市医学会泌尿外科专业委员会委员和男科专业委员会委员、上海市中西医结合学会男科专业委员会常务副主任委员、上海市计划生育与生殖健康学会副理事长、上海市人身伤害司法鉴定专家委员会副主任委员、中华医学科技奖评审委员会委员、国家医学考试中心专家委员会专家、美国和欧洲泌尿外科学会会员等。并担任《中华外科杂志》、《中华泌尿外科杂志》、《中华实验外科杂志》、《中国微创外科杂志》和《国际泌尿系统杂志》等10多本权威及核心期刊的编委、常务编委或副总编，以及《辞海》（第六版）外科主编等职。

1969年于上海第一医学院医学系（六年制）毕业。1997年赴美国宾夕法尼亚大学医学中心和约翰霍普金斯大学医学中心作访问学者。从医40年，在泌尿外科领域如感染、结石、梗阻、肿瘤和男科疾病等方面积累了丰富的临床经验；同时，致力于新技术和新方法的开拓和推广，包括腹腔镜、泌尿内镜机机器人辅助下的外科技术的临床应用，亲属供肾肾移植和肾、膀胱、前列腺癌诊治方案的优化。承担、完成和主持国家、部和上海市等各类课题10余项。指导各类研究生20多名。发表学术论文、著作、教材等100余篇（本）。曾获国家发明奖、上海市重大科技成果奖、上海医学科技奖、上海市临床医疗成果奖及恩德思医学科技奖等多项。2009年荣获“中国内镜杰出领袖奖”、国家级教学成果奖二等奖和上海市教学成果奖一等奖。

高级专家门诊：每周二上午；男性科门诊：每周五下午。

林宗明

医学博士、泌尿外科教授、主任医师、博士生研究生导师、外科学教研室副主任、复旦大学泌尿外科研究所副所长。

1996～1997年在加拿大蒙特利尔大学学习和工作。长期在泌尿外科临床第一线工作，积累了丰富的临床实践经验，尤其擅长泌尿系统肿瘤、结石、前列腺疾病的诊断和处理，掌握肾、输尿管、膀胱和前列腺的内镜、腹腔镜下微创泌尿外科治疗方法，以及高难度开放手术治疗方法。他临床技术全面，善于解决泌尿外科罕见病和疑难病例，制定适合于不同个体、不同病况的最佳治疗方案，如泌尿系晚期肿瘤的综合治疗。历年来治疗了大量病例，均获得满意的治疗效果。

他还承担国家科技重大专项研究课题1项，上海市自然科学基金资助课题1项，国家中医药管理局基金资助课题1项，回国留学人员启动基金资助课题1项等临床和基础研究课题，以及国家医疗发明专利1项。他先后获得上海医科大学优秀教育工作者、上海市卫生系统先进工作者、中山医院首届华联高尚医德奖等荣誉称号。发表论文40余篇，副主编或参与编写专著10部。培养和指导研究生12名。

专家门诊：每周一、二、五上午。

朱同玉

医学博士、泌尿外科教授、博士生研究生导师、中山医院副院长，中华医学会器官移植分会委员、上海市医学会器官移植分会委员，国家“863计划”重大项目、教育部、上海市等科研成果和科研项目评审专家。

1989年毕业于青岛医学院临床医学专业；1994年毕业于上海医科大学研究生院，获得外科学博士学位；1999～2000在香港大学医学院从事博士后研究工作。多次赴美国、欧洲、亚洲等多个国际知名器官移植中心学习和访问交流。

他长期在泌尿外科临床工作，尤其擅长肾脏移植。主持开展的亲属肾移植工作已形成特色，位居全国前列，有广泛的社会影响。腹腔镜及小切开供肾切取技术的开展，大大减轻了供体的损伤程度，取得了良好的肾移植长期存活率。目前主要从事肾脏移植免疫耐受的临床和基础研究，使肾移植患者少吃药甚至不吃药。

先后承担国家自然科学基金、上海市重大、重点课题等科研课题10余项。应邀参加国际学术会议10余次。在国内外学术期刊发表学术论文数十余篇，参与编写学术专著10余部。担任《中华器官移植杂志》、《细胞生物学》等多本杂志编委。

2005年“脐带血干细胞免疫逃逸机制的研究”通过上海市科研成果鉴定；同年参与的“手助腹腔镜活体肾移植”获得上海市临床医疗成果奖；“肝肾联合移植”2003年获上海市临床医疗成果三等奖、2002年获亚洲移植论坛优秀论文二等奖和中华医学科技二等奖。

高级专家门诊：每周一、周四上午。

郭剑明

医学博士、泌尿外科主任医师、博士研究生导师，中华医学会泌尿外科学分会青年委员、上海市医学会泌尿外科委员会青年委员、教育部留学回国人员科研基金评审专家。

曾在日本国立产业技术研究所攻读博士后，从事糖基转移酶与肿瘤关系的研究，发现了人类新的基因第9号染色体上的糖基转移酶基因pp-GalNAc-T12。回国后在中山医院从事泌尿系肿瘤——前列腺癌、膀胱癌、肾癌等疾病的临床诊断和治疗，尤其擅长泌尿系肿瘤的诊治，以及微创经皮肾镜、输尿管镜术治疗各种疑难疾病和泌尿外科腹腔镜手术。

他曾受卫生部委托，多次赴河北开展微创手术，治疗三聚氰胺结石的婴幼儿。“三聚氰胺致婴幼儿尿路结石的内镜外科治疗临床研究”课题，获得第五届“恩德思医学科学技术奖”二等奖。完成首届吴阶平医学基金“膀胱癌中纤维连接蛋白糖链结构变化及酶学机制的研究”项目；承担“干细胞联合NK细胞移植治疗小鼠前列腺癌的实验研究”、“治疗雄激素非依赖性前列腺癌的复方中药的抗肿瘤效应及其作用机制”等多项上海市科委自然基金，以及教育部留学回国人员科研基金和复旦大学青年骨干科学基金等。发表多篇SCI论文，参编专著5部。担任《中国微创外科杂志》和《国际泌尿系统杂志》编委。是《复旦学报》医学版等3本学报或杂志的特约审稿专家。指导博士研究生3名、硕士研究生8名。

专家门诊：每周一、二上午；高级专家门诊：周一下午。

张光健

骨科教授、主任医师、硕士研究生导师，是享受国务院特殊津贴的专家。曾担任中山医院骨科主任、中华医学会骨科分会人工关节学组和骨质疏松学组委员，上海市骨科学会委员、上海市骨质疏松学会委员、上海市显微外科学会委员、中国神经康复研究会秘书长等职。

主要从事骨科、显微外科、手外科的治疗和研究。医疗擅长：各类骨科疑难病症诊断和治疗，用积累的丰富临床经验救治一个又一个患者，并都取得了很好的疗效。

发表论文30余篇，参加编写教科书及专著10余种。

特约专家门诊：预约。

陈峥嵘

骨科教授、博士研究生导师。曾任中山医院骨科主任、中华医学会创伤学会副主任委员、上海市医学会创伤专科委员会主任委员、上海市医学会外科学会委员、上海市康复医学会修复重建外科专业委员会委员、司法部司法鉴定研究所技术顾问等职。是上海市医学会医疗事故鉴定委员会专家。

从事骨科专业30余年，长期的骨科临床实践，在腰椎间盘突出症、骨关节肿瘤、关节镜外科、人工关节外科、周围神经损伤修复等领域积累了丰富的经验。1992年率先在国内开展经皮穿刺椎间盘关节镜治疗腰椎间盘突出症，并与上海市科教电影厂联合摄制了该项专题的科教片，后多次赴全国各地作示范手术，推动了全国微创外科在脊柱外科中的应用。1994年获德国学术交流中心奖学金资助，赴德国慕尼黑理工大学医学中心作访问学者。回国后致力于显微外科在骨科中的临床应用，在游离带血管腓骨修复四肢骨关节肿瘤的临床工作中取得了较好成绩。2002年在他倡导下，筹建成立了上海市医学会创伤专科委员会，他担任首届主任委员。

他先后参与了3项国家自然科学基金、3项国家教委博士点基金、1项卫生部重点实验室资助基金的工作，以第二完成人结题。以后积极从事组织工程软骨的构建、组织工程神经构建的研究，先后申请到2项卫生部科研基金、2项上海市科委重点项目研究基金、2项国家自然科学基金的资助。2005年起他参与了国家“973”项目子课题的研究，并担任子课题的负责人。研究项目曾分获上海市科技进步奖二等奖1项、上海市科技进步奖三等奖3项、上海市卫生局科技进步奖二等奖1项。

他担任《中华创伤杂志》中、英文版副总编辑，并任大型专著《周围神经损伤基础与临床研究》、《内窥镜学》副主编及编写人员；参加编写《实用外科学》、《临床外科学》等专著10余本。2002年主译出版了专著《关节镜外科学》。曾发表论文50余篇。培养硕士研究生和博士研究生25名、博士后1名。

专家门诊：每周一下午；高级专家门诊：每周二下午。

陈统一

骨科教授、博士研究生导师，国家医用生物材料动员中心学术委员会副主任、教育部医用生物材料工程研究中心客座教授、新疆医科大学附一院特聘教授、中国残疾人康复学会神经伤残专业委员会主任委员，曾任中山医院骨科副主任和主任、中华显微外科学会委员、上海市骨科学会委员等职。

1988～1992年留学日本，从事电生理测定在手术中应用研究，被日本认定为先进科技尖端应用于临床，获日本国外国医师临床许可资格。陈教授在创伤骨科、脊柱和周围神经损伤、关节外科、再植和游离组织移植的诊断和治疗方面，积累了丰富的临床经验。开展基础研究有：① 骨骼缺损的修复重建：与华东理工大学合作，研制成功自固化复合磷酸钙骨水泥，现已在临床广泛应用；与中科院上海生化所合作，在国内首先成功合成成骨生长肽，并进入相关系列实验研究。② 周围神经损伤后修复：神经损伤的端侧吻合实验，是国内外较早开展的一个研究领域，目前正进一步研究中。在陈中伟院士指导下，他参与上海交通大学、清华大学及香港理工大学合作研制神经残端信息控制多功能假肢的研究，已完成动物实验和志愿者测试等。臂丛神经干计算机三维重建研究获突破性进展。该研究项目被列入复旦大学“十五”、“211工程”重点学科建设项目“组织与器官的移植与重建”中。该研究已获准3项专利，并先后获国家科技进步二等奖、上海科技进步二、三等奖、第十二届全国发明展览会金奖、98’世界华人发明博览会（香港）金奖、上海市优秀发明选拔赛一等奖等。

他培养硕士研究生7人、博士研究生11人，协助陈中伟教授培养博士研究生18人。主编、合作主编、副主编专著8本，参编专著9本，发表论文90余篇。中央电视台等多家媒体，对他因成功治疗云南多肢畸形患者进行采访和报道。

专家门诊：每周四下午。

董 健

医学博士、骨科教授、博士研究生导师、骨科副主任、外科教研室副主任，中华医学会上海分会骨科委员、脊柱学组成员，中国中西医结合学会骨伤科全国中青年工作委员会主任委员、上海分会委员，中国中西医结合学会脊柱病学会全国委员、上海分会副主任委员，中国康复医学会骨与关节及风湿病专业委员会全国委员、脊柱非融合技术学组创始委员，国际华裔骨科学会理事、脊柱外科分会理事，日本骨科学会会员、组织工程学会会员、美国骨代谢学会会员及其他多个协会委员等职。

1999～2002年在日本国立产业综合研究院组织工程研究中心完成博士后学业。医疗专长：骨科、脊柱外科。医疗擅长：腰突症、颈椎病、椎管狭窄、脊柱滑脱、脊柱骨折、脊柱结核、脊柱肿瘤等复杂疾病诊治。每年完成各类脊柱外科大型及微创手术近300台。获得“上海市优秀学科带头人”称号。是中华医学奖、上海市科学技术奖、上海市医学科技奖、国家自然科学基金、“863”国家高技术研究发展计划的评审专家。担任《中华医学杂志》（中英文版）、《中华外科杂志》等多本杂志审稿专家、常务编委、编委。领衔负责国家“863”高科技项目、国家重大基础研究“973”子项目、国家自然科学基金及上海市医学重点项目等多个课题，获上海市医学科技奖、发明奖等多个奖项。发表论文50余篇（SCI收录20篇）。指导博士、硕士研究生近20人。

专家门诊：每周一、五上午；高级专家门诊：每周一下午。

张 健

骨科教授、主任医师、硕士研究生导师，中国残疾人康复协会神经伤残专业委员会秘书长、上海市医学会显微外科学分会副主任委员。

主要从事周围神经损伤，颈椎、腰椎、脊髓的损伤，以及退行性改变的诊断和治疗。医疗擅长：颈椎病、腰腿痛、创伤与骨折、骨关节疾病的诊断和手术治疗。承担课题多项，发表论文近60篇（SCI收录11篇），主编或参编专著7部。

专家门诊：每周四下午。

姜晓幸

骨科主任医师、硕士研究生导师、中山医院骨科副主任。

1988年上海医科大学毕业，在中山医院骨科工作至今，期间多次赴欧美国家学习进修创伤和脊柱外科。多年来专注于脊柱外科微创手术治疗的研究，2000年在国内率先开展了腹腔镜下腰椎前路手术。近年来开展的旁正中切口单侧固定双侧减压手术方法，对于椎管狭窄、椎体滑脱、椎间盘突出的治疗达到了微创良好的效果，患者出血少、恢复快，所需的费用由于单侧固定也有所减少，取得较好的成效。同时，在严重颈椎病的前、后路手术，脊柱侧弯的前、后路手术，脊柱肿瘤的手术切除方面，积累了丰富的临床经验。对脊柱压缩性骨折的微创手术椎体成型和后凸成型中防止骨水泥渗漏这个严重并发症方面，有了独到的有效的治疗方法。目前，他继续在微创脊柱手术方面进行着更进一步的研究，并得到了上海市科委的2项研究经费资助。发表了数十篇论文，并参与了2部专著的编写。

脊柱专科门诊：每周一上午；专家门诊：每周四上午。

刘成安

骨科教授。曾任骨科副主任，是上海市伤病残鉴定委员会专家。从事骨科专业40多年，长期的骨科临床实践，对骨科各种疑难杂症的诊治，尤其对脊柱疾病如腰椎间盘突出症、颈椎病和骨关节疾病（髋脖关节骨关节炎、股骨头缺血性坏死等）的诊治积累了丰富的临床经验。曾研制出国内第一台人工肘关节功能康复器。研制的医用弹力袜系列产品获得上海市纺织系统科技进步二等奖。发表论文40余篇，担任副主编和参编专著10余部。曾荣获卫生部“教书育人、管理育人、服务育人”先进工作者称号。

高级专家门诊：每周三下午、周五上午。

马慎瑾

骨科教授。曾任中山医院镇痛门诊主任、上海医科大学临床疼痛研究中心常务主任、中山医院骨科副主任、上海市卫生局腰痛协作组副组长、金山医院副院长、上海市卫生局医疗成果鉴定组副组长、中华医学会上海骨科分会委员等职。曾获得上海医科大学医疗事故鉴定杰出贡献奖。

主要从事软组织疼痛诊治与机制研究鉴别椎管内外腰腿痛。曾率先应用脊髓造影与肌电图诊断腰腿痛和腰、臀、肘痛点组织的电镜观察。首创猕猴骶棘肌横断解痉实验，并成功治疗严重腰腿痛疾病等。首创皮内针治疗膝前痛病获得满意的效果。在上海率先开展膝关节镜新技术，并为此技术开展制作具有指导性幻灯片173张供应全国。改良Keller's手术方法，治疗拇（足）外翻畸形取得的远期疗效优于其他疗法。首创胸骨肿瘤切除后同种异体胸骨附双侧胸锁关节移植存活，还对膝关节近、远端和拇掌指、指间关节肿瘤切除后移植，不仅挽救生命，还保留了关节功能。他曾参加唐山抗震救灾，在条件简陋的情况下，一天完成36例手术，其中人工关节置换、听神经瘤、肺叶切除等均无一例感染。

曾任《骨科并发症防治杂志》主编、《中华中西医杂志》等5本杂志编委等职。发表论文65篇。

高级专家门诊：每周一、二上午。

仇红宝

骨科主任医师。曾从事普外科、手外伤、骨科等专科。1968～1969年任兰州医疗队总队长；1975～1977年赴江西省宜春地区开门办学，任上海第一医学院宜春教学基地负责人之一；1985～1988年任中山医院骨科主任，曾参加援外医疗队赴多哥、摩洛哥工作。参加撰写《实用外科学》、《创伤骨科与显微外伤》有关章节，发表论文10余篇。

高级专家门诊：每周一上午。

王玉琦

血管外科教授、博士研究生导师、中山医院院长、复旦大学血管外科研究所所长。

1970年7月毕业于中国协和医科大学医学系。1987年1月至1989年1月在澳大利亚墨尔本大学奥斯丁医院作高级访问学者。现为中华外科学会血管外科学组组长、亚洲血管外科学会主席、中华医学会理事、中国医院协会常务理事、中国医疗保险研究会副会长和上海市医院协会副主任委员。

医疗擅长：颈动脉狭窄、四肢和内脏动脉闭塞、动脉瘤、血管损伤和下肢静脉疾病等各种血管外科疾病的诊治。在治疗颈动脉狭窄、四肢和内脏动脉闭塞、动脉瘤、血管损伤、下肢静脉疾病等方面，积累了丰富的临床经验。他在国内首先采用原位大隐静脉旁路移植术，治疗下肢长段动脉闭塞症取得成功；率先开展的点式大隐静脉曲张剥除手术，获得了良好疗效。他通过系统研究国内颅外颈动脉狭窄和缺血性脑中风的关系，成功地开展了颈动脉内膜切除治疗小中风的工作。尤其是他对血管外科的国内外动态十分了解，运用腔内血管外科技术相继开展了腹主动脉瘤、锁骨下动脉瘤、髂动静脉瘘和下肢动脉硬化重度狭窄等疾病的治疗，均取得了良好的治疗效果。

作为第一完成人，他主持的“血管外科三项新技术”项目获1997年度上海市科技进步三等奖；主持的“颅外颈动脉硬化闭塞症的临床调查和外科治疗的研究”项目获2004年度上海市科技进步二等奖。目前，他主持的课题组继续承担着科技部、国家教委、卫生部和上海市的科研题目多项。先后发表学术论文100多篇，参加专著和教材的编写10部。他主编的《血管外科治疗学》专著出版。他还担任《中华外科杂志》、《中华实验外科杂志》编委，以及《中国实用外科杂志》副主编。他5次担任亚洲血管外科大会主席、4次担任上海国际血管外科大会主席，并在每次大会上作专题学术报告。他长期担任高级干部保健工作，2001年曾获得中央保健委员会嘉奖；2006年获“中国医院优秀院长”等荣誉称号。

特约专家门诊：预约。

符伟国

医学博士、血管外科教授、博士研究生导师、中山医院血管外科主任、复旦大学血管外科研究所副所长，中华外科分会血管外科学组委员、上海市普外科学会委员、亚洲血管学会委员、国际腔内血管外科学会委员。

主要从事血管外科方面的医、教、研工作，在处理各类复杂疑难的血管外科疾病方面积累了丰富的临床经验。他是国内腔内血管外科开拓者和领军人物，在腔内微创治疗主动脉夹层、胸主动脉瘤、腹主动脉瘤、胸腹主动脉瘤、周围动脉瘤、颈动脉狭窄引起的脑中风、下肢动脉硬化闭塞症、肾动脉狭窄、锁骨下动脉狭窄、动静脉瘘等等方面有很深的造诣；尤其是主动脉夹层腔内治疗的规模与技术水平，居国际领先地位，总病例数全球第一。

符教授先后承担国家“863计划”1项、国家自然基金2项、教育部基金1项、卫生部基金1项、上海市科委课题1项和上海市卫生局课题1项。以第一完成人先后获得教育部科技进步二等奖、上海市科技进步三等奖和上海市临床医疗成果三等奖。拥有3项发明专利。发表论文逾100篇，其中SCI收录逾10篇。主编专著2部。任《中华外科》、《中国实用外科杂志》、《外科理论与实践》、《中国普通外科杂志》、《中国内镜杂志》、《介入放射学杂志》编委。入选上海市卫生系统“百名跨世纪优秀学科带头人培养计划”和“上海市优秀学科带头人计划”。

高级专家门诊：每周一上午。

徐　欣

血管外科教授、硕士研究生导师，上海市医学会医疗事故技术专家库成员。

2007年12月赴德国莱比锡医院心血管介入中心进修周围血管腔内手术。回国后开展下肢动脉闭塞症的腔内手术治疗，具有较高的周围血管介入手术操作技巧，手术成功率高，显著提高了保肢体率。作为一个专业的血管外科医生，具有诊断和治疗各类血管外科疾病丰富的临床经验，在国内率先开展曲张静脉微创手术——TriVex术。能运用腔内技术治疗胸腹主动脉瘤、主动脉夹层瘤、颈动脉瘤、髂总动脉瘘和锁骨下动脉瘤；具备手术切除胸腹主动脉瘤、治疗多发性大动脉炎，重建内脏动脉、原位大隐静脉动脉旁路术治疗下肢动脉硬化性闭塞症，治疗颈动脉狭窄；颈动脉内膜切除术治疗中、重度颅外颈动脉硬化性狭窄所致的短暂性脑缺血；后腹膜肿瘤累及大血管行肿瘤和下腔静脉或腹主动脉等技术，成功救治多例动脉瘤破裂患者。

发表专业论文52篇，其中被《中国科学引文数据库》、《中国期刊网》、《万方数据库资源系统》、《重庆维普信息数据库》收录47篇，并被引用121次。撰写《现代外科学》中“雷诺症”章节、《血管外科手术图谱》等专著；负责编写专升本教材中的“血管外科”章节等。

专家门诊：每周二上午、下午。

郭大乔

医学博士、血管外科主任医师、硕士研究生导师。血管外科副主任、复旦大学血管外科研究所实验研究中心副主任。

1991年上海医科大学医学系毕业，在中山医院血管外科工作至今。2000年赴日本东京大学附属医院学习3个月；2005年赴澳大利亚佩思皇家医院血管外科学习腔内血管治疗6个月。1996年和2001年分获复旦大学硕士和博士学位。

长期从事血管外科疾病的临床诊治工作，在周围血管动脉性疾病，尤其是在颅外颈动脉硬化性疾病的发病机制和临床诊疗方面，积累了大量的研究基础和临床经验。先后参与完成国家自然科学基金、卫生部和教育部的科研基金、上海市科委重大项目基金和上海市卫生局基金等7项课题研究工作，并负责主持部分子项目的研究。课题“血管外科三项新技术”获得上海市科技进步三等奖（第四完成人）、上海市卫生局临床医学成果三等奖。课题“颅外颈动脉硬化闭塞性疾病的临床调查和外科治疗的研究”获上海市科技进步二等奖（第二完成人）。2002年获上海市卫生局“医苑新星”称号，并获得科研资助。发表论著60余篇，其中SCI收录5篇；参与编写专著8部。

专家门诊：每周三下午。

叶建荣

血管外科教授、硕士研究生导师。曾任国际血管联盟正式会员、《血管外科杂志》编委、中华医学会上海分会科普组委员等职。

1983年毕业于上海医科大学研究生院。1992年赴澳大利亚进修血管外科1年。20余年来主刀血管外科手术数千例，成功施行颈动脉内膜切除术、腔内人造血管移植治疗腹主动脉瘤、切除罕见巨大颈动脉瘤等具国际先进水平的部分手术病例，当时由《新民晚报》等媒体作了报道。

曾20余次代表中山医院参加国际或国内大型学术会议并作大会报告。协助参与的科研项目“主动脉扩张成形术的实验和临床应用”、“血管外科手术治疗三项新技术”和“颅外段颈动脉硬化闭塞症的临床调查和外科治疗的研究”先后3次荣获上海市科学技术进步奖。作为第一作者，曾发表学术论文94篇。2001年主编“名医谈百病”丛书《动脉瘤与动脉阻塞》，2002年合作主编学术著作《血管外科临床治疗学》，参编部分章节的学术专著有《实用外科学》、《血管外科手术图谱》、《手术创新与意外处理》、《现代普通外科学》、《医学创新与发展》、《血管外科学（第二版）》等六七本。曾发表医学科普文章100余篇。指导硕士研究生8名。

高级专家门诊：每周一、二上午。

郑如恒

胸外科主任医师、硕士研究生导师。历任中山医院胸外科副主任（主持工作）、肺移植小组负责人。

2004年赴美国华盛顿大学医院（全美胸心外科中心）进修，师从国际著名胸外科专家Patterson教授。从事胸外科专业30余年，临床经验丰富，手术技术娴熟，多次承担省级高级干部的保健和医疗工作，担负对外省市各医院的胸外科疑难杂症的会诊和技术指导。每年完成各项胸外科手术约500台，尤其擅长胸外科疑难杂症的诊断和治疗：三切口食管癌根治术、结肠代食管消化道重建术、食管癌三野淋巴结清扫术、袖式肺叶切除术、全肺切除术、经心包内处理肺血管的肺癌切除术、气管肿瘤切除术、气管隆突成形术、巨大纵隔肿瘤切除术、重症肌无力的外科治疗、肺减容术等。

近年来致力于指导和开展各项微创手术：胸腔镜肺叶切除术、胸腔镜纵隔肿瘤切除术、胸腔镜食管癌切除、纵隔镜淋巴结活检、腔镜下治疗食管裂孔疝和贲门失迟缓症等，具有创伤小、恢复快、效果满意的优点。2004年9月带领肺移植小组完成了中山医院第一例肺移植手术，同时创造了亚洲肺移植患者最高年龄的纪录。

作为研究生导师，已培养硕士研究生10余名，协助指导博士研究生4名。同时担任复旦大学医学远程教育的教学任务和全国肺癌进修班的指导工作。多次应邀参加全美和欧洲胸心外科年会，主持召开上海国际肺癌会议和上海市胸心外科学术会议。在《中华肿瘤杂志》、《中华结核和呼吸杂志》等核心期刊上发表论文20余篇，主编《胸外科手术步骤点评》，参与编写《实用外科学》、《现代外科学》、《外科手术并发症的预防和处理》、《肺癌的综合治疗》等大型医学专著。

专家门诊：每周一下午、周二上午、周五上午。

曾　亮

教授、胸外科主任医师、硕士研究生导师。

长期从事胸外科医疗、教学和科研工作。医疗擅长：肺癌、食管癌、胃贲门癌的诊治。主持国家自然科学基金课题、卫生部基金等多个科研项目。已完成国家“八五”重点攻关课题、国家自然科学基金课题等多项科研项目。发表医学论著40余篇，参与编写《现代外科学》等12部医学专著。

专家门诊：每周五上午。

崔尧元

教授、胸外科主任医师、博士研究生导师。曾任中山医院神经外科主任。担任中国神经科学学会神经外科专业委员会委员、中华医学会上海分会神经外科专业委员会委员、中国神经科学委员会委员等职。

医疗擅长：脑血管病、脑外伤、脑肿瘤等疾病的诊断和手术治疗。承担的科研课题先后获得上海市科技进步一等奖1次，三等奖2次。在国际与国家级刊物上发表论文近百篇。担任副主编及参编专著9本。

高级专家门诊：每周三上午。

亓发芝

整形外科教授、博士研究生导师，中山医院整形外科主任。

1986年毕业于山东医科大学，1986～1989获上海医科大学硕士学位，1992～1998年被国家教委公派日本北海道大学医学部学习，并获得博士学位。2000年起任中山医院整形外科主任，兼任中山医院学术委员会委员，中华医学会整形外科学会中青年委员，中华医学会医学美学美容分会美容外科学组成员、中国美容协会理事，上海市医学会整形外科学会委员、医学美学美容学会委员、医疗美容质控会委员，上海市医疗事故鉴定委员会委员等职务。

医疗擅长：美容外科、乳房整形再造、血管瘤和淋巴水肿的治疗，以及复杂创面的修复等。他在国内率先开展保留皮肤的改良根治术后即时乳房再造、扩大背阔肌肌皮瓣乳房再造术、单一毛发移植治疗唇裂术后上唇瘢痕、垂直切口巨乳缩小整形术及抽吸法治疗淋巴水肿等临床工作。开展了放射线损伤对血管内皮细胞的影响、血管内皮舒张因子对皮瓣微循环影响的研究、初始间隙对下颌骨牵拉延长的影响、新辅助化疗与乳房再造、Lipo-PGE1对皮瓣微循环的影响、CAMP在烧伤创面愈合中的作用等科研项目，先后承担国家“973子项目”，以及教育部、上海市科委、卫生局等多项研究课题。

他先后被评为上海市卫生系统先进个人，2000年被评为中山医院首届十佳医师。他以第一作者发表论文60余篇，其中SCI收录9篇。主编《美容外科学》、《乳房整形再造外科》，参编《实用外科学》、《肿瘤外科手术学》、《现代乳腺肿瘤学》等专著9部，主编教材1部。担任《中华医学美学美容杂志》、《中国美容整形外科杂志》、《中国临床医生》、《中国美容医学》、《组织工程与修复外科杂志》编委，是《中华医学杂志》等杂志审稿人。参与国家自然基金、科技进步奖、教育部及卫生部重点学科评审等工作。

专家门诊：每周一、周四上午。

徐剑炜

教授、整形外科主任医师、硕士研究生导师、中山医院组织工程实验室主任。

1989年上海医科大学医学系毕业，留在中山医院整形外科工作，师从著名的整形外科专家孙以鲁教授和黎冠瑜教授。1993年他在中山医院首先采用电生化技术治疗难治性血管瘤获得成功，为难治性血管瘤的综合治疗提供了有效手段。1996年在世界上首次采用双侧阴股沟皮瓣行全尿道再造合并阴道再造获得成功，为外伤后的残疾患者及肿瘤患者带来了福音。医疗擅长：头面部整形和乳房整形、肥胖症综合治疗、血管瘤综合治疗、泌尿生殖道再造和肛门的重建。

1999年11月至2002年9月在美国哈佛医学院麻省总院整形外科进修，师从美国著名的颅面整形外科专家Michael J.Yaremchuk教授。2002年11月回国后任中山医院整形外科组织工程实验室主任。在美国哈佛医学院麻省总医院工作的近3年时间内，与世界一流的整形外科专家建立了广泛的联系，掌握了世界上最先进的面部和乳房整形的技术。同时，“运用组织工程技术构建弹性软骨”论文获得美国整形外科教育基金会2001年论文竞赛一等奖、美国东北部整形外科学会2001年年会最佳论文奖，以及2003年美国美容整形外科学会第36届年会最佳论文奖、2003年第七届全国整形外科学术会议优秀论文二等奖、2005年度美国运动医学杂志最佳论文奖（第三作者）。因其在组织工程方面的成就，美国整形外科研究学会2001 ~ 2003年连续3年邀请他为该学会年会撰写有关组织工程的述评。

专家门诊：每周三、周四下午。

余优成

医学博士、口腔科教授、主任医师、博士研究生导师，中华口腔医学会口腔颌面外科专科委员、口腔修复专科委员。

他长期从事口腔医学临床、科研与教学工作。1997起致力于牙齿缺失的种植与修复研究。2000年赴美国学习先进的牙种植技术，回国后大力开展种植义齿的临床与科研工作，是国内最早掌握最先进、最复杂的牙种植系统技术之一和推广人之一。目前已独立完成3 000余颗种植体的外科植入和二期修复。医疗擅长：牙缺失的种植与修复，尤其在全口种植义齿和即刻种植方面，积累了丰富的经验。

主持上海市科委重点项目等各种课题4项，参与完成国家自然基金重点项目等课题3项。作为主要完成人2007年获上海市科技进步一等奖。在国内外专业杂志上发表论文40余篇，其中SCI收录2篇。

高级专家门诊：每周三上午。

袁　非

眼科主任医师、硕士研究生导师、中山医院眼科主任，是中华医学会眼科学会、美国眼科学会、欧洲眼科学会的会员。

从事眼科学医疗、教学、科研工作近30年。医疗擅长：白内障摘除及各种类型多焦点、可调节人工晶状体植入手术及其视功能重建；超高度近视的手术矫正和各种难治性青光眼的手术；老视眼的Laser ACE™自然视力重建；新生血管性视网膜脉络膜疾病的药物防治。

他承担“十五”国家科技攻关项目、上海市科委和卫生局等多项科研项目。先后获得国家专利2项、“励树雄奖”2次、“中山医院临床新技术奖”2项、第21届“上海市优秀发明选拔赛奖”2项。多次在欧洲、美国、香港和台湾等国际学术大会上报告研究成果。担任《中国微循环》等多种杂志编委或审稿人；副主编或参编专业书籍多部；以第一作者或主要作者，完成论文40余篇。

专家门诊：每周一上午；高级专家门诊：预约。

陈灏珠

中国工程院院士、教授、博士研究生导师、上海市心血管病研究所名誉所长、上海市心血管临床医学中心主任，世界卫生组织心血管病研究和培训合作中心主任和专家咨询委员会委员、全国心血管病防治专家委员会顾问。

他从事内科医疗、教学和科研工作60年，对内科疾病尤其是心血管病的流行病学、介入性诊断和治疗、电起搏和电复律治疗危重心律失常、我国人血脂水平、冠心病中西医结合治疗、心肌梗死危险因素和急性期中血栓形成与溶栓机制等的研究有极深造诣，为我国心血管病介入性诊断和治疗的奠基人之一。在国内率先施行左心导管检查、首先安置埋藏式心脏起搏器、率先施行选择性冠状动脉造影和心血管腔内超声检查研究，在国际上首创用超大剂量异丙肾上腺素抢救“奎尼丁晕厥”成功。

历年在国内外杂志发表论文、述评、综述等600余篇，编著和主编图书11本，参编图书30余本。担任《中华医学杂志》、《中华内科杂志》和《中华心血管病》杂志顾问、*Lancet*杂志中文版编委会主任委员，以及《心电学杂志》名誉主编。

曾获国家科技进步二等奖2项、全国科学大会重大贡献奖2项、部省级科技和教学重大成果奖一等奖8项、其他等级奖11项、立功2次。2003年获上海市医学荣誉奖，2004年获上海市优秀科研院所长奖，2006年获中华医学会中国介入心脏病学终身成就奖。培养博士后4名、博士研究生41名、硕士研究生24名。

特约专家门诊：预约。

葛均波

医学博士、教授、主任医师、博士研究生导师、中山医院心内科主任、上海市心血管病研究所所长、复旦大学干细胞组织工程研究中心主任、生物医学研究院双聘PI，上海医学会心血管病分会主任委员、全国政协委员、九三学社第十一届中央委员。

长期从事心血管病的临床和科研工作，成果显著。他对心肌肌桥的新发现和对急性冠脉综合征方面的研究成果，被国外同行称为“葛氏现象”，在国际心脏病研究领域被认为是世界最有影响的专家之一。在国内开创了首例经桡动脉的门诊冠脉造影、国内首例联合本院心外科的冠脉搭桥技术为高龄及高危患者进行“杂交冠脉血运重建术”，以及国内首例带膜支架植入手术治疗斑块破裂等。在他指导下成立的华东地区首个24小时全天候抢救急性心肌梗死患者的“绿色通道”，抢救了许许多多急性心肌梗死患者。他高超的技术为广大冠心病患者带来了健康。

葛教授先后承担“863计划”（首席科学家）、“973计划”子项目、国家“十一五”规划、国家杰出青年基金等23项国家和省部级科研项目，获国家科技进步二等奖、上海市科技进步一等奖、中华医学科技奖等多项奖励。发表SCI收录论文

151篇。他入选国家级“新世纪百千万人才工程”。曾获中国青年科技奖、卫生部“有突出贡献中青年专家”“上海市十大杰出青年”、“上海市优秀科研院（所）长奖”，上海市卫生系统“银蛇奖”一等奖、“上海市青年科技英才”奖等多项荣誉称号。

特约专家门诊：预约。

诸骏仁

内科学教授、博士研究生导师，是享受国务院特殊津贴的专家。上世纪50年代起在上海第一医学院及中山医院工作，历任心内科副主任、内科副主任、内科主任，兼任国家新药临床试验研究中心主任、国际动脉粥样硬化学会执行委员会委员及亚洲区执行委员、亚太动脉粥样硬化与血管疾病学会理事，曾任世界卫生组织药品评审顾问、国家药典委员会执行委员、国家药品审评专家，曾多年担任中华老年医学会副主任委员等职。

长期从事心血管疾病治疗和研究，对高血压、动脉粥样硬化和其他心血管疾病的诊断和治疗，有丰富的经验。重点关注动脉粥样硬化，负责制订中国成人血脂异常防治指南。上世纪80年代起致力于药物临床研究，为使我国药品临床研究与国际接轨，负责起草中国药品临床试验规范，并推动其实施。90年代起率先带领国内同行参加国际大规模多中心临床试验，在20项试验中担任主要研究者、指导委员会委员或国家协调员。承担干部保健任务，多次受到嘉奖。在“七五”至“十五”期间，共主持4项国家攻关课题，获国家、卫生部、上海市科技进步奖和光华科技奖。担任《中华心血管病》杂志顾问，《中华老年医学》杂志副主编，*Circulation*、*JACC*、*Atherosclerosis*中文版主编，*Journal of Hypertension* 等12种杂志的编委。在国内外发表科学论文170篇。主编《临床用药须知》等7种医药书籍。

特约专家门诊：预约。

杨英珍

教授、博士研究生导师、中山医院终身荣誉教授，卫生部病毒性心脏病重点实验室名誉主任。历任该重点实验室主任、上海市心血管病研究所副所长、复旦大学“211工程”内科重点学科总负责、上海市心内科领先专业第二轮学科带头人。

主攻各种心血管疾病，尤其是心肌疾病，包括各种心肌炎、心肌病等。1979年创建国内第一个心血管病毒研究室。1994年成立卫生部病毒性心脏病重点实验室。先后在病毒性心肌疾病研究领域内获得国家重大科技攻关项目、国家自然科学研究基金、国家教委博士点基金、卫生部基金、上海市科委基金、上海市领先专业、世界卫生组织（WHO）及英国Wellcome Trust有关病毒性心肌炎的研究课题等18项研究基金资助。

她主编《病毒性心肌炎》、《病毒性心脏病》专著，参编12部，发表有关论文200余篇。研究成果曾获得12项奖励（均为第一完成人），分别为卫生部科技进步一、三等奖，国家科技进步二、三等奖，国家教委科技进步二、三等奖，卫生部科技进步等奖及上海市科技进步二、三等奖，上海市科技进步等奖，中华医学科技奖三等奖，2001年中国高校科技进步二等奖（推广类）。已获专利证书2项。培养博士研究生17名、硕士研究生13名、博士后2名。曾多次获上海市巾帼奖、全国卫生系统优秀回国人员、卫生部“有突出贡献中青年科学技术专家”、上海市爱国奉献奖先进个人及复旦大学校长奖。

高级专家门诊：每周一上午、周三下午。

邹云增

医学博士、教授、“长江学者”特聘教授、博士研究生导师、上海市心血管病研究所副所长、中心实验室主任，中华医学会心血管病学专业委员会委员，中国病理生理学会动脉粥样硬化专业委员会委员，上海市医学会心血管病分会委员，日本循环器和高血压学会、美国心脏协会会员，《中国临床医学》、《中国动脉硬化杂志》、《上海医学》、《中国循环杂志》编委。

1984年毕业于北京医学院医学系，1984年任青岛医学院附属医院心内科医师。1993年赴日本东京大学医学部留学，1997年获东京大学医学博士学位；1997年至2000年任博士后；2000年至2004年先后在东京大学和千叶大学循环器内科任研究员；2004年9月回国，先后被聘为复旦大学特聘教授、教育部“长江学者”特聘教授、复旦大学生物医学研究院双聘教授；2009年起任上海市心血管病研究所副所长。

专业特长：高血压、心肌肥厚和心力衰竭的研究和防治，对上述疾病的发病机制和有效防治有深入的研究。2000年和2003年分别获得了日本心脏学会优秀青年研究奖和日本高血压学会优秀论文奖。回国后作为主要完成者获得了卫生部中华医学科技奖二等奖2项、教育部高等学校科技进步奖二等奖1项，以及上海市医学科技奖一、二等奖各 1 项。在国外著名杂志上发表了80余篇学术论著，被引用次数2 500余次。

回国后先后承担了国家“十五”科技攻关课题、国家杰出青年科学基金、国家“973”项目子课题、国家重大科学研究计划子课题、国家自然科学基金重点项目、高等学校博士点基金课题、上海市优秀学科带头人、上海市基础研究重大项目子课题、上海市国际合作课题，以及日本五峰国际生命科学基金课题、日本三共生命科学振兴财团课题、日本麒麟药业国际研究课题。

专家门诊：每周五下午；高级专家门诊：每周五上午。

钱菊英

医学博士、教授、主任医师、博士研究生导师。现任心内科副主任、心导管室副主任、内科教研室副主任；上海市医学会心血管专科委员会副主任委员兼秘书，中华医学会心血管病学分会青年委员会副主任委员；卫生部心血管疾病介入诊疗培训基地（冠心病介入）导师；九三学社上海市委青年委员会副主任和复旦大学委员会枫林分委会副主任委员等职。

1992年毕业于上海医科大学，1999年在德国ESSEN大学获得医学博士学位。长期从事心血管内科的临床、教学和科研工作。擅长冠心病的介入诊断和治疗，近年她每年主刀完成冠心病介入诊疗手术超过600例，在冠脉内超声和微循环评价方面的研究处于国内领先地位。

目前负责的课题有国家自然科学基金课题、上海市曙光计划课题、上海启明星跟踪计划课题等。作为主要参加者，参加卫生部临床学科重点项目课题、国家“十一五”支撑计划项目及“863计划”等。作为主要完成人参加的课题获得了9项主要科研奖励，包括国家科技进步二等奖、上海市科技进步一等奖和教育部科技进步一等奖等。曾获得“上海市三八红旗手”、“上海市新长征突击手”、“上海市青年科技英才”，“上海市青年科技启明星”，“上海市优秀医苑新星”，“上海市卫生局先进工作者”，上海市卫生系统“银蛇奖”二等奖，上海市“青年创新科技人才奖”、“明治乳业生命科学奖”，以及复旦大学“十大医务青年”等荣誉称号和奖励。历年来发表论文123篇（SCI收录29篇），其中第一作者或通讯作者论文38篇（SCI收录全文8篇），主译专著1部，参编15部。

专家门诊：每周一全天；高级专家门诊：每周四下午。

朱文青

教授、主任医师、硕士研究生导师、中山医院临床诊断教研室主任、复旦大学上海医学院诊断学系主任。

2000年美国医院进修心脏科，2005年赴意大利米兰医院进修心房颤动的经导管射频消融治疗。临床上主要从事心律失常、高血压病、心力衰竭、冠心病，以及各种类型心肌病等疾病的诊疗和科研工作，尤其是疑难的心血管病诊断和治疗。医疗擅长：经导管射频消融术治疗各种类型的快速性心律失常（如阵发性室上性心动过速、房性心动过速、心房扑动、心房颤动、室性心动过速及频发性室性早搏等），尤其是三维标测下进行心房颤动、复杂性房性心律失常的消融和安装各种类型的起搏器治疗缓慢性心律失常。对心血管病药物的临床药理颇有研究。主治病例数超过3 000例，在国内处于领先地位，是国内能够掌握心脏三维标测治疗心律失常的少数专家之一。

科研方面，作为主要人员主持和参与完成卫生部和省市级新药临床验证工作10余个，参与国际大型合作科研项目数个，为国内首先将运动平板试验用于评价治疗冠心病心绞痛药物的研究者之一。近年来获得上海市科委基金资助项目2项。在国家级核心专业刊物上，以第一作者名义发表论文50余篇论文，参与编写和主编大型教材和参考书籍11本，目前正主编教材2本。1998年获第二届中美施贵宝医学基金奖，“经导管射频消融治疗房性心律失常”项目获上海医科大学临床医疗成果二等奖，2002年获中华起搏与电生理学会颁发的优秀青年医师奖。担任上海市生物医学工程学会心脏起搏与电生理分会委员、北美心脏节律协会会员、世界/中国高血压联盟盟员、中国医学装备协会资深咨询专家，是多本杂志的编委与特邀编委。

专家门诊：每周二上午、周四上午。

樊　冰

医学博士、教授、主任医师、硕士研究生导师、心导管室副主任。1994年上海医科大学获硕士研究生学位，1997年获博士研究生学位。2002～2003年赴德国埃森大学心脏中心进修学习，主攻冠心病介入治疗，师从欧洲著名的心脏病学家R.Erbel教授。现为中华医学会上海心血管病分会会员。

从事心血管病临床医疗、科研与教学工作。临床医疗技术娴熟，综合工作能力较强，对冠心病、高血压病、心脏瓣膜病、心肌病、心律失常、心力衰竭的诊断及治疗颇有研究。尤其擅长经桡动脉冠心病的介入治疗，近10年来独立完成经皮腔内冠状动脉成形术与支架植入术4 000多例，其中包括急性心肌梗死急诊PTCA与支架术680多例，均获得成功。在国内首先采用经皮冠状动脉内脉冲染料激光及治疗性超声溶栓术治疗急性心肌梗死，是上海市医学领先专业基金资助课题“脉冲染料激光溶栓治疗急性心肌梗死的实验与临床研究”及“介入性超声治疗急性心肌梗死的实验与临床研究”的主要实施与完成者之一。参与的课题“动脉粥样硬化的介入性超声诊断和治疗及其与HCMV感染的相关性”获上海市科技成果证书；课题“疑难高危冠心病诊疗优化方案”获上海市医学科技成果三等奖（主要完成者）；课题“核素血管腔内照射预防冠状动脉再狭窄的方法和剂量学研究”获教育部科技成果奖；课题“血管内超声及多普勒技术在冠状动脉疾病诊治中的研究与应用”获上海市科技进步一等奖（主要完成者）。发表论文26篇。参与编写编译著作7部。指导硕士研究生12名。

专家门诊：每周三全天；冠心病介入治疗门诊：每周一下午。

宿燕岗

教授、主任医师、硕士研究生导师。1986年毕业于泰山医学院医疗系，1992年和1996年分别获得原上海医科大学心内科医学硕士和博士学位，1996～1997赴法国巴黎第七大学研修。

主要从事心脏内科及植入性心脏器械，包括起搏器、除颤器（ICD）和双室同步起搏器的临床工作，器械植入数量在全国名列前茅。发表学术论文80余篇，主编及副主编学术专著数部，担任《中国心脏起搏与电生理杂志》等多篇杂志编委。参与研究的课题曾获国家、国家教委、卫生部和中国高校科学技术进步奖多项。现为中国生物医学工程学会心脏起搏与电生理分会委员，中华医学会心电生理和起搏分会中青年委员，中华医学会心电生理和起搏分会起搏专业委员会委员，中华医学会心电生理和起搏分会CRT工作组成员，上海市心血管病专科学会心脏起搏与电生理学组副组长，上海市生物医学工程学会心脏起搏与电生理分会秘书长，卫生部心血管疾病介入诊疗培训基地（心律失常介入）导师。

起搏器专科门诊：每周二上午；专家门诊：每周一上午。

周京敏

医学博士、教授、主任医师、硕士研究生导师。现任心内科副主任，上海市医学会心血管专科委员会委员、上海市心血管病专科学会心力衰竭学组副组长，中华医学会心血管病学分会心力衰竭协作组成员等职务。

1991年毕业于山东省滨州医学院，1996年在上海医科大学获得医学博士学位。1999～2000年在德国Essen大学作访问学者。长期从事心血管疾病内科的临床、教学和科研工作，擅长心力衰竭、高血压、心律失常等心内科疾病的诊断和治疗。

目前承担课题有国家自然科学基金课题、上海市科委基金课题等。作为主要参加者，参加国家"十一五"支撑计划等研究课题。已完成3项国际多中心临床试验。历年来发表论文50余篇，参与编写各类专业书籍14部。

专家门诊：每周三上午、周四全天。

陈瑞珍

研究员、博士研究生导师，卫生部病毒性心脏病重点实验室主任、上海市青年联合会委员、上海市医学会病毒学会委员、国际心脏研究会会员。2001年作为访问学者赴美国进修学习。2007年入选教育部"新世纪优秀人才计划"。

从事各类心血管疾病的诊治，侧重于心肌炎和心肌病的临床与基础研究工作。课题组在国际上最早建立了肠道病毒VP1等病毒特异性检测方法，证实了cTnI可作为急性病毒性心肌炎的心肌损伤指标；首次提出黄芪、牛磺酸等中西医结合治疗方案，并得到广泛的临床应用。她对心肌炎与心肌病的诊治有独到的见解，全国各地慕名前来诊治的患者逐年增加，解决了许多当地医院诊断不明、治疗欠佳患者的身心疾苦，创造了很大的社会效益。

在本领域的基础研究中也取得了可喜的成绩。近年来，她主持了国家自然科学基金课题3项，教育部、卫生部、上海市等省部级课题多项；参加了国家"973计划"重大项目、国家"九五"攻关、博士点基金、卫生部重点建设项目、上海市领先专业、复旦大学"211工程"内科重点学科、上海市心血管临床医学中心等多项科研课题的研究工作。在国际、国内核心期刊发表论文100余篇，并担任多家专业杂志的编委或审稿人。研究成果荣获国家科技进步二等奖、国家高等学校科技进步奖（推广类）二等奖、中华医学科技进步二等奖、上海市科技进步二、三等奖和中华医学科技奖三等奖；还荣获上海市"巾帼创新"提名奖、上海市"三八红旗手"标兵、复旦大学"巾帼创新"奖和明治乳业生命科学优秀奖。

专家门诊：每周二下午、周五上午；高级专家门诊：每周三上午。

周达新

主任医师、硕士研究生导师。1988年毕业徐州医学院医疗系，1993年毕业于上海医科大学研究生院并获硕士学位。在中山医院主要从事先天性心脏病介入治疗、肺动脉高压治疗、心律失常治疗、冠心病的治疗、高血压病、心功能不全，以及临床药理的研究和科研工作。现为先天性心脏病介入治疗负责人、肺动脉高压组负责人。

他在国内率先开展先天性心脏病室间隔缺损介入治疗，在先天性心脏病房间隔缺损、动脉导管未闭、主动脉瓣周瘘，特别是大房缺的介入治疗方面处于领先地位。多次在国、内外的学术会议上进行先天性心脏病介入治疗手术的演示。他曾主持一类新药OKE154的I期临床试验，参与完成卫生部和省市级新药临床验证项目10余个，参与国际大型合作科研项目数个，是国家医疗科技“八五”攻关课题“抗快速心律失常药物的再评价”主要研究者之一。参加国家医疗科技“九五”攻关课题“心肌梗死的二级预防”的研究。参加国家医疗科技“十一五”攻关课题“先天性心脏病和瓣膜病治疗”研究，以及“十一五”攻关课题“肺动脉高压早期诊断及治疗”的研究。

他以第一作者名义发表论文近40余篇论文，参与编写和主编大型教材和参考书籍12本。主译书籍1本，参加翻译的书籍2本。1998年获得中华医学会、《中华内科杂志》、中华医学会编委会、美国 *JAMA* 杂志中文版编委会联合征文二等奖。现担任上海市药学会临床药物治疗专业委员会副主任委员，上海市心血管病学会先天性心脏病、肺血管病学组副组长,《中国临床药学杂志》常务编委,《上海医药杂志》编委,“东方心脏病学会议、结构论坛”坛主等职。

姜　红

医学博士、主任医师。担任中国胆固醇教育计划即卫生部“十年百项”冠心病血脂干预技术推广项目高级授课讲师、国家自然科学基金生命学组同行评审专家、教育部科技奖励评审专家、中国心力衰竭论坛秘书长和上海市医学会医学科研管理专科分会委员等职。

曾在德国工作和进修多年，主要从事心力衰竭和冠心病的早期诊断与治疗。常年主持病区查房，多次成功抢救急危重患者，尤其对高血压病、冠心病、高血脂和心功能不全等心内科疾病的临床诊治有丰富的经验。1997年心力衰竭方面的研究课题获卫生部科技进步三等奖。参加多项国际多中心临床试验。有关高血压、心肌肥厚、心力衰竭的研究，分获国家自然科学基金、国家教委留学基金、上海市科委国际合作项目、生物医学研究院开放课题等资助。参加国家高技术研究发展计划和国家科技支撑计划课题“慢性心力衰竭早期预警和失代偿期综合防治的研究”，以及国家“973计划”项目子课题“心肌重构触发机制、信号转导、左心室/右心室心力衰竭的发生发展机制”的研究。获得心肌保护研究申请发明专利1项。发表论文近40篇，其中10篇刊登在国外刊物。撰写科普文章近20篇。参加《内科学》（第13版）等多本书的编写。

专家门诊：每周二下午、周五上午。

蔡乃绳

内科教授、博士研究生导师，是享受国务院特殊津贴的专家。曾任心内科主任、临床药理机构主任及中华医学会心血管病分会常务委员、上海市心血管病学会委员等职务。

他毕业于原上海第一医学院医学系。1984～1986在瑞典歌德堡大学工作进修。主要从事心律失常、冠心病、高血压等疾病的诊疗和科研工作，医疗擅长：高血压、冠心病、心衰、心律失常的诊治。在国内较早开展了心包穿刺活检、体外反搏治疗冠心病、消融治疗快速性心律失常等工作。上世纪90年代后主持和参加了数十项有关高血压、高血脂、冠心病、心力衰竭的药物试验和临床研究，其中包括高血压最佳治疗（HOT）、VALUE等著名的国际性研究。近年来积极参加心血管病药物的临床药理研究。曾任《中华心血管病杂志》及10余本医学杂志编委，发表文章近100篇，参与多本专著编写。曾担任多项市、部、国家课题的研究，主持“十五”、“心衰规范治疗”的攻关课题。

高级专家门诊：每周五上午。

李志善

心内科教授、博士研究生导师。1959年毕业于上海第一医学院医疗系，在北京协和医院内科及心内科任医师工作。1973年后在中山医院心内科工作至今。现任上海市药物不良反应监察组专家咨询组委员、上海市药学会药物治疗委员会委员、中国临床药学杂志顾问等职。

主要从事心血管内科及临床药理研究，对心内科疾病诊治有丰富经验。医疗擅长：冠心病、高血压、心律失常等诊断和治疗。曾发表有关心血管病诊治、心血管药物临床药理、核素技术在心血管病中应用等论文60余篇。曾主要参加国家重点攻关项目“无创性核素时相分析和心脏断层在早期冠心病中的研究”、“临床再评价抗心律失常药物研究”。曾获得1991年卫生部科技进步二等奖、1992年国家科技进步三等奖、2003年上海市科技进步三等奖。

专家门诊：每周二下午。

童步高

心内科教授、硕士研究生导师。曾任心血管内科副主任。

1985～1986年在美国斯坦福大学医学中心进修。主要从事冠心病、心律失常和起搏治疗的临床医疗与科研工作。上世纪70年代起开展心脏起搏、心律失常及抗心律失常药物的临床电生理研究。参与国内首先采用起搏标测定位指引经导管电击治疗室速；主持国内首先采用经静脉途径安置埋藏式自动起搏复律除颤器（ICD）的临床应用；系列参加有关冠心病的“七五”、“八五”、“九五”国家重点科技攻关项目，曾获得上海市科学技术进步奖。参加《实用内科学》、《实用心脏病学》等专著编写7部，已发表论文40余篇，参加翻译专著4部。

高级专家门诊：每周二下午。

何梅先

心内科教授、主任医师、硕士研究生导师，是享受国务院特殊津贴的专家。

1962年毕业于上海第一医学院医疗系，留在上海中山医院工作。1991～1999年任心导管室主任。1992年赴荷兰大学医院心导管室学习。主要从事冠心病、高血压、心肌病、瓣膜病、心律失常等临床、教学和科研工作。医疗擅长：心脏起搏和电生理，左、右心导管检查，心血管造影和心肌活检等心脏介入方面的诊治。

1990年科研课题获上海市科技进步三等奖。参加编写《实用心脏病学》、《实用内科学》等心血管病等专著，并任《实用心脏病学》第四版副主编。发表有关心血管专业的论文、翻译及撰写科普文章等30余篇。曾任中华医学会心电生理和起搏学会常委，中国生物医学工程学会心脏起搏和电生理分会全国委员，国家医疗器械评审专家委员会心脏起搏技术专家组委员，上海市医学会心血管病专业委员会副主任委员，上海市生物医学工程学会心脏起搏和电生理分会副主任委员，上海卫生系统高级专业技术职务任职资格评审委员会内科学组成员等职务。目前受聘为中华医学会和上海市医学会医疗事故技术鉴定专家库成员。

高级专家门诊：每周一下午、周四上午。

林佑善

心内科教授、主任医师、硕士研究生导师，是享受国务院特殊津贴的专家。

1954年毕业于福建医科大学，在中山医院从事心血管疾病内科治疗工作。曾任中山医院心导管室主任和心内科主任，在此期间为推动心导管在心血管疾病中的应用做了很多的工作。医疗擅长：各种心血管疾病的内科治疗；对高血压、冠心病、风心病、先天性心脏病、心肌病、心力衰竭和心律失常等心血管疾病的治疗积累了丰富的经验，尤其对心血管疾病内科的疑难病症的治疗造诣较深。近20年来参加高级干部保健工作，多次受到表彰。先后发表学术论文30余篇。

高级专家门诊：每周一、二、四上午。

陈世波

心内科教授、硕士研究生导师。曾任中山医院副院长，上海市心血管病学会会员，是享受国务院特殊津贴的专家。

1965年毕业于上海第一医学院医疗系（六年制）。1989～1991年在美国进修心血管病介入治疗等。长期从事心内科疾病的临床、教学和研究工作，尤其对高血压、冠心病、心律失常及心力衰竭等疾病的诊断和治疗较有经验。在教学方面曾获得学校先进教育工作者称号。发表专业论文10余篇，参加《实用内科学》、《实用心脏病学》及《心脏病学的鉴别诊断》等多部论著的编委工作。曾获上海市科技进步三等奖1项。

高级专家门诊：每周一、二、三上午。

戎卫海

心内科教授、硕士研究生导师。曾任心导管室副主任，第13届院工会副主席。

1963年毕业于上海第一医学院医疗系，在中山医院心内科从事临床医疗、教学和科研工作。1992年由WHO选派，赴澳大利亚学习PTCA。共发表论文36篇，参加13本著作的编写及45篇论著的翻译。

高级专家门诊：每周一、四下午。

杨秉辉

内科学教授、主任医师、博士研究生导师，是享受国务院特殊津贴的专家。曾任中山医院院长、中山临床医学院院长、肝癌研究所副所长，中国抗癌协会常务理事、肝癌专业委员会主任委员，上海市科学技术协会副主席，中华医学会全科医学分会主任委员等职；现任中华医学会常务理事，中国健康教育协会副会长，中央文明委、卫生部“健康社区行”健康教育首席专家。

近40年来主要从事肝癌的临床研究，主攻肝癌的早期发现，是我国肝癌筛查工作的主要创导者之一。曾受命编制我国肝癌筛查方案，主持国家“八五”科技攻关“肝癌二级预防”课题的研究。1985年因“小肝癌的诊断和治疗”获国家科技进步奖一等奖，2001年因“肝癌二级预防的评价”获上海市科技进步二等奖，2006年因《健康的生活方式》一书获国家科技进步奖二等奖。

医疗擅长：肝癌的预防及早期发现、早期诊断、早期治疗。主编《肝胆肿瘤学》、《原发性肝癌的研究和进展》、《癌的早期发现》、《现代内科学进展》、《全科医学概论》等10余部专著及《中华全科医学杂志》、《中国临床医学》等学术刊物，在国内外发表学术论文150余篇，并著有《健康的生活方式》、《战胜癌症》等科普著作40余册。主编《健康世界》等科普刊物，发表科普文章近千篇。

高级专家门诊：每周四上午。

叶胜龙

医学博士、肝肿瘤内科学教授、博士研究生导师、复旦大学肝癌研究所副所长、肝肿瘤内科主任、癌变与侵袭原理教育部重点实验室主任、上海市肝脏肿瘤临床医学中心副主任，是享受国务院特殊津贴的专家。

1969年毕业于上海医科大学；1982年和1992年先后获硕士、博士学位；1988 ~ 1992年为美国哈佛大学医学院客座研究员，从事合作研究。目前兼任国际肝癌协会理事、中国抗癌协会常务理事、中国抗癌协会肝癌专业委员会名誉主任委员、中华医学会肝病学会常委兼肝癌学组组长、中国医药生物技术协会理事暨临床应用专业委员会副主任委员、中华医学会外科学会肝脏学组副组长、中国抗癌协会肿瘤生物治疗专业委员会常委、中国抗癌协会临床肿瘤学协作专业委员会指导委员会委员、中国免疫学会肿瘤免疫与生物治疗分会委员、上海市医学会肝病专科委员会副主任委员、上海市抗癌协会理事、上海市免疫学会理事、上海市肝病研究中心副主任等职，以及《中华医学杂志（英文版）》、《中华肝脏病杂志》、《癌症》等20家杂志编委。

主要从事肝癌的应用基础研究和非手术治疗，以及肿瘤的生物治疗和分子靶向治疗研究。先后主持"863项目"、"973子项目"、国家科技攻关项目、国家自然科学基金项目等并参加多项国家级和部市级重要课题研究。发表论著360余篇。1987年至今以第一完成人或主要参加者先后获国家科技进步一、二等奖，教育部科技进步一等奖，卫生部科技进步一等奖，上海市科技进步一、二等奖，中华医学科技一、二等奖共11项。

高级专家门诊：每周一、三上午。

任正刚

医学博士、肝肿瘤内科教授、主任医师、博士研究生导师、肝肿瘤内科副主任，中国抗癌协会肝癌专业委员会常委兼秘书、中华医学会肿瘤分会委员，上海市疾病控制中心肝癌防治委员会主任委员。

1995年上海医科大学毕业获博士学位。在复旦大学附属中山医院肝癌研究所工作至今。2001 ~ 2002年在美国匹兹堡大学客座研究。长期主要从事肝癌的非手术治疗、肝癌的药物治疗、肝癌复发的预防和治疗工作。医疗擅长：肝癌复发的防治、肝癌的介入治疗及局部消融治疗。主持或参加国家自然科学基金、国家"973计划"等多项科研项目。

专家门诊：每周三、四上午。

夏景林

医学博士、肝肿瘤内科教授、主任医师、博士研究生导师、复旦大学医院管理处处长。

1988年温州医学院医学系本科毕业，在浙江衢州工作4年。1992年考入上海医科大学内科学临床技能研究生。在肝癌研究所内率先开展肿瘤血管生成方面的研究，1997年获博士学位，并留中山医院工作至今。从医20多年，具有较强的临床工作能力。医疗擅长：① 临床情况复杂之肝癌的介入治疗，如伴有严重肝硬化、肝功能不良、门脉癌栓、下腔癌栓、中度以下腹水及合并内科疾病等；② 肝癌术后复发的防治；③ 转移性肝癌的治疗；④ 各种肝肿瘤的诊断和鉴别；⑤ 肝癌的局部治疗（介入、射频、酒精注射）、全身治疗（化疗、免疫治疗）和联合序贯治疗。

先后参加多项研究，其中“高转移人肝癌裸鼠模型和细胞系的建立、研究和应用”课题，分别获2003年上海及国家科技进步一等奖。2002～2003年在美国匹兹堡大学医学中心做博士后研究，2004年在卫生部举办的第八届医药卫生青年科技论坛上，该研究论文获二等奖；2006年相关论文在美国病理学杂志上发表，文中的一幅图片被选为该期杂志封面。2001年起先后担任中山医院医务处副处长、人事处副处长、门诊部副主任（主持工作）、院办主任兼院长助理等职。

专家门诊：每周一上午；高级专家门诊：每周三下午。

王艳红

医学博士、主任医师、硕士研究生导师。

1996～2002年，留学于日本琦玉医科大学肝脏内科，师从日本消化病学会理事长藤原研司教授，从事肝病基础研究、学习肝癌临床诊疗技术，并获日本医学博士学位。2001年4月于东京获日本第十四次全国消化病学术大会颁发的学术贡献奖，是该年度日本全国共10位获奖者中唯一的外国人。2002年回国后在中山医院从事肝癌临床、教学及科研工作。临床工作以肝癌及肝癌术后复发的综合治疗为主，擅长肝癌射频治疗、瘤内无水酒精注射、经肝动脉化疗栓塞（介入）等技术；提倡依据患者疾病特点而制定个性化综合治疗方案，以延长患者生存为最终治疗目的。同时兼顾硕士研究生培养及低年资医师和进修医师的带教工作；兼顾肝癌相关基础及临床科研工作。作为项目负责人，承担并完成教育部及上海市卫生局等科研基金项目，发表多篇相关科研论文。

专家门诊：每周一、周四上午；高级专家门诊：每周五上午。

林芷英

肝肿瘤内科教授、博士研究生导师。历任肝癌研究室副主任，兼实验室主任、肝癌研究所肝肿瘤内科主任，是享受国务院特殊津贴的专家。曾任上海市免疫学会第四届至第七届理事会理事和第五届编委，第一届中国抗癌协会肝癌转移专业委员会副主任委员、常务委员，以及第二届委员会名誉副主任委员。

1959年毕业于上海第一医学院医疗系，就职于中山医院内科。1965年起参加消化内科的肝癌临床研究，1969年起以内外科合作形式开展肝癌临床和实验研究。从事肝癌临床工作40余年，造诣颇深，尤擅长于肝癌切除术后复发的防治和不能切除肝癌的局部治疗和综合治疗。1982年应邀赴澳大利亚访问五个城市讲学和交流，并参加消化病年会，介绍中国肝癌的早期发现、早期诊断和早期治疗。1984～1985年以访问学者身份赴美国纽约癌症中心行肿瘤免疫研究。90年代起，参与原发性肝癌复发转移防治的基础和临床研究，承担美国中华医学基金（CMB）、上海市医学领先专业的肝癌转移相关癌基因的基础研究和肝癌切除术后以肝动脉介入为主的综合治疗防止复发转移的临床研究。共发表论文30余篇，参编专著和大型参考书《实用内科学》、《原发性肝癌》、《亚临床肝癌》（英文版）、《现代肿瘤学》、《现代胃肠学》、《肿瘤基础理论》、《肺癌》等8本。1997年获首届吴孟超肝胆外科医学三等奖。

高级专家门诊：每周一、四上午。

陆继珍

肝肿瘤内科教授、硕士研究生导师，复旦大学肝癌研究所创建团队的主要骨干成员之一，曾任研究所办公室主任。

1960年于上海第一医学院毕业，在中山医院内科从医任教40余年。1969年参与中山医院肝癌研究所的创建，并一直从事肝癌临床及基础研究。医疗擅长：① 肝脏肿瘤的诊断和鉴别诊断；② 为各类肝癌患者制定和提供完整的临床治疗，以及预防手术后肿瘤复发、转移的方案；③ 提供预防肝硬化癌变的治疗策略；④ 以注重患者和家属的心理需要，对待患者亲切和关心的服务态度最为突出。研究领域包括：20世纪70年代最早开创肝动脉造影技术，填补国内空白，并为小肝癌的早诊早治研究成功奠定了基础；随后将研究成功的^{131}I标记碘化油及^{131}I标记抗人肝癌单克隆抗体，经肝动脉途径直接注射进入肿瘤组织内，使得这种创新的原发性肝癌导向治疗在临床上得到了满意的疗效，进一步提高了中晚期肝癌患者的生存期；更进一步采用超分割放疗及化疗交替的临床治疗模式，使不能手术切除的大肝癌得以缩小后，使患者获得再切除机会。

曾参与“六五”、“七五”、“八五”、“九五”及“八六三”国家重点攻关课题。曾赴美国及其他国家学习、讲学和学术交流。带教研究生15人，发表论文数十篇。

高级专家门诊：每周五上午。

廖履坦

教授、博士研究生导师、中山医院终身荣誉教授，是享受国务院特殊津贴的专家。历任中山医院肾内科主任、全国肾脏病学会常委兼透析移植学组组长、上海市肾脏病学会主任委员、国际肾脏病学会突发事故急性肾功能衰竭组织中国负责人、《实用内科学》（第11～13版）副主编等。曾获卫生部肾移植集体奖、卫生部科技二等奖。发表论文100余篇。

主要从事肾小球疾患诊治、肾功能衰竭、血液净化技术与肾移植内科的临床研究。医疗擅长：内科肾脏病学。在肾病难治、危重病例诊治方面，积累了丰富的临床经验。

特约专家门诊：预约。

丁小强

医学博士、教授、博士研究生导师、中山医院肾内科主任，中华肾脏病学会常委兼副秘书长、血液净化学组副组长、上海市肾脏病学会主任委员。

他长期从事肾脏病和血液净化技术的临床和研究工作，在蛋白尿和血尿、IgA肾病、难治性肾病综合征、狼疮性肾炎、血管炎相关性肾炎、高血压和肾脏病、糖尿病肾病、难治性尿路感染和肾盂肾炎、药物肾损伤、急性肾损伤和急性衰竭、慢性肾脏病的肾脏保护、血液透析及相关技术治疗尿毒症和危重急性肾衰竭、血液净化新技术如免疫吸附和人工肝等方面，积累了丰富临床经验。主持和参与多项国家和上海市重大、重点项目，获得上海市科技进步奖。在国际和国内权威肾脏病杂志发表论文100余篇。参加多部重要教材和专著编写，包括医学院校教材《内科学》教材编写（为肾脏病学部分负责人）。

专家门诊：每周一、周四上午。

吴兆龙

教授、博士研究生导师。曾任中山医院肾内科主任，国际肾脏病学会会员、美国科学会会员、全国水电解质酸碱平衡组成员、上海市肾脏病学会委员等职务。

1992年获美国明尼苏达大学医学院肾脏病研究中心荣誉研究员。目前从事肾内科疾病的临床及基础研究，尤其是肾小球肾炎等各种肾脏病的诊断及治疗，急性肾功能衰竭和慢性肾功能衰竭的诊断及治疗，血液净化和肾移植的内科治疗及其基础研究，各种蛋白尿和血尿的鉴别诊断和治疗，内科腰酸痛诊断和治疗，高血压肾病的诊断和治疗，多囊肾的最新的内科治疗，肾盂肾炎、膀胱炎和尿道炎的治疗，糖尿病肾病治疗，狼疮性肾炎治疗，紫癜性肾炎治疗，乙肝相关性肾炎治疗，急性肾炎和慢性肾炎治疗，间质性肾炎治疗，急进性肾炎诊断及治疗，遗传性肾炎的诊断及治疗，IgA肾炎治疗和膜性肾病治疗，微小病变肾病治疗，系膜增殖性肾炎和局灶硬化的治疗，膜增殖性肾小球肾炎的治疗。

担任《临床肾脏病杂志》和《中国肾脏病杂志》编委。负责国家自然科学基金资助项目2项。发表论文130余篇，参与编写《一氧化氮医学生物学》、《胸腔疾病》、《实用内科学》、《辞海》、《家庭医学全书》、《肾脏病学》等10部专著。获卫生部科技进步二等奖3项、国家教委科技进步二等奖1项。培养硕士研究生和博士研究生14名。

专家门诊：每周一下午；高级专家门诊：每周四下午。

蒋金根

教授、硕士研究生导师。1969年上海医科大学毕业，留中山医院工作至今。1988年起主管肾脏移植内科方面工作。曾任科教处处长、网络中心主任。担任《中国临床医学杂志》常务编委、全国电子病历专业委员会委员、上海市医学会视听学会理事、上海市医学信息学会远程医学专业委员会主任等职务。

在肾移植方面：对肾移植后感染问题进行系列研究，国内首次发表“口服阿昔洛韦预防肾移植后病毒感染随机对照研究（66例）”和“肾移植后肺部弥漫性病变的诊断和治疗”等论文，在抢救肾移植后弥漫性肺部感染方面有丰富经验，获复旦大学临床成果二等奖。对于肾移植后少尿的鉴别诊断、慢性排异的治疗和亲属肾移植的治疗有独到的经验。在慢性肾功能不全、血液净化、难治性尿路感染、肾性血尿等方面著有研究论文，并善于中西医结合治疗肾脏病。

他主持的在国内最早开展的远程医学研究“远程医疗和远程教育系统的开发应用”，获上海市技协科技成果三等奖。他主持的继续医学教育工作也多次获奖，并为此获卫生部全国继续医学教育先进工作者。他参与编写《实用内科学》、《医院管理》等6本专著，担任《急诊工作规范》、《内科临床高级讲义》等副主编，担任《全国住院医师规范培训大纲》内科学分册主编。以第一作者发表论文70余篇，多篇被SCI收录。

专家门诊：每周二上午；高级专家门诊：每周三下午。

徐元钊

教授、硕士研究生导师，曾任中华肾脏病学会上海分会委员。

1993～1994年赴美国学习肾脏生理与药理和毒理，1996年赴新加坡学习医院管理。长期从事肾脏病临床、教学与科研，以及医院管理的实践与理论探索。临床工作涵盖了肾脏病学的诸多领域，如原发和继发性肾小球疾病、泌尿系统感染、小管间质疾病、囊性肾病、遗传性肾病、肾功能不全及其替代治疗（包括透析与移植）等，包括与其相关的临床和基础研究。曾发表论文数十篇（涉及前述诸领域），其中，“血液净化系列技术”获卫生部科技进步二等奖；“血液滤过”获中华医学会和卫生部优秀论文二等奖；“透析器重复使用”获上海市医学会四等奖。参编《实用内科学》、《中国医学百科全书》、《辞海》等权威著作多部，参编其他学术专著10余部。除本科学教学外，他指导硕士研究生20余名，参与指导博士研究生10余名，指导与参与指导医院管理硕士6名。

专家门诊：每周一上午；高级专家门诊：每周二下午。

钮善福

呼吸科教授、博士研究生导师，是享受国务院特殊津贴的专家。

1961年于上海第一医学院毕业，在中山医院呼吸内科工作。1981年赴瑞典歌德堡大学进修临床呼吸生理。曾任上海医科大学呼吸病研究所所长、肠病学研究室和呼吸科主任、中华医学会呼吸病学会委员和上海市肺科学会主任委员，现为全国麻醉和呼吸设备标准化技术委员会顾问、上海市呼吸内科临床质控中心主任。

从事呼吸系疾病的医疗、教学和科研工作近50年。擅长对慢性阻塞性肺病、危重支气管哮喘、心源性肺水肿、肺栓塞、急性脑损伤、急性呼吸困难窘迫综合征和阻塞性睡眠呼吸暂停综合征等患者呼吸衰竭进行呼吸系统的病理心理研究，指导对危重患者呼吸监护、合理利用机械通气治疗急慢性呼吸衰竭和呼吸疾病的康复等。曾承担国家“七五”、“八五”和卫生部“九五”项目的研究，使慢阻肺肺心病呼吸衰竭机械通气的病死率从65%分别降至25%和19%。研制成功多功能口鼻面罩（获国家专利），开展无创机械通气，为救治呼吸衰竭患者争取时间、缩短机械通气和减少呼吸机相关性肺炎，大大减轻了患者痛苦，挽救了患者生命，提高了生活质量。目前与有关单位协作研制出有自主知识产权、具国际先进水平的无创呼吸机。还担任高级干部保健工作，并作出了很好的成绩。

曾获卫生部科技进步奖2项、上海市优秀职务发明一等奖1项、2003年全国抗击“非典”全国先进个人、上海市劳动模范等荣誉称号。发表论文60余篇，参与副主编专著5部。

专家门诊：每周四上午；高级专家门诊：每周三上午。

何礼贤

呼吸科教授、主任医师、博士研究生导师、复旦大学呼吸病研究所所长、上海市院内感染质控制中心主任。学术团体任职有：中华医学会呼吸病学分会专家委员和感染学组长，中国医院协会医院感染专业委员会名誉委员，卫生部抗生素合理应用全国普及计划核心专家，中国食品药品监督管理局评审专家，以及20多家医学杂志编委、资深编委、顾问等。

长期从事呼吸病的医疗、教学和研究，擅长肺部感染和肺部疑难杂症的诊治。他与放射科合作，在国内率先开展支气管动脉介入治疗的研究和临床应用；在国内率先开展肺部感染的研究和建立肺部感染专业分支学科；最早参与我国医院感染控制与管理的开拓与建设。发表论文200余篇。出版学术专著：主编5部、副主编4部，参加编写60多部。获得教育部、上海市和中华医学科技进步二、三等奖6项。

专家门诊：每周二、周三下午；高级专家门诊：每周四上午。

白春学

呼吸科教授、博士研究生导师、中山医院呼吸科主任，中华医学会呼吸分会副主任委员、上海市医学会肺科学会主任委员、美国胸科学会科研促进委员会委员、美国胸科医师学院中国负责人。

1998年在美国加州大学旧金山分校完成博士后学业，回国后建立中国第一家“肺部肿瘤综合诊疗中心”、中国第一家“飞机和高原旅游健康门诊”和“肺真菌病门诊”，加上肺肿瘤靶向治疗门诊等，形成了12家成系统的呼吸专病门诊，使很多患者得到了科学有效的治疗。

他先后获得发明专利2项、实用新型专利3项。在国际上率先提出应用生物物理技术发展动态、适时、灵敏和高分辨的临床危重疾病监测方法，并开发出以其为基础的实时血氧分析仪雏形。此外还形成多项具有自主知识产权的转化医学成果，包括“无线传感肺量计”和“无创呼吸机”。其主持的科研课题，先后获得中华医学奖和国家科技进步奖，以及2次上海市优秀发明选拔赛优秀发明金奖。担任中国《国际呼吸杂志》和《呼吸新视野》杂志主编，并任英国《脏器功能不全》、美国《上皮生物和药理学杂志》及《中华结核和呼吸病杂志》、《上海医学》、《中国实用内科杂志》等杂志副主编，以及《中华医学杂志》中、英文版等多家杂志编委。

医疗擅长：肺肿瘤、慢性肺气肿、呼吸衰竭等呼吸病诊治。先后被评为上海市医学领军人才和上海市领军人才。牵头自然基金重点课题和多项国内外课题。发表中英文论著280余篇，其中SCI索引杂志论文38篇，影响因子累计150余分。主编《呼吸系统疾病诊断和鉴别诊断学》、《急性呼吸窘迫综合征》和《呼吸病诊治纲要和质控要求》。

高级专家门诊：每周一上午；专家门诊，每周四上午。

胡必杰

呼吸科教授、硕士研究生导师、复旦大学呼吸病研究所肺部感染研究室主任、中山医院感染性疾病科主任、医院感染管理科主任，中华预防医学会医院感染控制学会主任委员、中国医师协会医院感染控制专业委员会副主任委员、中华医学会微生物与免疫学分会临床微生物学组副组长。

长期从事呼吸病和医院感染医疗、教学、科研和管理工作。医疗擅长：各种肺炎、肺真菌病和医院内感染的诊治和支气管镜检查术。担任《中华临床感染学杂志》副主编。已发表论文100余篇，主编或参编29部学术专著。

高级专家门诊：每周一下午；专家门诊：每周二上午。

朱　蕾

医学博士、呼吸科教授、博士研究生导师、呼吸科副主任兼肺功能室主任，中华呼吸学会ICU与临床呼吸生理学组副组长、青年委员；是《中国呼吸与危重监护杂志》常务编委、《中华结核和呼吸杂志》、《中国实用内科杂志》、《中国危重病急救医学杂志》编委。

在国内较早开展无创机械通气治疗技术，参与中华呼吸学会《ALI和ARDS诊治指南》和《无创通气应用指南》的制定。医疗擅长：支气管哮喘、肺部感染、疑难呼吸病和危重病等的诊治和围手术期并发症的防治。他在国内首次提出了呼吸道和肺泡全程引流的概念和措施；率先证实左心衰患者可出现中心静脉压降低，机械通气有正性肌力作用。

他的研究项目曾获上海市临床医疗成果奖、卫生部科技进步奖和上海市优秀发明选拔赛三等奖、上海市优秀研究生成果奖及国家专利。发表科研论文100余篇。被评为上海医科大学“我心目中的好老师”和上海市优秀青年教师奖。主编《机械通气》（第一、二版）、《水、电解质与酸碱平衡紊乱》、《临床肺功能》、《临床呼吸生理学》。以执行主编承担全国科学技术名词审定委员会《呼吸病名词》的制定。

专家门诊：每周三上午、周四下午。

李善群

医学博士、呼吸科主任医师、硕士研究生导师，兼任中山医院睡眠呼吸障碍与鼾症诊治中心主任，上海康复医学会呼吸康复专业委员会副主任委员、中华医学会老年医学分会呼吸学组委员兼秘书、中华医学会呼吸分会睡眠呼吸学组委员、中华医学会上海呼吸分会睡眠呼吸学组副组长，上海市呼吸内科临床质控中心医学秘书、上海市青年联合会委员等职。

医疗擅长：呼吸生理、呼吸衰竭的抢救、机械通气的临床应用及呼吸监护、慢性气道疾病的规范化诊治、睡眠呼吸障碍性疾病的基础与临床研究等。作为主要成员，参与卫生部“八五”科技攻关；该项目获卫生部科学技术进步三等奖（第五完成人）。目前，主持和承担：上海市科委基础研究重点项目“睡眠呼吸暂停低通气综合征防治的应用基础研究”；复旦大学“985工程”科技创新平台建设项目——复旦大学脑科学研究院开放研究课题“睡眠呼吸障碍性疾病和睡眠觉醒调节的中枢和分子机制研究”；国际多中心临床研究项目（中山医院分中心）：CPAP呼吸机治疗对于OSAHS发生心脑血管疾病的长期干预作用等。作为第二参与者承担多项课题。以第一作者或通讯作者发表论文近30篇。参与9部医学专业书籍部分内容的编写。担任《睡眠医学》、《中国老年学杂志》杂志编委、《国际呼吸杂志》常委。培养研究生多名，其中已毕业硕士研究生3名、在读硕士研究生5名，协助科室其他导师指导硕士、博士研究生多名。曾被评为第二届复旦大学十大医务青年及中山医院优秀共产党员。

呼吸科睡眠呼吸障碍门诊：每周一下午；专家门诊：每周一、周二上午、周五下午；高级专家门诊：每周三下午。

贾友明

呼吸科教授、主任医师、硕士研究生导师，是享受国务院特殊津贴的专家。曾被授予中华医学会呼吸病分会杰出贡献奖。

主要从事肺部疾病的诊治和教学工作，对肺癌、肺弥漫性病变的鉴别诊断（如结节病、特发性间质纤维化）和纤维支气管镜的临床应用，有较丰富的经验。医疗擅长：肺癌的早期诊断和治疗，肺间质病、支气管病和肺结节病的诊断和治疗。

曾任中山医院呼吸科主任，中华医学会呼吸病学分会常务委员，上海市医学会呼吸病学会常务委员，上海市肺癌学组委员。曾任《实用内科》杂志、《中华内窥镜》杂志常务编委。参加高校统编教材《内科学》、《实用内科学》、《中国医学百科全书·呼吸病学分册》的编写。

三科专家（放射、普胸和呼吸科）门诊：每周三下午；高级专家门诊：每周一上午。

张敦华

呼吸科教授、主任医师、博士研究生导师。曾任中山医院肺癌研究室主任。

1965年7月于上海第一医学院医学系（6年制）毕业，在中山医院内科工作至今。主要研究和医疗专长：肺部真菌病的诊断和治疗；肺癌和胸部肿瘤的诊治；胸膜疾病的诊治和胸腔镜检查术及其在临床上的应用。

主持“胸腔镜检查在胸膜肺疾病诊断和治疗上的应用价值及其安全性研究”课题，获得1992年度卫生部医药卫生科学技术进步三等奖；主持“胸腔镜检术在诊断胸膜疾病和治疗顽固性气胸或慢性胸腔积液应用价值研究”课题，分别获得1997年度卫生部和上海市医药卫生科学技术进步三等奖。参加编写《实用内科学》、《呼吸病学》、《临床内科学》、《现代内科学》、《现代呼吸病学进展》、《现代纤维支气管镜诊断治疗学》、《内科危重病诊治》、《实用临床药物手册》等20余本专著。发表论文70余篇。主编《实用胸膜疾病学》专著1本，1999年获得卫生部医药卫生科学技术三等奖（著作奖）。先后培养硕士和博士研究生多名。

高级专家门诊：每周二上午、周五上午。

高育瑶

呼吸科主任医师、硕士研究生导师，是享受国务院特殊津贴的专家。曾任中山医院呼吸科副主任、肺病学教研室副主任，兼任上海医科大学附属金山医院呼吸内科主任、中华医学会结核病学会委员、上海市医学会肺科学会顾问和副主任委员、支气管内窥镜组组长、上海市医学会老年医学学会委员、肿瘤学会委员、亚太地区呼吸病学会会员等职。

曾成功开展留置肺导管治疗肺结核空洞百余例，纤维支气管镜检查术、经纤维支气管镜肺活检术及支气管肺泡灌洗术等1 000余例，是上海市或国内纤维支气管镜技术较早掌握和推广人之一。曾多次开办学习班及帮助数家医院建立此项检查技术，对呼吸系统疾病的诊断和治疗，以及肺癌的早期诊断方面取得较好的成果。曾任《中华结核和呼吸杂志》、《中国实用内科杂志》、《国外医学·呼吸系统分册》、《老年医学与保健》等杂志编委。在国内杂志上已发表数十篇论文，参编《实用肺脏病学》、《中国医学百科全书·肺病学》等专著8本。

高级专家门诊：每周二上午。

朱无难

消化科教授、主任医师、博士研究生导师、中山医院终身荣誉教授，是享受国务院特殊津贴的专家。曾任中山医院内科教研室副主任、消化科主任，历任中华消化病学会常委、上海市消化病学会副主委等职。

他在国内首先开展腹腔镜检查，一秒钟肝穿刺活检和自身腹水浓缩回输治疗肝硬化腹水。主要从事内科学及诊断学教学，以及消化系统疾病的临床及科研工作。医疗擅长：消化系统疾病的诊治。发表论文90余篇。

刘厚钰

消化科教授、博士研究生导师，是享受国务院特殊津贴的专家。曾任中山医院消化科主任、大内科副主任，上海市消化病学会主任委员、中华消化病分学会常委、中华消化内镜分学会常委、上海市内科学会委员、上海市肝病学会委员、卫生部肝炎防治专家咨询委员会委员、上海市卫生局药品评审委员会委员，以及世界胃肠组织委员会委员、上海市消化协会名誉主席等职。

1959年于上海第一医学院医疗系毕业，在上海中山医院工作至今。1981~1982年获WHO奖学金赴英国伦敦The Royal Free Hospital进修，在国际著名肝脏病专家Sheila Sherlock教授指导下进行有关病毒性肝炎发病机理及治疗的研究。

刘教授长期进行有关病毒性肝炎肝硬化、门脉高压及胃肠病的临床与研究工作，是我国消化内镜学会的创建人之一。几十年为我国消化内镜的诊断、治疗技术的临床应用与推广作出很大的努力，取得了突出成绩。

他先后主编《现代内镜学》，参编《实用内科学》、《现代胃肠病学》、《胃肠病临床药理学》、《内科学》等13本医学专著。发表论文90余篇。是国内14本医学杂志的编委，其中《肝脏》、《胃肠病学》、《国外医学·消化分册》等杂志为副主编。培养硕士研究生15名、博士研究生7名。曾获上海市科技进步奖二等奖1项、三等奖2项，以及福建省科技进步奖三等奖1项、卫生部科技进步三等奖1项。

特约专家门诊：预约。

王吉耀

消化科教授、博士研究生及博士后导师。曾任中山医院内科教研室主任、消化科主任。现任复旦大学上海医学院内科学系主任、复旦大学临床流行病学培训中心/循证医学中心主任、中华医学会临床流行病学会主任委员、中华医学会消化学会委员兼肝胆协作组副组长、中国临床流行病学工作网主席、中国医师协会循证医学专业委员会副主任委员、美国消化学会资深委员、美国肝病学会会员，《复旦大学学报》（医学版）、《胃肠病和肝病学》3本杂志副主编，以及《中华消化杂志》、《中国循证医学》等杂志编委。

她长期从事胃肠病及肝病的临床和实验研究。发表论文200多篇，SCI收录20余篇。研究成果获国家级和省部级以上科技进步奖10项，其中，"幽门螺杆菌"课题获2007年国家科技进步二等奖（第二完成人）；"肝纤维化研究"课题分别获2008年上海市医学科技一等奖、教育部科技进步二等奖、中华医学科技三等奖、上海市科技进步三等奖（第一完成人）。授予发明专利1项（第一完成人）。主编七年制规划教材《内科学》（2005年获全国优秀教材一等奖）和全国"十五"规划教材7/8年制《内科学》(2008年获上海市优秀教材一等奖）。负责的《内科学》列入国家级首批精品课程。她曾先后获得上海市"三八红旗手"、上海市优秀教育工作者、上海市高校教学名师、上海市高尚医德奖等荣誉称号。

高级专家门诊：每周一上午。

沈锡中

医学博士、消化科教授、主任医师、博士研究生导师、中山医院消化科主任，中华医学会上海消化专业委员会委员、中华医学会上海肝病专业委员会委员、中国中西医结合肝病学会委员。

主要从事慢性肝病、胃肠病的治疗和研究。医疗擅长：慢性肝病，尤其是乙型肝炎、肝硬化及其相关并发症，慢性胃肠道疾病等诊治。他具体负责中山医院消化科临床医疗工作，组织重危患者抢救，疑难病例讨论，具有组织实施大型抢救的能力。参与专家门诊及高级专家会诊中心工作。担任《胃肠病学》、《国际消化病杂志》、《世界临床药物》、《中华消化杂志》等多种学术刊物的编委。参与编写《实用内科学》、《内科疾病诊疗常规》等专著8部。承担国家"863计划"、自然科学基金等多项科研课题。完成的科研项目获得上海市科技进步二等奖、教育部科技进步二等奖、中华医学奖等多项奖项。发表学术论文50余篇。

专家门诊：每周二下午、周四上午；高级专家门诊：每周三下午。

张顺财

消化科教授、主任医师、博士研究生导师、中山医院消化科副主任。担任中华医学会上海肝病专业委员会委员、上海市感染病学会委员、上海市消化学会青年委员、国家自然基金评审专家、上海市科委评审专家、上海市医疗事故鉴定专家，以及《肝脏》杂志、《中国临床药学杂志》及《中华消化杂志》编委等职。

1993~1994年在日本金泽医科大学消化内科学习、工作1年。主要从事各种消化系统疾病的诊断和治疗，成功抢救了无数危重患者，包括急性或亚急性肝功能衰竭、消化道大出血、重症胰腺炎等。成功进行鉴别诊断数百例常规检查仍不明原因的症状、体征或实验室指标异常患者，如黄疸、转氨酶异常、低白蛋白血症、发热、肝肿大、腹水、腹泻、呕吐、腹痛等；成功诊治数百例跨科及本科疑难病例，如先天性淋巴管扩张症、POEMS综合征、胃及小肠淋巴瘤、肝小静脉闭塞症、Whipple病、良性复发性黄疸等；单独完成胃镜及肠镜检查已超过万例，并行多种内镜下治疗，包括息肉电切、曲张静脉套扎等。他主持"丙型肝炎高变区序列及其临床意义"、"反义TLR4核苷酸对内毒素血症小鼠的影响"2项课题获国家自然基金资助，并先后获上海市科委重点项目2项、上海市卫生局基金1项。发表论文60余篇。主编专著《消化系疾病诊断与鉴别诊断学》、《慢性肝病》等3部，参编专著6部。

专家门诊：每周一全天、周五上午；高级专家门诊：每周四下午。

陈世耀

医学博士、主任医师、硕士研究生导师。现任中山医院内科教研室主任、消化科副主任、内镜中心副主任、复旦大学临床流行病和循证医学中心副主任、上海市医学会临床流行病分会主任委员。

他曾在德国Essen大学医院、日本北里大学东病院等进修学习，在消化道疾病及消化内镜基础与临床研究领域内开展了很多工作，并积累了大量的临床经验；尤其是消化内镜诊断治疗技术掌握全面和熟练，如肝硬化食管静脉曲张套扎、胃底静脉曲张组织黏合剂注射治疗；息肉、黏膜下肿瘤处理、早期胃癌黏膜切除术；消化道狭窄扩张与支架置放术；内镜下胃十二指肠造瘘术；胰胆管造影及乳头肌切开、取石、扩张、引流技术等。近年来开展胃肠超声内镜技术、黏膜下肿瘤内镜下结扎术、早期食管癌胃癌和（或）黏膜病变内镜下黏膜剥离技术等，吸引了众多患者。

他先后获得：中山医院十大优秀青年；《循证医学与临床实践》复旦大学优秀教学成果三等奖（第三完成人）；国家科技进步二等奖（第四完成人）；第五届恩德思医学科学技术奖-杰出成就奖等荣誉。发表论文90余篇，其中第一作者30篇。参编专著15部。他还兼任中华医学会临床流行病学分会常委兼学术秘书、中华医学会消化分会幽门螺杆菌学组成员、上海市医学会消化病分会青年委员及胃肠动力学组副组长、上海市医学会消化内镜分会委员、超声内镜学组副组长等职。

高级专家门诊：每周二上午。

傅志君

消化科教授、主任医师。曾任中山医院诊断学教研室主任、复旦大学上海医学院临床诊断学系主任。

1965年毕业于上海第一医学院医疗系，长期从事临床医疗和教学工作，对胰腺疾病进行了深入的研究，对消化系统疾病的诊治有丰富的临床经验，诊断了许多疑难病例和早期胃黏膜内印戒细胞癌、巨球蛋白血症、土拉杆菌病、肝淀粉样变性等疾病；抢救治愈了许多危重患者，如金黄色葡萄球菌败血症和克雷伯肺炎杆菌败血症并发多发迁徙性脓肿、消化道大量出血、昏迷等患者。

她主编《腹痛》、《胆道疾病的防治》、《临床诊断基本技术操作》、《消化系统症状鉴别诊断学》等医学书籍7本。参编《实用内科学》、《临床内科学》、《诊断学》、《大辞海》等书籍20余本。在全国性医学杂志上发表论文40余篇。曾先后获"教育卫生奖"和"师德师风优秀教师"等奖项。医疗作风严谨、细致、踏实。

高级专家门诊：每周三、四上午。

张希德

消化科教授、主任医师，是享受国家特殊津贴的专家。

从事临床医疗、教学、科研40余年，对内科疑难杂症的诊治有丰富的临床经验，擅长胃、肠、肝、胆、胰疾病及功能性胃肠病的诊治。

在国内首先报道利用内科方法诊断并治愈结核性肝脓肿、成功抢救急阳性妊娠脂肪肝并于2年后生育一女婴，以及首先报道Reye's综合征等。曾完成胃镜检查数万例。担任《现代内镜学》副主编。主编的《内科临床思维》被教育部列为面向21世纪教材；主编的《内科治疗矛盾》获卫生部科技进步奖。此外还主编了《实用临床药物手册》、《腹泻的防治》、《家庭用药手册》、《疾病自测》等书籍4本，参编《实用内科学》等书籍多部。发表学术论文30余篇，其中"腹水浓缩回输术治疗晚期血吸虫病"获上海科技进步奖。曾获国务院特殊津贴、卫生部优秀教师奖、上海市教委育才奖和教学成果奖、上海医科大学教学先进及中山医院医德奖等多种奖励。

高级专家门诊：每周一下午、周五上午。

夏德全

消化科教授，硕士研究生导师，是享受国务院特殊津贴的专家。1955年毕业于上海第二医学院；1961年在上海中医学院中医研究班学习3年。曾参加编写《实用内科学》、《病毒性肝炎研究进展》、《活血化瘀研究进展》、《中国医学百科全书·消化系分册》等著作，发表论文20多篇。对消化系统疾病的诊治尤其是中西医结合治疗肝病有丰富的经验。

高级专家门诊：每周二下午。

汪 昕

神经内科教授、主任医师、博士研究生导师、神经内科主任、中山医院副院长，中华医学会神经分会委员、上海市神经科学学会理事、中国癫痫协会理事、上海市康复医学会心身医学专业委员会副主任委员。

他1984年于西安第四军医大学毕业，在四军大附属医院神经内科工作。1991年转业到中山医院，参加神经内科成立的筹备至今。1997～1998年赴美国主要从事癫痫病学的临床及电生理研究。长期从事癫痫、脑血管病的临床与基础研究工作。医疗擅长：神经系统疑难杂症，尤其对癫痫的影像诊断、难治性癫痫的治疗及妊娠癫痫、癫痫的抑郁状态等治疗方面积累了丰富的临床经验。先后发表论文70余篇，参加编写专著8部。担任《中华中西医杂志》常务编委和《中国神经精神疾病杂志》、《中国临床神经科学杂志》、《中华神经医学杂志》、《中华现代临床医学杂志》、《中华现代影像学杂志》、《亚洲癫痫》等10多本杂志的编委。是国家级和上海市级继续医学教育项目、上海市卫生系列高级专业技术职务任职资格、国家科技进步奖初审、国家自然基金和上海市科委立项基金的评委等。同时，作为课题组负责人主持和承担了大量的国家、上海市等科研项目，其中"脑循环血液动力学分析方法及仪器"项目获上海优秀发明竞赛一等奖、"脑循环理论、方法与临床"课题获国家教委发明奖二等奖、"颅外段颈动脉硬化闭塞症的临床调查和外科治疗的研究"获上海市科技进步二等奖。荣获"上海市卫生局先进工作者"和"复旦大学优秀教师"称号。

专家门诊：每周一上午；高级专家门诊：每周四上午。

钟春玖

医学博士、教授、主任医师、博士研究生导师、神经内科副主任，上海医学院临床技能学习中心主任、世界卫生组织健康教育基地帕金森病专业委员会专家组成员。

先后接受"国际脑研究组织"资助，参加"亚太地区神经科学博士后培训班"和"美国心脏协会"邀请，赴美国参加"高级循环急救"导师班学习。

医疗擅长：神经系统疑难杂症和急危重症的诊治。有关运动障碍和韦尼克脑病的临床研究论文先后发表在《欧洲神经病学杂志》（同期配发编辑部评论）和《美国神经放射学杂志》上。研究方向：痴呆（包括老年痴呆）、运动障碍（包括帕金森病）的诊断、发病机制与治疗。先后获国家自然科学基金、国家新药重大专项基金、上海市重大和重点科技基金项目资助。在《神经化学杂志》（美国）、《疾病神经生物学》（美国）、《欧洲神经病学杂志》、《美国神经放射学杂志》、《神经科学通讯》（美国）等国内外权威学术期刊发表临床与基础研究论文40余篇，参与学术著作编写4部，获上海市卫生局科技成果二等奖1次、国家发明专利2项、正在申请国家专利2项（已公开）。

高级专家门诊：每周二上午；专家门诊：每周一全天。

朱文炳

神经内科教授。曾任中山医院神经内科主任、中山临床医学院神经病学教研室主任，中华医学会上海分会体外反搏研究会副主任委员、中华医学会上海分会神经病学会学术委员，兼任华山医院医教处处长等职务。曾为组建中山医院神经内科做了很多工作。医疗擅长：神经系统疑难杂症的诊断和治疗。他参加编写《实用内科学》、《实用神经病学》、《神经病学》、《神经病学基础与临床》等专著，发表30多篇论文。

高级专家门诊：每周一、二上午。

高 鑫

内分泌科教授、主任医师、博士研究生导师、内分泌科主任、中山医院副院长、复旦大学－依拉斯姆斯医学研究中心主任、内分泌糖尿病研究所副所长，中华内分泌学会常务委员、中国医师学会内分泌分会副会长、上海市内分泌学会副主任委员、美国糖尿病学会会员、国家食品药品监督管理局（第二届）药物评审专家库专家、临床药理基地中山医院内分泌代谢专业负责人。

她1982年毕业于上海医科大学医学系，分配在北京协和医院内科工作。1987年7月毕业于上海第二医科大学肾脏病专业，获医学硕士学位。同年7月进入中山医院内科任住院医师，1989年任主治医师。同年我院内分泌科成立，高教授成为中山医院内分泌科首批工作人员之一。2001年担任内分泌科主任后，在临床上开展了多项新技术，包括组织科内开设了10项专科门诊等，深受患者欢迎。她临床上主要从事内分泌及代谢疾病的诊断治疗和研究，并积累了丰富的临床诊治经验。医疗擅长：肥胖、糖尿病、脂肪肝、甲状腺疾病、肾上腺疾病、垂体疾病、内分泌高血压等疾病的诊治和研究。

她承担和参加国家和地方科研项目多项，包括国际合作项目。曾获得上海技术发明二等奖，上海卫生科技二等奖、教育部科技进步二等奖等奖项。担任《中华内分泌代谢杂志》编委、《国际内分泌代谢杂志》等多家杂志编委等职务。发表论文80余篇，参编著作近10部。先后指导硕士研究生10余名、博士研究生8名。目前指导在读博士研究生6名、八年制学生2名。获得复旦大学首届“研究生心目中的好导师”荣誉称号。

高级专家门诊：每周三上午、周四上午。

石凤英

内分泌科教授。曾任中国医师协会康复医师分会第一届委员会常务委员、中国康复医学会老年病专业委员会副主任委员、上海市康复医学会常务理事、上海市康复医学会糖尿病专业委员会主任委员等职。

1988年赴瑞士苏黎世大学医院进修多年，从事内科临床和实验研究；2002年赴美国华盛顿大学进修老年病及脑卒中的康复。曾任中山医院康复医学科主任、上海市中西医结合康复医学研究所所长、内科教研室主任等职。具有内科内分泌专业和康复医学的综合临床专业知识，尤其对甲状腺疾病、糖尿病及其并发症、肥胖症、厌食症、骨质疏松症、脑卒中等老年病的康复有丰富的临床经验及研究。主编《老龄化与老年医学新进展》和卫生部规划教材《康复护理学》，参编《现代糖尿病学》、《实用内科学》、《心血管病学新理论与新技术》等专著6部。作为主要负责人完成了“脊髓型颈椎病的临床和实验研究”的上海市科委课题。

高级专家门诊：每周一、周二上午。

姚君厘

复旦大学上海医学院授课教授、内分泌科主任医师。历任中山医院内科教研室副主任、内科医学一部副主任、上海市糖尿病学会委员、上海市临床受体学会委员、《医师进修杂志》编委等职。1998年4月至10月在美国费城Thomas Jefferson大学医学院内分泌科进修学习。在医学领域，致力于糖尿病及其并发症和甲状腺疾病等内分泌代谢性疾病的诊断与治疗。发表学术论文20余篇，所著论文多次在全国内分泌学术会议和国际华夏内分泌学术会议上作发言交流。参编《实用内科学》第十版至第十三版，以及《现代糖尿病学》、《糖尿病现代治疗学》、《内分泌系统疾病的诊断与鉴别诊断》、《现代内科疾病诊断与治疗》等医学专著多部。

专家门诊：每周二、五上午；高级专家门诊：每周一、三下午。

祝墡珠

内科学教授、硕士研究生导师，全科医学科主任，中华医学会全科医学分会主任委员、中国医师学会全科医学分会副主任委员、上海市医学会全科专业委员会主任委员、上海市全科医学教育培训中心副主任、复旦大学全科医学系主任和全科医学培训中心副主任、《中华全科医师杂志》和《中国全科医学杂志》编委、卫生部专业技术资格考试专家委员会委员、上海市高级职称评审委员会全科医学组组长。

医疗擅长：内科常见及疑难病的诊治及全科医学教育与培训工作。1989年作为访问学者赴澳大利亚医院学习。2000年起，率先在全国范围内开展和负责全科医师的规范化培训工作。发表论文、论著49篇。主编和参编包括卫生部及国家级规划教材多本。主持包括2008年上海市公共卫生三年行动计划全科医学重点学科建设项目等8项课题。先后获上海医科大学教学先进个人、上海市“三八红旗手”，复旦大学医学院教育教学改革先进个人等称号。

高级专家门诊：每周四上午。

徐建民

血液科教授、硕士研究生导师，中华医学会上海分会血液学会委员、中华医学会上海分会感染与化疗学会委员、中华医学会血液学会止血与血栓组成员、中华医学会中华医学杂志编委会血栓栓塞性疾病防治专家委员会委员、上海市卫生局高级职称评审委员会内科组委员、卫生部和上海市继续教育项目评审委员、上海市医学会医疗事故技术鉴定专家组成员和上海市政府采购咨询专家委员会委员。

曾二次赴日本大阪国立心血管病研究中心研究所、日本九州岛大学理学部生化系人体高分子研究室，专门从事出凝血机制的研究。所从事的研究领域有：① 血栓性疾病研究：止血与血栓的机制、体外反搏作用机制、溶栓疗法的血液监护、蚯蚓溶栓药物的临床研究；② 造血干细胞移植研究：外周血干细胞移植、纯化和多药耐药基因修饰；③ 细胞凋亡研究：细胞凋亡与多药耐药、多药耐药的逆转。其中参加国家卫生部课题“蚯蚓中有效成分的提取、纯化及其在血栓治疗中的药理及临床研究”，曾获上海市卫生局科技成果三等奖，并获得上海市卫生局颁发的上海市医学科技贡献证书；“赤子爱胜蚓蚯蚓纤溶酶的提取纯化和生化特性”获上海市科委优秀论文三等奖。担任《实用内科学》、《血栓与止血杂志》、《中国新药与临床杂志》、《中国抗感染化疗杂志》、《中国临床医学杂志》等杂志编委、《中华医药杂志》英文版常务编委、《中华临床医师杂志（电子版）》特邀审稿专家等职。参与《实用内科学》、《血液肿瘤学》、《临床肿瘤手册》、《自我保健指南》等10余本专著的编写。目前作为第一和第二作者，发表论文40余篇，部分被国际权威文摘刊物收录。

专家门诊：每周四上午；高级专家门诊：每周三下午。

程韵枫

血液学研究员、复旦大学特聘教授、博士研究生导师，是中华医学会肿瘤分会青年委员、美国血液学会会员。

2004年毕业于香港中文大学医学院，获血液学博士学位。2004～2007年在美国国家卫生研究院，从事博士后研究。主要研究血液疾病的免疫机制，包括免疫性血小板减少的机制及治疗、再生障碍性贫血的机制及治疗。首次采用大剂量地塞米松治疗初发的原发性血小板减少性紫癜，在国际高水平SCI收录英文期刊上发表了论文5篇，包括《新英格兰医学杂志》、《美国医学会杂志》等，影响因子合计近90分，总引用次数110余次。获得留学回国启动基金，2009年入选上海市浦江人才计划，2009年获国家自然科学基金1项。

专家门诊：每周三上午、周四下午。

王宝珍

教授、硕士研究生导师。曾任上海市医学会血液分会委员、中山医院血液科副主任。

她首先在中山医院开展了造血干细胞移植及脐血移植，成功地抢救了造血肿瘤如淋巴瘤、急性白血病等急性再生障碍性贫血80多例，使患者延长了无病生存期，甚至有的达到了治愈。并且研究了光净化自身造血干细胞及双移植，以减少造血干细胞移植后肿瘤复发率及延长无病生存期。对AT3活性及抗原临床应用意义，以及老年人的AT3抗原活性及正常值进行了研究。对肿瘤耐药机制进行了研究，并对克服耐药的方法进行探讨；同时对白介素-2在肿瘤缓解期及复发期定量改变的临床意义进行研究。临床上对血液科疾病诊断和治疗具有丰富的经验，尤其是血液肿瘤如白血病、淋巴瘤、骨髓造血紊乱综合征、骨髓增生性疾病、骨髓瘤等。发表了论文80多篇，参与编写《实用内科学》、《血液肿瘤学》、《血液病的诊断与鉴别诊断》、《临床内科学》、《妇产科的理论与实践》，以及血液科科普文章6篇。

高级专家门诊：每周四下午。

蔡映云

教授、博士研究生导师、中山医院老年病科主任、复旦大学呼吸病研究所副所长。曾任中山医院诊断学教研室、内科学教研室副主任及肺科副主任；兼职中西医结合学会上海呼吸专业委员会名誉主任委员、上海市药学会药物治疗专业委员会副主任委员和上海市老年学学会老年医学与保健专业委员会副主任委员。

1969年毕业于上海第二医学院医学系。1981年在上医附属中山医院呼吸科完成研究生学业，获硕士学位，毕业后留中山呼吸科工作。1987年由卫生部公派赴日本国立鸟取大学医学部作访问学者一年。

医疗擅长：气道、肺和胸膜疾病及老年呼吸病的诊治，并积累了丰富的临床经验。参加“七五”攻关、“八五”攻关、卫生部和上海市科委等10多项科研课题的研究工作。曾获卫生部科技进步三等奖（第三完成人）、上海市卫生局科技进步三等奖（第一完成人）、卫生部科技进步三等奖（第四完成人）、上海市科技进步三等奖（第一完成人）、复旦大学教学成果二等奖（第一完成人）、复旦大学教学成果二等奖（第一完成人）。担任《临床内科杂志》、《药学服务和研究》、《上海医药》、《中国呼吸与危重监护杂志》、《临床合理用药杂志》、《中国执业药师》杂志和《中国临床药学杂志》编委。发表论文100多篇、综述100多篇。主编专著7本、副主编专著5本、参编专著30多本。

专家门诊：每周一全天、周三下午。

胡　予

医学博士、临床流行病学硕士、主任医师、硕士研究生导师、中山医院老年病科副主任，是复旦依拉斯姆斯研究中心“上海长风研究”的项目负责人之一，上海市医学会老年学会委员、第四届中华医学会糖尿病学会青年委员和上海市糖尿病学会青年委员。

从事内分泌专科及内科临床和科研工作多年。医疗擅长：糖尿病、高血压、高血脂、骨质疏松、甲状腺等疾病的诊治。致力于高血压、血脂异常、糖尿病及其相关大血管病变的研究。先后建立了梯度凝胶法测定小而密LDL的方法，参与了多项国内外大型的多中心研究，是国家“十五”、“十一五”课题的主要参加者之一。获得国际临床流行病网络（INCLEN）“青年研究者”奖，承担国际课题1项、横向课题5项。担任《中华老年医学杂志》、《中华老年多器官疾病杂志》编委，*Diabetic Research and Clinical Practice* 及多本国内杂志审稿人等职务。

专家门诊：每周一上午、周三全天。

谢瑞满

医学博士、教授、主任医师、硕士研究生导师。

毕业于浙江大学和上海医科大学，1993年获得临床神经病学博士。1998~1999年先后在美国斯坦福大学和哈佛大学神经科学习和工作。

医疗专长：神经内科疑难杂症、中风防治与神经康复、神经影像学，以及老年痴呆、震颤、骨质疏松、高血脂、高血压防治等方面。

主编《实用神经内科学》和《实用老年痴呆学》。参加和完成国家“七五”至“十五”攻关研究课题，以及国际合作项目10余个。是国家自然科学基金、教育部博士点/回国人员基金评审专家、中华老年医学会全国青年委员、中国老年保健医学会委员暨中国中老年保健网编委，美国国际华人医学家心理学家联合会委员，美国《国际中华神经精神医学杂志》副总编辑，美国神经病学会外籍会员兼 *Neurology* 特约审稿，美国科学促进会会员，《中华医学杂志》中英文版等6本杂志的特约编委。

专家门诊：每周二上午，周一、四下午；高级专家门诊：每周三下午。

杨蕊敏

教授、主任医师、硕士研究生导师。曾任中山医院老年病科主任。现任《老年医学与保健杂志》副主编等15项学术职务。

长期从事内科的临床诊断和治疗，以及高级干部医疗保健工作，在临床上积累了丰富的诊治经验。曾获上海医科大学优秀教师奖、上海市干部保健工作先进个人奖。参加《实用内科学》编著等6项，发表论文（第一作者）80篇。

专家门诊：每周二、三、六下午，周五、六上午。

季建林

教授、硕士研究生导师。现任复旦大学上海医学院精神卫生学系主任、中山医院心理医学科主任，上海市医学会行为医学专业委员会主任委员、中西医结合会心身医学分会主任委员，上海市心理卫生学会副理事长，中华医学会行为医学分会和心身医学分会常务委员，中国心理卫生协会理事暨危机干预专业委员会副主任委员。

1997年破格晋升为教授。在治疗、自杀预防与危机干预方面积有大量的临床经验。曾先后赴英国牛津大学（1991~1992年）和美国哈佛大学（1998~1999年）学习和工作。在国内外专业学术刊物上已发表150余篇文章（其中SCI英文文章10余篇），参加国内外50余部专著和教材的编写和翻译。作为主编的代表著作有：《精神医学》、《心理治疗与咨询的伦理学问题》、《自杀预防与危机干预》；联合主编的著作有《抑郁障碍诊疗关键》、《综合医院精神卫生》，以及医学心理学（第三、四版）。还撰写了大量科普文章发表在各类杂志报纸上。编写科普读物《心理咨询——身心健康必读》一书。

专家门诊：每周一下午；高级专家门诊：预约。

秦万章

皮肤科教授、研究生导师、中山医院荣誉教授，是享受国务院特殊津贴的专家。曾任中山医院皮肤科主任、国家中医高级职称晋升带徒导师、上海市名中医，兼任中华人民共和国卫生部药品审评委员会委员、全国及上海市红斑狼疮研究协作中心主任委员、全国雷公藤研究协作中心主任委员。历任中华医学会皮肤性病专业委员会副主任委员和中国中西医结合皮肤性病专业委员会主任委员、名誉主任委员等职。

1957年毕业于上海医科大学。1964年毕业于卫生部西医学习中医研究班。学贯中西，主要从事中西医结合治疗红斑狼疮等自身免疫病及有关银屑病、痤疮等皮肤病的临床和实验研究。率先在全国开展活血化瘀的研究，并专注于雷公藤的研究。积极开展国际科研协作，成绩卓著，影响涉及国内外。其科研成果曾获得卫生部科技成果二等奖、全国科学大会奖、上海市科委科技进步奖。在国内外发表论文200余篇，主编《中西医结合皮肤病研究》等专著10部。担任《中国中西医结合皮肤性病学杂志》主编，《皮肤科时讯》总主编，《中华皮肤科杂志》、《临床皮肤科杂志》等10余种杂志编委。2次获得全国中西医结合先进工作者称号。多次在国际会议上发表论文，并主持国际会议。科研成果受到国际科技界的重视，其突出的成就被收入英国剑桥、美国北卡国际传记中心的《世界名人录》，收入世界有杰出贡献的人物之列。

高级专家门诊：每周三上午。

李　明

医学博士、皮肤科教授、主任医师、博士研究生导师、中山医院皮肤科主任、上海医学院皮肤病与性病学系副主任。担任中国皮肤科医师协会执委、中国中西医结合学会皮肤科分会常委和免疫性皮肤病学组组长、上海市中西医结合学会理事和皮肤科分会副主任委员、上海市医学会皮肤科分会委员。

1982年于上海医科大学毕业，在中山皮肤科从事皮肤科医疗、教学、科研工作。1997～1998年在美国圣地亚哥Scripps研究所研修自身免疫性皮肤病。医疗擅长：中西医结合诊治系统性红斑狼疮、皮肌炎、系统性硬皮病、混合性结缔组织病等自身免疫病，以及荨麻疹、湿疹、皮炎等过敏性皮肤病。尤其对红斑狼疮和硬皮病发病机制、系统性红斑狼疮病情复发预报、滋阴清热中药治疗系统性红斑狼疮、系统性硬皮病中药治疗等方面做过较深入研究。指导过10名硕士研究生、8名博士研究生。作为课题负责人，主持过2项关于结缔组织病的国家自然科学基金课题研究。在国内外专业杂志发表论文100余篇，2009年主编出版《结缔组织病皮肤表现图鉴和诊疗精要》。担任《中华皮肤科杂志》、《国际皮肤性病学杂志》、《中国皮肤性病学杂志》、《中国麻风皮肤病杂志》等8个皮肤科杂志的编委。

专家门诊：每周三上午、周四上午；高级专家门诊：每周二上午。

吴文媛

皮肤科主任医师。曾参加中国皮肤科学会湖南省分会、中国科学技术协会湖南省分会、中国中西医结合学会上海市分会。长期从事皮肤病的临床诊断和治疗。发表论文10余篇，参加编写著作5本，发表科普作品10余篇。参与的主要科研项目曾获中国医学科学院科技进步奖、上海市科学技术三等奖等。

高级专家门诊：每周一下午。

姜立本

教授、研究生导师、中山医院荣誉教授，上海市中西医结合康复医学研究所和上海市红十字康复医学研究所名誉所长、上海台海医疗服务中心主任。曾任中山医院副院长、中山临床医学院副院长、中山康复教研室和康复医疗研究中心主任、上海市中西医结合康复医学研究所所长、中残联康复协会常务理事、中国神经伤残康复研究会副理事长、中国脊髓损伤研究会副会长、上海市康复医学会副会长、国家食品药品监督管理局评审专家等职。

他1957年毕业于上海第一医学院医疗系。1982年赴法国学习骨科及康复治疗。医疗擅长：功能重建外科、神经系统与运动系统伤残的康复治疗。从事骨科和康复专业已逾50年，积累了丰富的临床经验。在国内率先提出连枷腿的综合治疗方案；较早地开展带血管骨移植及人工关节置换。对断肢再植大面积烧伤的治疗做了一些开拓性的工作。1998年曾应台湾中国医药学院邀请赴台讲学。近阶段在严重创伤的救治和发展现代康复医学领域做了一些努力，在中国残疾人康复协会、小儿麻痹后遗症研究会的介绍中被列为有突出贡献的委员。发表主要论文30余篇，其中《带血管蒂髂骨移植的研究》一文为国内首篇报道。参编专著20余本。还被邀请参加美国杜克大学骨科主编《复合组织及显微外科图谱》一书编写。担任《肩关节外科学》、《康复医学诊疗规范》、《小儿麻痹后遗症的矫形与康复》等书的副主编、《中国矫形外科》等6本杂志的编委。

高级专家门诊：每周一上午。

盛丹菁

妇产科教授、硕士研究生导师，是享受国务院特殊津贴的专家。

长期从事妇产科工作，擅长妇产科的各种手术治疗等。曾发表文章32余篇，出版专著19余本，主编3本，参编23本，撰写科普短文100余篇。曾获全国妇幼卫生先进工作者。曾担任中山医院妇产科主任，中华医学会妇产科专科委员会副主委、上海市医学会妇产科专科委员副主委。现任上海市慈善委员会万人慈善医疗救助项目医学顾问、上海市闵行区卫生局医药顾问、上海市产科质量管理中心专家委员会委员等职。

高级专家门诊：每周四上午。

杨来春

教授、硕士研究生导师。曾任中山医院妇产科主任、腹腔镜诊疗中心副主任、上海市生物医学工程学会理事、上海市医学会妇产科专科委员会副主任委员、《中华现代外科学杂志》常务编委等职。发表论文35篇。参加编写《中国临床医学》、《中国现代医学实践》等书籍3册，以第一主译完成世界权威性医学著作《铁林迪妇科手术学》。

专家门诊：每周五上午；高级专家门诊：每周五下午。

常荣先

教授、主任医师、硕士研究生导师。曾任中山医院耳鼻喉科主任，上海医学会耳鼻喉科学会委员等职。擅长耳鼻喉科的各种手术治疗，尤其是头颈部肿瘤的治疗。他在上海市率先开展了空肠移植重建喉咽治疗晚期喉咽癌手术，并获培林医学一等奖。参与《耳鼻咽喉头颈外科手术学》等4部专著的编写。

专家门诊：每周二下午。

黄德铭

教授、硕士研究生导师。曾任中山医院急诊科主任、中国急诊急救医学杂志编委委员、上海市传统医学会急诊医学专业委员会副主任委员、中华急诊医学会、上海市急诊医学分会委员等职。

1964年起投入临床医疗工作，至今40余年。1985年起，由血液内科转行至急诊急救医学专业，为中山医院急诊科的建立、急诊急救医学之医疗、教学和科研工作的开展作出了应有的努力。在急诊急救医学领域工作的14年中，除了成功救治急性重症血小板减少症、粒细胞缺乏症，以及急性栓塞性溶血性贫血综合征等血液系统危重急症外，还面对了诸多心、肺、脑重要脏器急救和多器官功能不全综合等的急救，其中不乏令人鼓舞之成功病例，曾屡被各种媒体所报道。

在新兴的急诊医学领域内，曾根据本科实际情况，开展了三级查房、各类实习及进修人员的培养和教学工作，为建立急诊急救队伍做出了努力，曾获市级教育奖励。争取了市科学基金的资助，开展了“有关脑梗塞形成之蚓激酶治疗的探讨”、“全球性高血压与脑梗塞的流行病学中国地区上海范围的调查研究”等相关科研工作。发表相关急诊医学论文10余篇。

高级专家门诊：每周二上午。

顾月英

主任医师。历任中山医院职防科主任。长期在临床第一线工作，曾发表论文《急性早幼粒细胞白血病的染色体研究》、《恶性组织细胞染色体研究》等20余篇。参与编写《实用内科学》、《全身血液进修班教材》等大型教科书。

高级专家门诊：每周五上午。

蔡则骥

内科教授。历任中山医院诊断学教研室主任、金山医院院长、全国医学院校诊断学指导委员会委员、上海医科大学教材委员会、学术委员会委员等职。发表学术论文40余篇。主编与参编大型教科书、参考书及科普书10多部。先后荣获“中山医院先进工作者”、“复旦大学优秀教师”等荣誉。

高级专家门诊：每周六上午。

黄培志

教授、主任医师、硕士研究生导师。历任中山医院急诊科主任、中华医学会上海市急诊医学专科委员会委员、上海市医学会危重病专科委员会委员等职。

主要从事心肺脑复苏、急性肺损伤、脓毒症等急诊、危重病的临床急救和实验研究。在国内较早开展低温闭胸心肺转流行心肺复苏的实验研究、心脏骤停后脑损伤的实验研究，以及黄芪对内毒素致急性肺损伤的保护作用、银杏叶提取物对缺血/再灌注损伤神经元的保护作用等研究。近年完成多项科研课题。在国家级学术刊物发表急诊、急救相关的论文约20篇，主编或参编急诊、急救著作和教材7部。曾任《中国急救医学杂志》编委，目前继任《中华急诊医学杂志》通讯编委。

蔡定芳

教授、博士研究生导师、中山医院中医/中西医结合科主任，是首届全国中青年医学科技之星、国家中医药管理局“优秀中医临床人才”、上海市医学领军人才、上海市领军人才、国家科学技术奖评审专家。

1988年毕业于南京中医药大学，获博士学位。日本国德岛大学医学部访问学者、日本富山医科药科大学博士后。担任复旦大学中西医结合系副主任、复旦大学中西医结合研究所副所长、中西医结合研究所神经病学研究室主任、中国中西医结合学会常务理事、中国医师协会中西医结合分会常务理事、上海市中医药学会神经内科分会主任委员、上海市中医药学会综合性医院中医发展分会主任委员、上海市中西医结合学会常务理事、上海市中医药学会常务理事等职务。

熟练掌握中西医结合坚实宽广的基础理论和深入系统的专门知识。擅长神经内科疾病的中医/中西医结合治疗与研究，尤其在急性脑血管病、帕金森病、睡眠障碍等治疗领域，有着丰富的临床经验。长期工作在医教研第一线，并取得成绩。承担中日合作攻关、国家自然科学基金、国家“十一五”科技攻关、卫生部、教育部等多项研究课题。多次参加国内外学术会议得到有关专家的好评。以第一作者在国内外医学期刊（含SCI）发表学术论文120多篇，著作11部。获省部级科学技术奖5项。指导毕业的硕士研究生、博士研究生、博士后23名。

专家门诊：每周一全天、周五上午。

唐辰龙

教授、主任医师。曾任中山医院中医科主任、《临床医学》杂志编委等职。

1963年南京医科大学医学系毕业，1974年上海中医药大学第五届西医脱产学习中医班结业。主要从事肿瘤的中西医结合临床研究工作。擅长肿瘤的中西医结合治疗。1985年参加了“小肝癌的诊断与治疗”研究工作，该项目获国家科技进步一等奖。参加了《原发性肝癌》、《中医治疗疑难杂病秘要》等多本专著的编写工作，主编《中医学》教材1本，发表论文“中医舌象（舌质）与原发性肝癌的临床联系”、“原发性肝癌中医辨证分型与临床有关因素的联系”、“随机分组对照原发性肝癌中医辨证论治与中药合并化疗的疗效观察”、“原发性肝癌的中医中药治疗”等20余篇。

高级专家门诊：每周三上午。

戴豪良

教授、研究员、硕士研究生导师，中西医结合研究室、中医学教研室主任，中国中西医结合学会诊断学专业委员会副主任委员，上海市中西医结合学会诊断学专业委员会主任委员。

上海第一医学院研究生院毕业，并师承姜春华、陈泽霖教授学习中医。在临床上，对消化系统疾病（慢性胃炎、肠炎、溃疡等）、自身免疫性疾病（红斑狼疮、复发性口腔溃疡、干燥综合征、周期性发热等）及不育症采用的中西医结合治疗，有一定的疗效。擅长于“望舌诊病”。有关舌诊的研究：“舌苔的电子显微镜研究”、“光剥舌的综合研究”、“青紫舌及血瘀证”等方面的研究课题，多次获卫生部、上海市科技成果奖。在国内首先开创应用病理解剖学的形态学研究手段，对各种典型的中医“证”型病例进行病理学分析和讨论，积累了丰富而系列的资料，为中医“证”的病理学研究奠定了基础。

在国内外杂志上已发表百余篇论文，专著《融汇中西医诊治精华的理论与实践》，提出模糊医学概念并创建了中西医结合理论的新框架，通过举办学习班等形式在国内及日本等地进行学术交流，得到了钱学森教授等国内外学者的欢迎和好评。科普专著《饮食宜忌手册》实用且有效，受到广大病员欢迎。

专家门诊：每周一上午；高级专家门诊：每周四下午。

张　禾

教授、主任医师。2001年赴北美考察，并在加拿大温哥华进行中医讲学和临床治疗工作，被聘为加拿大中国中医药集团高级顾问。

上海医科大学毕业后，在成都中医学院西医离职学习中医班进修。此后40多年一直从事中西医结合临床工作，并结合临床开展中西医结合的科研和教学活动。擅长中西医结合治疗肿瘤，在消化道、妇科肿瘤，以及乳腺癌的早期诊断和中西医结合治疗方面，积累了丰富的经验。主编和参编《针灸学》、《中医治疗疑难杂病秘要》、《中医学》、《中西医结合学》等著作，参加国家“七五”攻关项目“舌色仪的研制及临床应用”，发表学术论文数十篇，代表作有“恢复期中风的中医药治疗研究”、“内伤七情的心理学思想探析”等。

高级专家门诊：每周二上午。

周康荣

放射科教授、博士研究生导师，是享受国务院特殊津贴的专家。曾任中山医院放射科主任。2000年至今，任上海市影像医学研究所所长。

1965年于上海第一医学院毕业，1981～1983年首批赴美深造。从医任教50载，长年从事影像医学诊断的临床工作，尤其擅长腹部疾病的诊断。主要从事疑难病例的会诊。现仍负责上海及全国的高级干部医疗保健工作。培养博士研究生及博士后近50名，遍及全国各地，已为学界精英。发表论文400余篇，主编、主译专著10余部，影响深远。率领团队长期从事科研工作，成果颇丰，先后获得国家科技成果二等奖（1项）、上海市及国家教委科技成果一等奖（3项）等20余项奖项（第一完成者）。2008年获第5届上海市医学奖（上海医务界最高奖励）。

特约专家门诊：预约。

韩莘野

放射科教授，是享受国务院特殊津贴的专家。1987年在美国麻省总医院讲学获得“客座教授”称号。

专业特长：X线、CT、MRI的消化系、泌尿系、呼吸系、骨骼系及乳腺的影像诊断（曾为三级及二级医院放射科提供最近最新乳腺钼靶及MRI诊断依据资料）。除医疗、科研工作外，担任研究生导师、进修生及学生的教学工作。共发表42篇论著、15篇报告、16篇及参编专著5部。2003年英语编写由新加坡总医院放射科主编的中胃肠道影响论断章节（已于2005年在新加坡出版）。并任《介入放射学杂志》、《上海医学》、《中国新药与临床杂志》等英语审稿修改编辑工作，以及《香港放射科医学院杂志》的英语审稿员和多家影像杂志编委。曾为国外专家来上海作各系统包括X线、CT、MRI、超声、PET学术报告的即时翻译（包括英译中及中译英）200余次。此外还参加上海医科大学英语教学、放射学会英语读片，以及书写英语报告等工作。

专家门诊：每周五下午。

王建华

医学博士、放射科教授、博士研究生导师、上海市影像医学研究所副所长、中山医院放射科主任、介入影像科主任，中国癌症基金会介入委员会副主任委员、上海市抗癌协会肿瘤介入委员会名誉主任委员、中华放射学会介入学组副组长、上海市放射学会委员。

1989年12月上海医科大学研究生院毕业，在中山医院放射科工作至今。1993～1995年在美国德州大学MD安德森癌症中心和爱德华大学医院进修学习和做博士后研究工作。主要从事介入放射学研究。尤其擅长恶性肿瘤的介入性化疗、栓塞治疗和血管、非血管性管腔狭窄的球囊扩张成形术及内支架置放术治疗。参与制定了中国抗癌协会颁布的“肝癌介入治疗的规范化指南”工作。负责的介入影像科为上海市重点学科。

他主持国家“九五”攻关项目：“肝癌综合性介入治疗技术的应用研究”，获2002年全国中华医学奖二等奖、上海市科技进步一等奖。科研课题：“影像学和介入放射学新技术在肝癌诊断和治疗中系列研究”，获国家科技进步二等奖。主持国家级继续教育项目“介入放射学”。目前在研课题6项，科研经费640万元。发表学术论文85篇。主编《腹部介入放射学》1998年出版；参编《现代肿瘤学》、《肝胆胰影像学》、《管腔内支架治疗学》、《临床血管介入治疗学》等7本专著。担任《中国介入影像与治疗学杂志》、《介入放射学杂志》、《当代医学–中国介入放射学》杂志副主编，以及《中华放射学杂志》、《临床放射学杂志》、《实用放射学杂志》等杂志编委。1997年起先后入选为上海市卫生系统“百人计划”；被评为“上海市教卫系统优秀党员”；获得上海医科大学“东方奖”和“宝钢奖”。负责的介入放射组于1997年被评为“上海市劳动模范集体”。

专家门诊；每周四下午；高级专家门诊：预约。

王小林

教授、主任医生、博士研究生导师、复旦大学党委副书记。

1984年起从事放射介入治疗，是国内最早参与临床介入治疗新方法的研究及应用学者之一。多年来积累了丰富的临床经验，擅长中晚期肝癌、胃癌、良恶性梗阻性黄疸和血管等疾病的介入治疗。

上世纪80年代中后期参与和主持了国家教委博士点、卫生部、上海市科委和参与国家“九五”攻关课题“肝癌介入性治疗的综合研究”等研究课题10多项。目前参与了国家科技重大专项“十一五”计划“肝癌微环境对肝癌发生发展和复发转移的调控机制及干预研究”项目。先后撰写了60余篇文章在国内学术刊物发表。主编《胆道疾病介入放射学》、《腹部介入放射学》2部专著，参与编写著作6部。担任《介入放射学杂志》、《中国医学计算机成像杂志》、《中华现代中西医杂志》和《中华现代临床医学杂志》学术期刊的副主编或编委等职。培养硕士研究生、博士研究生15名。

高级专家门诊：每周二上午。

张志勇

医学博士、教授、主任医师、博士研究生导师。中山医院副院长兼上海市公共卫生临床中心主任、党委副书记，上海菽苹同学会副会长、中国医院协会传染病医院管理分会副主任委员、中国医院协会上海分会常务理事、中华放射学会心胸放射学组副组长、中华放射学会上海分会胸心放射学组副组长、上海市金山区第四届人大代表等。

1995年于上海医科大学影像医学博士毕业，在中山医院放射科工作至今。1996年和2004年赴美国威斯康星州立大学医学院和加州大学旧金山分校医疗中心进修学习CT和MRI的临床诊断。专业特长是胸部疾病影像诊断，尤其是早期肺癌的CT诊断。

以第一作者和通讯作者发表专业论文40篇、综述15篇。以第二作者发表论文22篇。参加了11部大型专业参考书的编写，其中两部任副主编。以主要完成人申请到各类课题8项，在研课题3项。担任《中华放射学杂志》等4种影像诊断专业杂志的特约审稿员；是《微生物与感染》杂志副主编；任《中国肺癌杂志》、《热带病与寄生虫学杂志》等6本专业杂志的编委；《世界感染杂志》常务副社长。

先后被评为首届“复旦大学十大医务青年”、“第三届上海市医务青年管理十杰”、“上海市卫生局先进工作者”和复旦大学第四届“校长奖”，以及上海市卫生系统“十大医德标兵”、“明治乳业生命科学奖”和“全国医德标兵”荣誉称号。

专家门诊：每周一上午。

曾蒙苏

教授、博士研究生导师、放射科副主任、复旦大学上海医学院医学影像系主任、中山医院学术委员会成员，中华放射学腹部学组委员、上海市放射学会委员、亚洲腹部放射学会学术委员会成员、中国抗癌协会肿瘤影像分会上海市肿瘤影像专业委员会副主任委员、上海市核学会肿瘤放疗与影像专业委员会副主任委员、国家级和上海市级继续教育项目评审委员会学科组专家成员、中央单位与上海市政府采购评审咨询专家、上海市徐汇区医疗事故鉴定专家及上海市司法鉴定中心专家成员。

1986年7月于南京医科大学医疗系毕业，获医学学士学位；1995年7月于上海医科大学研究生院毕业，获医学影像硕士和博士学位。1997年10月至1998年10月赴美进修学习CT和MRI的临床诊断。长期从事放射诊断工作和研究，擅长腹部和心血管疾病的影像诊断与鉴别，尤其对肝、胆、胰和消化道肿瘤的CT和MRI诊断积累了丰富的经验，并具有独到见解和体会。

目前为《临床放射学杂志》副主编，《中华医学研究杂志》常务编委，《中华放射学杂志》等3本杂志编委。已发表有关学术论文百余篇，其中SCI收录12篇。参加14部医学专著的编写，并担任《腹部影像诊断必读》主编、《腹部CT》和《螺旋CT》专著的副主编。4次获部、市级科研奖励。被评为“首届复旦大学十大杰出医务青年”和复旦大学研究生院优秀研究生导师、复旦大学上海医学院优秀教师。承担和参加6项国家和上海市级科学基金的研究。

专家门诊：每周二上午；高级专家门诊：预约。

颜志平

医学博士、主任医师、硕士研究生导师、中山医院放射科副主任、介入影像科副主任。

1984年8月毕业于上海第一医学院医学系医学专业，获医学学士学位。1989年起师从中国介入放射学开拓者林贵教授从事介入放射学工作，1991年博士毕业。1997年12月至1998年6月在美国专修介入放射治疗。

长期从事介入放射学诊断和治疗，临床经验丰富，尤其擅长肿瘤及非肿瘤疾病的介入治疗。在血管性疾病的介入治疗上有很高的造诣，尤其是门脉系统疾病的介入治疗。他在国内首先对门脉高压直接性介入分流进行了系统研究，在门脉血栓介入治疗领域处于国际先进水平。在国内外首创“125I粒子条腔内植入术”治疗恶性肿瘤，尤其是门脉癌栓、下腔静脉癌栓及恶性梗阻。他率先提出“选择性经皮穿刺胆道引流术”概念，使梗阻性黄疸介入引流术更趋完善。完成多项科研项目，包括卫生部“九五”攻关课题。获得多项国家成果奖，包括国家科技进步二等奖。在国内外发表论文近100篇，编写多本专业书。

专家门诊：每周二上午。

严福华

医学博士、主任医师、博士研究生导师、放射科副主任，中华放射学会青年委员、上海市放射学会MR学组成员。

1989年毕业于上海医科大学医学系，获学士学位；1996年获得医学博士学位。擅长腹部疾病的CT和MR诊断，特别是肝脏病变的影像诊断。2000年获得上海市卫生局首批“医苑新星”称号；2004年圆满完成培养计划，并获“优秀医苑新星”称号；“小和微小肝癌影像学诊断新技术及相关问题的研究”获上海市科技进步一等奖、中华医学科技二等奖（第二完成人）；“影像学和介入放射学新技术在肝癌诊断和治疗方面的系列研究”获国家科技进步二等奖（第三完成人）。负责多项省部级课题的研究，2005年获得国家自然科学基金面上项目，目前已圆满完成。曾获得“上海市巾帼科技创新奖”提名奖项，同时被授予上海市“三八红旗手”称号。承担本科生、研究生、进修医生和多个国家级继续教育项目的授课，获得复旦大学东方奖教金和中山医院理论授课优秀教师。发表论文80余篇，SCI收录10篇。

林　江

医学博士、教授，主任医师、硕士研究生导师。2007～2009年曾兼任中山医院青浦分院放射科主任。目前担任中山医院放射科主任助理。

1992年毕业于上海医科大学，获医学学士学位；2000年毕业于复旦大学医学院研究生院，获医学影像学博士学位。2001～2002年赴德国癌症研究中心放射科进修MRI一年。主要从事腹部影像诊断和心血管无创性CT和MR的研究工作。近年来研究重点为心血管无创检查和体部MRI新技术的使用等。作为项目负责人，主持国家自然科学基金、上海市科委基础研究重点项目、教育部回国人员科研基金和区科委科研基金共4项；作为主要参加者，参加教育部、卫生部、国家自然科学基金等研究工作数项。作为主要完成者，获上海市科技进步三等奖。多次参加国际学术会议并交流发言。是《欧洲放射学杂志》、《国际肝胆胰疾病杂志》、《复旦大学学报（医学版）》杂志审稿人。近年来以第一作者发表论文40多篇，其中SCI收录8篇。参编影像学书籍10部。

专家门诊：每周四下午。

徐智章

超声诊断科教授、硕士研究生导师、中山医院荣誉教授，是享受国务院特殊津贴的专家。现任上海市超声诊断质量控制中心主任。曾任中华医学会超声医学学会主任委员、亚洲超声医学生物学联合会常务理事等职。

医疗擅长：超声诊断和治疗。在国内率先或较早开展并推广了多项超声诊断新技术。曾获卫生部二等甲级科学技术成果奖、国家科技成果完成者证书、世界超声生物医学联合会及美国超声医学会联合颁发的“先驱者奖”。主编《现代腹部超声诊断学》等专著6部，发表专业论文10余篇。主要从事超声医学研究，并积累了丰富的临床经验。

王文平

超声诊断科教授、博士研究生导师、中山医院超声诊断科主任，中华医学会超声医学分会常务委员、上海市医学会超声医学分会副主任委员、中国超声医学工程学会常务理事、上海市超声医学工程学会副会长、中国生物医学工程学会超声工程专业委员会副主任委员、上海市声学学会超声医学工程分会副主任委员。

主要从事超声医疗工作，擅长腹部疾病的超声诊断和介入治疗工作，包括常规超声、彩色多普勒超声、介入性超声、超声造影及腔内超声等。对肝脏肿瘤曾进行过多年的较为系统全面的超声研究，提出了诊断许多肝肿瘤超声诊断的指标和见解，使这方面的技术水平处于国内领先水平。自90年代以来，共发表了第一作者论文60余篇，并获得全国及上海市优秀科技论文一等奖至三等奖多项，参与编写各类专业和教学书籍近10部。曾主持和主要参与上海教委、卫生部、国家自然基金等科研基金多项，曾获得卫生部科技进步三等奖、中国科协第三届青年科技奖、上海市医学科技奖和上海市科技进步三等奖，以及“上海市高校优秀青年教师”的称号。带教研究生10余名，其中已毕业10人。

专家门诊：每周四下午。

舒先红

教授、博士研究生导师、心脏超声诊断室主任、上海市心血管病研究所副所长、中国超声医学工程学会超声心动图专业委员会副主任委员、中国医学影像技术研究会超声心动图专业委员会副主任委员、复旦大学超声医学与工程研究所副所长、中华医学会超声分会委员。

她在国内率先或较早开展并推广多项超声心动图新技术，包括实时三维经胸和经食管超声心动图、心肌应变和应变率显像、经静脉实时心肌声学造影显像、斑点追踪显像、心肌扭转评价等，这些无创新技术能够提高心血管疾病超声诊断的敏感性和准确性，为临床诊治提供更丰富的信息。负责国家自然科学基金、上海市优秀学科带头人基金、上海市青年科技启明星课题及启明星跟踪课题，是国家影像学重点学科、上海市医学领先学科和上海市心血管病临床医学中心课题中心脏超声研究的主要负责人。担任《中华超声影像学杂志》、《中国医学影像技术》等多种杂志的编委。发表论文150余篇；主编专著2部，其中《临床超声心动图新技术》一书获得华东地区大学出版社优秀学术专著一等奖。参加编写《实用内科学》、《实用心脏病学》、《现代介入性超声诊断与治疗》等专著20余本。作为秘书长，组织主办在上海召开的“第十三届国际心脏多普勒学术会议”。作为第一完成人，分别获得上海市科技进步二等奖1项、上海市科技进步三等奖2项和上海医学科技奖三等奖1项。获得上海市“三八红旗手”、上海市三八红旗手标兵、上海市青年科技启明星、上海市“医苑新星”一等奖、上海市卫生系统“银蛇奖”二等奖等荣誉称号。

专家门诊：每周三上午、周五上午。

陈绍亮

教授、博士研究生导师、复旦大学核医学研究所所长、上海市影像医学研究所副所长、上海市核学会核医学主任委员，中国核学会核医学常务委员，美国核医学会和欧洲核医学会会员。曾任中山医院核医学科主任。

1987年赴日本国立放射线综合研究所和金沢大学医学院进修核医学。1994年应邀赴日本国立大阪大学医学部附属病院和日本国立循环器病院任客座研究员。专业为临床核医学。长期从事影像医学核医学临床诊治和研究。专长于肿瘤、心血管、脑血流、甲状腺、骨等疾病的核医学诊断和放射性核素治疗。作为课题负责人，先后承担并完成国家自然科学基金3项、教委基金和卫生部基金各1项和数个新药临床试验研究。作为课题负责人，先后获得卫生部重大科技成果乙等奖、国家教委科技进步三等奖、上海市科技进步三等奖4项、上海市科技进步二等奖、上海市医学科技进步奖2项等10余项奖励。作为主要参加者，获得的主要奖项包括“七五”攻关项目：“肝癌选择性定位与导向治疗”获国家“七五”攻关检查优胜者奖、国家“七五”攻关鼓励奖、卫生部重大医药卫生科学技术三等奖等。担任《中华核医学杂志》副总编辑，《核技术》、《国际放射医学核医学杂志》等8本杂志编委的职务。发表100余篇论文；主编专著3部，参编10余部。

专家门诊：每周五上午。

石洪成

医学博士、主任医师、硕士研究生导师，中山医院核医学科主任、上海市核医学分会委员兼秘书、中华医学会核医学分会全国委员、中华医学会核医学分会核心脏学组副组长、中国医疗技术装备学会委员。

2004年10月至2005年11月在美国Emory大学医院作访问学者。医疗擅长：① 在放射性核素治疗方面擅长于分化型甲状腺癌转移灶、甲状腺功能亢进症的放射性^{131}I治疗；② 肿瘤骨转移所致骨痛的放射性核素止痛治疗及其相关的综合治疗；③ 体表血管瘤、顽固性湿疹及手术瘢痕的放射性核素的敷贴治疗等。在诊断方面，擅长PET/CT和SPECT/CT的影像诊断、常规核医学的影像诊断，如骨扫描等，以及核医学影像与CT、MRI等其他影像学的对比分析等。获得上海市卫生局鉴定的科研成果1项。是《中华生物医学工程杂志》、《国际放射医学与核医学杂志》编委，在国内外著名杂志上已发表了百余篇论文、专著等；参编专著8部。承担“十一五”攻关课题和教育部课题各一项。

专家门诊：每周四上午。

陈可靖

核医学教授。曾任中山医院核医学科主任、上海医科大学核医学研究所副所长、上海市原子能核学会第四、第五届理事、中华医学会上海分会核医学专业委员会委员等职。参与国际原子能机构远程培训项目。

主要从事甲状腺疾患的诊断、治疗、恶性肿瘤转移性骨痛的治疗。

专家门诊：每周二上午。

曾昭冲

教授、主任医师、博士研究生导师、中山医院放射肿瘤科主任，上海市放射肿瘤学会委员、中国抗癌学会临床专业委员会委员、美国放射肿瘤学会会员。

1986年大学本科毕业；1992年研究生毕业；1994～1996年及1999年两度赴美国学习，在美国全美放射治疗协作组主席Curran医生指导下，学习放射生物学和放射肿瘤学。回国后致力于腹盆部肿瘤的放射治疗，论证肝癌属于放射敏感肿瘤，阐述放射性肝损伤的病理变化，开创性地开展了肝癌患者淋巴结转移、门脉/下腔静脉癌栓、肾上腺转移的放射治疗，由此推动人们对肝癌放射治疗的重新认识。在国际著名的放射肿瘤杂志上发表论文20余篇。先后8次应邀在国际会议上做特邀报告，包括第42届日本肝癌年会、联合国发展署的放疗质控、亚太地区肝病年会等。2005年和2009年分别主办首届和第二届全国肝胆胰肿瘤放疗研讨会，推动我国肝癌放疗的开展。现为英国SCI杂志 *BMC Cancer* 编委，负责肝癌方面的评审。主编我国第一部《腹盆部肿瘤放射治疗学》专著。作为第一完成者，2006年获教育部科技成果一等奖，获奖题目“原发性肝癌的放射治疗”。作为第三完成人，2008年获国家科学技术进步二等奖。2007年和2009年，各获得国家自然科学基金1项。

专家门诊：每周四下午。

薛张纲

教授、博士研究生导师、麻醉科主任、复旦大学上海医学院麻醉学系主任，中华医学会麻醉学分会副主任委员、上海市医学会麻醉学专科委员会主任委员。

他作为我国恢复高考后的第一届大学生，毕业后考取研究生，师承中国麻醉学泰斗吴珏教授和蒋豪教授。在临床麻醉和重症患者的抢救方面积累了很丰富的经验。能非常娴熟地处理各专科患者麻醉及疑难危重病例的麻醉，尤其是他的麻醉操作手法轻柔、细致，观察患者细致入微，对出现的各种情况能够在第一时间做出正确的判断和处理，真正将麻醉做到有计划性和预见性。他多次成功组织及负责了医院重大的医疗任务。1994年因成功抢救高级干部的工作，受到国家干部保健处的嘉奖。曾获全国卫生系统先进工作者等十几项荣誉称号。他工作踏实、敬业、不张扬，“做一位受人尊敬、受人爱戴的好医生”是他的工作名言。担任《中华麻醉学杂志》和《临床麻醉学杂志》常务编委、《中华外科学杂志》编委、美国《麻醉与镇痛杂志》中文版编委，参与了《实用外科学》、《现代麻醉学》、《当代麻醉与复苏》等书籍的编写工作。还承担不少科研课题并获奖。

缪长虹

主任医师、授课教授、博士研究生导师。现任中山医院麻醉科副主任、上海市麻醉学会委员、《中华麻醉学杂志》、《临床麻醉学杂志》及国外医学《麻醉与复苏》等杂志编委。

从事临床麻醉工作20余年，并一直致力于麻醉学的临床、教学及科研工作。熟练掌握和处理各专科患者麻醉及疑难危重病例的麻醉，尤其是在临床麻醉方面积累了丰富的经验。作为课题负责人，他先后获得上海市科技发展基金、国家自然科学基金等课题。现已完成培养硕士研究生18名，协助指导博士研究生2名；目前指导硕士研究生7名、博士研究生5名。先后在核心期刊发表论文20多篇，参加编写卫生部、全国高等医学院校教材及《麻醉学》专著12本。

谭云山

医学博士、教授、硕士研究生导师、中山医院病理科主任，上海市病理学会委员、上海市抗癌协会肿瘤病理学组常委、上海市病理质控中心委员、上海市病理专科住院医师培训基地专家组委员、上海市病理学组组长、中国病理学工作者委员会常务委员、国家自然科学基金同行评审专家、上海市徐汇区医疗纠纷鉴定专家、上海市及浦东新区科委评审专家。

江西医学院医疗系本科及硕士研究生毕业。1993年日本冈山大学医学部留学，获医学博士学位。回国后在中山医院病理科工作至今。

医疗擅长：肝脏、胸部及肺肿瘤和非肿瘤性疾病，骨肿瘤、淋巴瘤及骨髓活检的病理诊断；对小标本（穿刺和内镜活检）及术中冰冻病理诊断有独特的处理思路和经验。

中山医院临床病理活检病例数一直位居上海市首位、全国前位。他在长期的、大量的临床活检病例、术中冰冻、免疫组化和细胞学诊断的工作中，获得和积累了解决大量疑难病例的能力及丰富的临床经验。主持国家自然科学基金资助与省级科研项目各2项。获得省级科技进步三等奖1项、教学成果三等奖1项。参编专著6部，发表论文60篇。

第四章　健康讲坛

第一讲　健康从何而来

生命是人生最宝贵的东西。“千金散尽还复来”，可是生命一旦丧失那是绝对无法再来的。生命是要珍惜的，但应该追求的是有质量的生命，报效国家、奉献社会，是社会学意义上的生命质量。生物学意义上的生命质量，应指健康，即健康的生命。

健康长寿60%取决于生活方式

健康从何而来？真是见仁见智。有人说要增加营养，有人说要节食减肥；有人说是运动，有人说要静养；有人提倡“素食主义”，而有的人则相信吃“补品”……世界卫生组织对此有一个基本的判断，倒是很全面的：“人的健康长寿15%取决于遗传因素，10%取决于社会条件，8%取决于医疗条件，7%取决于自然环境，而60%取决于一个人的生活方式。”

社会条件、医疗条件、自然环境是“公共的”因素，至少在同一个地区生活着的人们是共同的。我国现在致力于建设和谐社会、推进医疗改革、保护环境等，都是有益于人民大众健康之事，而决定于每个人自己的因素是遗传因素和生活方式。遗传因素来自父母，人们无法选择。遗传取决于基因，虽说基因也可改造，但并非目前之所能及。幸尔，这遗传因素只占15%，而60%是取决于每个人自己完全可以做主的“生活方式”。其实，遗传因素对健康的影响，有的也与生活方式有关。比如癌症是一种“多基因遗传易感性疾病”，其中的“遗传易感性”告诉我们，遗传的并不是癌的本身，而只是对某些致癌物质的“易感性”。那么，如果我们的家族中有某种癌的遗传背景，我们就得在生活中分外注意避免接触与这种癌症相关的致癌物质。所以这个问题还得归结于、至少部分归结于人们的生活方式。人的生活方式，简言之，即日子是怎么过的。这就包括一个人的衣食住行、行为嗜好，甚至他的思想方法、心理状态。健康的生活方式才能有益健康。什么是健康的生活方式呢？

饮食的问题最多

世界卫生组织曾经发布过一个《维多利亚宣言》，我国通常将其主要精神称为“健康基石”，即健康的必要的基础。用中文译出来只有4句话、16个字，即：合理饮食、戒烟限酒、适当运动、心理平衡。这16个字刚好便是健康生活方式的注解。

就说饮食，固然我国的传统饮食多谷类、蔬菜，或有些鱼肉之类，也多属“绿色食品”，但事实上问题不少。首先是脂肪摄入过多，因为我国许多食物的烹调皆用油炒、油煎、油炸之法，随着食物的丰富，油脂被大量摄入。血液中过多的脂肪可以在动脉血管壁上沉淀下来，形成动脉粥样硬化，动脉粥样硬化的结果是使血管阻塞，而动脉血管一旦阻塞，则由这些血管提供养料和氧的器官如心、脑、肾等功能势必发生障碍，缺血严重的则发生坏死，如心肌梗死、脑梗死等。作为我国人口死亡第一位原因的心、脑血管病，便主要因此而起。

脂肪摄入过多，大肠癌的发病率也明显增加了。高脂肪饮食还增加了患乳腺癌的机会。近年的研究发现脂肪摄入过多导致肥胖，还是2型糖尿病、高血压、脂代谢紊乱的重要原因。

据研究，人体所需之热量，由脂肪提供的不宜超过30%。每人、每日直接用于烹调的油，根据《中国居民膳食指南2007》指出，每人每日应不超过30克。但据中国营养学会的调查，我国居民每日烹调用油人均44～69克，明显超标。

盐吃得过多是我国民众膳食中的另一重要问题。据统计，我国民众人均耗盐量居世界第一。盐的过量摄入，亦会引起许多疾病，其中最重要的便是高血压与胃病。我国高血压病患者甚众，据统计约有1.6亿之多。高血压病的发病与遗传因素有关，工作与生活的压力也是高血压的重要原因。高血压的发生还与人的生活行为相关，盐摄入过多，更是高血压发作的一项重要因素。我国高血压病控制率甚低，亦与我国高血压患者不知忌盐有关。盐摄入过多还与胃病有关。胃黏膜分泌了一层黏液，用来保护胃黏膜。可惜的是这层黏液却不耐盐，盐能直接破坏这层黏液，使胃黏膜失去保护，酸甜苦辣直接刺激胃的黏膜，甚至致癌物质亦得以长驱直入，胃岂有不病之理。《中国居民膳食指南2007》指出，每人每日盐的摄入应不超过6克，而高血压者则以3克为宜。但据中国营养学会的调查：我国北方居民每人每天摄入盐15～18克，南方居民10～12克。无论南北，皆是明显超标!

此外，我国部分民众喜欢吃些腌制的、发酵的不新鲜食物，缺少新鲜蔬菜和水果的摄入，食物偏爱精细和食量过大等，皆是不健康的饮食习惯。

烟酒对我国民众健康影响甚大

烟雾中的有害物质多达600余种，其中已确定有致癌作用的物质便有40余种之多。这么多致癌物质被吸入人体，吸烟人患癌的危险自然就高。烟雾中的致癌物质被吸入气管、支气管中，支气管黏膜的上皮细胞首当其冲，日积月累，终于发生癌变，即通常所称的肺癌。吸烟的人患上肺癌的危险性较不吸烟者要高出10～12倍，我国的肺癌如今已跃升为发病率占第一位的癌症。吸烟的人发生喉癌的危险性比不吸烟的人高8倍、发生食管癌的比不吸烟者高出6倍、发生膀胱癌的比不吸烟者高出4倍、发生肝癌的比不吸烟者也高出2倍。烟雾之害还不仅仅在于引发癌症，烟雾中的一氧化碳能与红细胞中的血红蛋白结合，使其输氧的能力下降。故嗜烟者体内组织常处于缺氧状态之下，器官功能自然减弱。动脉血管内膜因缺氧而损伤，种下动脉粥样硬化的祸根。烟雾中的尼古丁还能使冠状动脉痉挛收缩，冠心病发作，甚至心肌梗死。据统计，吸烟者发生心肌梗死的危险性较不吸烟者高10倍。

烟雾中的微粒比空气中多20倍，这些微粒进入气管、支气管中，刺激气管、支气管上皮细胞分泌黏液将这些微粒粘住，以免它们进一步深入。这本是人体的一种保护措施。可是烟雾中的微粒实在太多，刺激气管、支气管产生了大量的黏液，若是不能顺利排出，人体内37℃的恒温，黏液中又有许多黏多糖和蛋白质，成了细菌生长繁殖的温床。时间一久，慢性气管炎终于形成。日久又导致肺气肿、肺心病、呼吸衰竭。说实在话：吸烟引起肺癌的人，在吸烟人群中终究不多，吸烟引起冠心病的终究有限，但吸烟者到老年后，老年慢性支气管炎、乃至肺气肿、呼吸衰竭几难避免，而这一系列疾病则亦是我国老年人健康的杀手。

酒精即乙醇，在肝脏中代谢。经乙醇脱氢酶作用转化为乙醛，再进一步转变为水和二氧化碳，经肾脏与肺排出体外。这中间产物的乙醛，却是一种肝毒性物质，它能使肝细胞坏死，导致酒精性脂肪肝、酒精性肝炎、酒精性肝纤维化乃至肝硬化。近年来的研究还证明，酒精不仅伤肝，还损脑。喝醉了酒，事实上人已处于昏迷状态，脑的思维、判断、计算、记忆能力尽数丧失。一次饮酒至醉，固然问题严重，但若每日皆饮些酒者，日积月累亦于脑不利。有研究指出，如此将增加患老年痴呆、帕金森综合征的危险。曾患乙型肝炎、丙型肝炎者，若继续饮酒，发生肝癌的危险至少增加2倍。不过近来有报告直指酒精为“独立致癌因子”，即：即使并无肝炎病毒感染，酒精所致之肝硬化亦可发展为肝癌。如是，酒精便可视为致癌物质。不仅是肝癌，在食管癌的研究中亦多将酒精视为致癌物质。

随着我国经济发展，人际交往日益频繁。我国民众有“与你交朋友，便请你饮酒”的习惯，称为“酒文化”，以致无酒不欢，甚至“办不成事”，实在不是一种先进文化。

运动有益于健康，极宜提倡

运动使人身手敏捷，是尽人皆知的事实。不过运动给人带来的好处不仅在于四肢肌肉的发达、关节的灵活，经常从事体育活动的人也大多思维活跃、动作利索。人体四肢肌肉中往往夹有许多血管，运动时肌肉有规律地收缩，犹如唧筒一样，将使更多的血液挤向骨骼，骨骼的血液循环增加，有利于骨质的增强。

运动对于某些疾病的防治也十分重要。如以往治疗糖尿病主要强调控制饮食和药物治疗，如今已是饮食、运动和药物三者并重了，因为已经肯定：运动可以提高机体对胰岛素的敏感性。预防肥胖症、高血糖、高血压、脂代谢紊乱，即所谓“代谢综合征”，更是非运动莫属。因为代谢综合征的起因便在于胰岛素抵抗，即对于胰岛素的敏感性下降。不但如此，运动消耗了过多的脂肪，减轻了脂代谢的紊乱，还有预防大肠癌与乳腺癌的作用。经常运动的人发生抑郁症的也较少。

当然，需要有一定的运动量才行。通常有“3”、“5”、“7”的说法。所谓“3”，就是每次运动的时间应在30分钟以上，短时间的轻微运动无补于事，过于强烈的运动容易发生运动伤害，故提倡稍长时间的中等强度的运动；所谓“5”，是指每周应至少有5次这样的运动，即持之以恒的意思，“三天打鱼、两天晒网”不行；所谓“7”，即“170－年龄”，是说运动之后总需要出点汗、心跳加快些才能体现达到了一定的运动量。运动后每分钟心跳的频率，是控制运动量的一个简便、有效的指标。建议中老年人不妨以170减去年龄之数为准，亦即40岁者达到每分钟心跳130次；50岁者达到每分钟心跳120次；70岁者达到每分钟心跳100次为好。至于作何种运动则似不重要，只要是全身运动，能达到上述“3”、“5”、“7”要求的即可。

我国民众大多数在离、退休后方才有锻炼身体的考虑。而且大多运动量略嫌不足。一些中、青年人多以工作繁忙，没有时间为藉口很少参加体育活动。实际上“磨刀不误砍柴工”，道理是很简单的。运动后除非体力过于疲劳，一般稍事休息后，都觉神清气爽，能更好地投入工作。

良好的心理状况与社会适应亦是健康的表现

世界卫生组织对健康给出了较为完整的定义：“健康是身体上、精神上及社会适应上的良好状态，而不是没生病或虚弱。”提出这个说法已经有60多年了，在60年后的今天看来，这个论述仍然是十分精辟的。

人之所以称为“万物之灵”，是因为人有感情。感情是心理活动的结果，心理活动的偏差影响健康的例子多到不胜枚举，但归结起来不外是如何对事、对人的问题。而对人又包括对别人、对自己的问题。世界上的事情虽然是复杂的，但是也有一条规律，即凡事都不是绝对的。一分为二地看问题，是唯物辩证论的基础。人的一生常常会有许多不如意的事，遇到这种事情，可以努力化解，争取一个较好的结果。这是一种强势的心理状态，当然是好的。但是如果不能化解，那么承认它，也是一种健康的心理状态。而且“塞翁失马，焉知非福”，若能励精图治，或许“柳暗花明又一村”，甚至有比原来更好的结果。对事如此，对人也是这样。“人无完人”，一个人总或多或少有些缺点，对人不要责备求全，所谓“责人宽”，对别人要多些宽容，看他的大节就行了。但对于自己，则应该“责己严”，也不要以为自己什么都对。古训说“人贵有自知之明”，对自己也该有个正确评价。有人认为“严于律己、宽以待人”，那自己不是亏了吗？其实，宽容是一种美德，人人如此，这个社会就和谐了。

世界卫生组织的健康定义中还有“社会适应上的良好状态”的提法，人生活在社会之中，必定要与社会发生关系，这个关系如果处理得和谐，也必定有益健康。有人说社会是个大舞台，每个人都在这个舞台上演个角色，主角也好、龙套也好，各尽其力、大家协作，这台戏就演得好。现在党中央倡导和谐社会，人与人和谐、人与社会和谐，加上人与自然和谐，则风调雨顺、国泰民安。民安，自然也就包括人民大众的健康。

健康得来不易，需要我们努力争取。据美国国家疾病控制中心报告，美国推行以上述“健康基石”为基础的生活方式，美国人的高血压病可望减少55%、脑卒中减少75%、糖尿病减少50%、癌症减少1/3。国民的预期寿命因此可望增加10年。

人们常说“人生苦短”，增寿10年，何等的宝贵。美国人能做到的，我们一定也能做到。

（杨秉辉）

第二讲　冠心病的防治

近年来，冠心病在我国的发病率和病死率呈迅速上升趋势，是我国居民死因构成中上升最快的疾病，已成为威胁我国公众健康的重要疾病。目前我国每年死于冠心病的人数估计超过100万。冠心病多发生在40岁以后，男性多于女性、脑力劳动者多于体力劳动者、城市多于农村。随着生活方式的改变，近年来我国冠心病患病年龄还呈现年轻化趋势，高秀敏、古月、侯跃文、马季等著名演艺明星的猝然离世，更让公众领略了冠心病的凶险。冠心病这种病究竟能不能预防？需要怎么治疗？能治得好吗？需要吃什么药？生活中需要注意什么？这是医生和患者共同关注的问题。

冠心病可以预防吗

什么样的人容易患冠心病？冠心病是一种可以预防的病吗？冠心病是一种由遗传、环境等多重因素决定的疾病，是营养心脏的大血管——冠状动脉的血管内皮受到损伤，脂质逐渐沉积在内膜下，造成血管狭窄甚至堵塞带来的后果。虽然前面我们提到有些演艺明星是突然离世的，但他们的冠心病是经历了一段过程才演变成威胁生命的杀手，并不是凭空生出来的。这个过程与什么有关呢？目前认为，冠心病的主要危险因素包括年龄、男性、家族病史、吸烟、脂代谢紊乱、糖尿病、高血压、肥胖。可以看到，有些因素中有些是我们不能改变的，比如男性、或者直系亲属中有人在比较年轻的时候就患了心肌梗死。但是，也有相当多的因素是我们可以通过积极调整生活方式和治疗来改变的，比如说吸烟、脂代谢紊乱、糖尿病、高血压和肥胖。下面我们就来详细地谈谈如何减少危险因素，避免冠心病的发生。

冠心病多见于40岁以上的中老年人，年龄越大，越容易发生心肌梗死与冠心病猝死。年轻的男性患者比年轻的女性患者多，但绝经后的女性及年过60岁的妇女，危险就与男性差不多了，甚至大于男性。吸烟者患冠心病的可能性比不吸烟者至少大2倍。每日吸烟支数越多风险越大。高血压或糖尿病患者患冠状动脉病的危险大大高于健康人。男性糖尿病患者罹患冠状动脉病的概率，是其他男性的2倍，女性糖尿病患者罹患冠状动脉病的概率，则是其他妇女的5倍。血压升高是冠心病的独立危险因素。高血压病患者患冠心病者是血压正常者的4倍。冠心病具有家族遗传性，若家族中有人患上冠心病，直系亲属就更容易有冠心病发作。体重超重，患冠心病的可能性就比体重正常的人要大。体重超重多过20%的人心脏病发作的可能性比体重健康的人高3倍。如果是从事经常坐着不动的工作，患冠心病的可能性就比从事包括体力劳动在内的工作者要大。缺少运动、心脏不强壮者得心脏病发作的机会比健康者高出两倍。如果是女性，已年过35岁，并且在服用避孕药，就较采用其他方式避孕的妇女容易罹患冠心病。由于遗传因素，或脂肪摄入过多，或脂质代谢紊乱而致血脂异常。总胆固醇、三酰甘油、低密度脂蛋白胆固醇增高与冠心病有关，低密度脂蛋白胆固醇含量越高，危险性就越高。持久的精神压力是公认的致病因素之一。脑力劳动者患冠心病的风险大于体力劳动者，长期从事经常有紧迫感的工作较易患病。

防治冠心病从戒烟开始

我国现有吸烟人数3.5亿，差不多占到全球吸烟者的1/3；而我国遭受被动吸烟危害的人数是5.4亿人。每年死于吸烟相关疾病的人数大概在100万。或许，您就是一位吸烟者；或许，您是一位长期吸入家人、同事“二手烟”的被动吸烟者。那么，您知道吸烟有哪些危害吗？吸烟与冠心病听起来似乎风马牛不相及，怎么会有关联呢？对于吸烟与冠心病的关系，多数国人仍然缺乏了解。2002年全国吸烟流行病学调查结果表明，只有不到三成的受访者认识到，吸烟者易患冠心病。相比之下，七成左右的受访者已经意识到，吸烟可能导致肺癌。事实上，在我国吸烟者的死亡原因中，冠心病仅排在慢性阻塞性肺病和肺癌之后，名列第三；而在国外，死于冠心病的“烟民”比死于肺癌的还要多。

烟草对于血管的危害早已得到了现代医学的证明。烟草可以通过多种方式导致冠心病，例如正常血管内皮可以分泌一氧化氮，吸烟可以影响这种物质的分泌，进而影响血管的舒张功能。吸烟还可以促进血小板聚集，促进血栓的形成。

科学家归纳了导致冠心病的9个独立危险因素，吸烟排在第二，仅次于脂代谢紊乱，比高血压、糖尿病的排名还要靠前。冠心病患者如果戒烟，死亡率可以降低36%，如果服用他汀等药物降低胆固醇，死亡率可以降低29%，如果服用β受体阻滞剂或ACEI类药物，死亡率可以降低23%。比较起来，如果冠心病患者想降低死亡率，最好的方法就是戒烟。研究表明，戒烟后心血管系统可以逐渐发生“好”的变化。戒烟1年内，冠心病的风险即可降低50%；戒烟5年内，中风的风险可以降低到与不吸烟者相似的水平；戒烟15年内，冠心病的风险可以最终降低到与不吸烟者相似的水平。戒烟还有一个非常大的好处，就是省钱。您可以省下买香烟的钱，如果您戒烟不产生戒断症状的话，您戒烟不用花一分钱。即使烟草依赖的患者，现有的科学技术也可以做到在一个阶段内用药逐渐使患者摆脱依赖，而不需要像治疗高血压、糖尿病那样终身服药。为了您和家人的健康，请放下您手中的香烟吧。

无声杀手——高胆固醇血症

高胆固醇血症没有任何症状，很多人不了解自己的胆固醇水平，有的即使知道高也不治疗，所以很多患者在发生心肌梗死或脑梗死时才发现自己有高胆固醇血症。

“坏”胆固醇（低密度脂蛋白胆固醇，LDL-C）占总胆固醇的60%，多余的LDL-C会钻入动脉血管内皮，形成斑块，堵塞血管引起冠心病、脑梗死。因此，我们常说的降胆固醇就是降的低密度脂蛋白，这个是最能反映心血管疾病危险性的指标。血液中“坏”胆固醇增加，一旦高血压、糖尿病、吸烟等因素使血管内皮有漏洞，它们就会钻到动脉的内皮下面，形成动脉粥样硬化斑块。斑块不断长大，使动脉逐渐狭窄甚至阻塞，影响血液和氧的输送，就会引起心绞痛、心肌缺血、脑梗死等疾病。另外，“坏”胆固醇高还会引起内皮的炎症，使斑块的外膜变薄并且很脆弱，就像一个皮薄馅大又有很多油汤的饺子，很容易破裂。一旦斑块破裂，从斑块内涌出的物质会引发一连串的反应，使动脉迅速堵塞，引起急性心肌梗死甚至猝死。

得了高胆固醇血症应该：改善生活方式，戒烟，合理饮食，适量运动，控制体重；在医生的指导下保持降胆固醇治疗达标，长期坚持；积极治疗其他危险因素，如高血压、糖尿病、肥胖、吸烟等；服用降胆固醇药物包括他汀、贝特、胆酸螯合剂和烟酸。其中，他汀是目前国际上应用最广泛最有效的降胆固醇药物。他汀降低“坏”胆固醇LDL-C的疗效最强，同时可以稳定动脉粥样硬化斑块。大量国际研究证实，他汀治疗3～5年，可以使冠心病患者、冠心病高危患者、高血压患者和糖尿病患者的心肌梗死、中风和猝死等严重心脑血管事件发生率降低20%～40%。

糖尿病与冠心病有关系吗

目前在心血管领域，将糖尿病称为“冠心病的等危症”。意思就是说，糖尿病患者与得过心肌梗死的冠心病患者，将来发生心血管事件的风险是同样高的。患了糖尿病等于患了一次心肌梗死。这还仅仅是就心血管事件的风险而言。糖尿病本身还会引起全身血管动脉硬化性疾病，如糖尿病肾病、糖尿病足、糖尿病眼底病变等。糖尿病患者由于脂代谢紊乱、血糖高、血液黏度高，极易并发动脉粥样硬化。动脉粥样硬化首先受侵犯的是心脏的营养血管——冠状动脉，引起冠状动脉内膜上脂质沉着，造成管腔狭窄，引起心肌供血不足，造成心肌缺血，这就是冠心病。糖尿病患者患冠心病比非糖尿病患者高2～3倍，因此，糖尿病是冠心病发生和发展的主要危险因素之一。

美国一位专家对年龄在36～62岁的5 209人进行了长达20年的研究观察。结果表明，在糖尿病患者中，无论男女、不同年龄，其心血管病的发病率都是糖尿病组高于非糖尿病组。经调整年龄、血压、吸烟、胆固醇等冠心病的易患因素后，冠心病、血栓型脑梗死、心血管病总死亡率，均表明男性糖尿病患者2倍于对照组，女性则3倍于对照组。

如果您是一名糖尿病患者，在这里要给您提个醒。糖尿病患者并发冠心病时，冠心病的某些临床症状出现得较迟或被掩盖。可能您不知不觉中已经发生了严重的冠心病。这是怎么回事呢？原来，糖尿病性神经病变可累及神经系统的任何一部分，特别是神经末梢，当患者的神经末梢受损时，痛阈升高，即使发生了严重的心肌缺血，疼痛也较轻微而不典型，甚至没有心绞痛症状，无痛性心肌梗死的发生率高，而且休克、心力衰竭、猝死的并发症也较多，预后较严重。因此，糖尿病患者应在医生指导下，科学地控制血糖，并定期到医院检查心脏，加以合理的膳食结构和体育锻炼，以降低冠心病的发生率，提高患者的生存质量。

高血压是冠心病的独立危险因素

高血压是冠心病、脑血管病最重要的危险因素。或许您会说，我虽然血压偏高，但从来不头痛，平时不影响工作生活，所以我也从来不吃药控制。其实，没有症状就不当回事的做法是错误的。高血压的危险性在于突然死亡或致残。高血压患者要学会生活调养和早期治疗，以控制病情的发展。这绝不是耸人听闻，有数据为证：大约90%的高血压患者可以并发动脉硬化（包括冠状动脉粥样硬化），高血压患者的动脉硬化发生率比没有高血压的人要高出3倍以上。国内外的资料也证明，冠心病患者有50%~70%患高血压，而高血压患者中得冠心病的要比没有高血压的人多2~4倍，并且高血压的病程越长，冠心病的发生率也越高。可见，冠心病与高血压之间存在着非常密切的关系，心肌梗死患者中50%是高血压患者，脑卒中患者76%的人有高血压病史。

那么，高血压是如何造成的呢？哪些人容易患高血压病？①体重超重的人容易患高血压；②喜欢吃过咸的人容易得高血压；③饮酒多的人容易得高血压；④精神长期紧张和性子急的人容易得高血压；⑤高血压遗传因素约占30%。有高血压家族史的人，又有不良嗜好和不良的刺激，常容易发生高血压。但如果养成良好的生活习惯，如少吃盐、不吸烟、不饮酒、不肥胖，同样可以不得高血压。

高血压患者药物治疗十分重要，患者要遵照医生指导用药，治疗时间越早越好，临界高血压就应该开始治疗。同时还要注意饮食，低盐（每日5克），低动物脂肪。高血压、冠心病患者中的肥胖者，体内的脂肪过多，会增加心脏的负担。所以，肥胖的高血压、冠心病患者，首先要节制饮食，才能达到控制体重。体重减轻了，血压也会降低。选择低热量食品，多吃低盐、低脂肪食品，可以减少高血压，冠心病的发作。动物脂肪、肝、脑、心、肾、黄油、骨髓、鱼子、乳脂等食品，含胆固醇高，宜少吃或不吃。适当运动，量力而行，可选择运动量轻、时间长些"耐力性"的项目锻炼身体。生活规律，保证充足睡眠（7~8小时），劳逸结合。不急不躁，控制情绪，喜乐有度。忌酒，戒烟，不喝浓茶，以免加重病情。

如果您是高血压患者，正在服用降压药，请注意以下几点：

（1）高血压合并冠心病时，降压的理想水平是舒张压在85~80 mmHg，过度降低舒张压可能导致心肌血供不足。

（2）高血压合并冠心病，心功能不全者，宜选用钙拮抗剂和转换酶抑制剂治疗，此类药既可降压，又可改善心功能。长期应用可持续逆转高血压造成的左室肥厚，而后者是导致心衰，心肌缺血，严重心律失常，甚至猝死的高危因素。

（3）高血压合并心律失常者，应选择不影响窦房结功能的药物，慎用减慢心率的药物。

（4）高血压合并冠心病心肌梗死时，宜使用小剂量转换酶抑制剂和β阻滞剂治疗，预防心源性猝死和再梗死的发生，可降低心肌梗死后患者的死亡率。

冠状动脉造影是怎样的过程

当患者听到医生一脸严肃地告知，病情需要做冠脉造影的时候，经常感到茫然。什么是冠脉造影呢？医生为什么建议我做冠脉造影？能解决什么问题？

冠脉造影是一种用于检查心脏血管病变的微创检查，是将特殊的导管经大腿处股动脉或上肢桡动脉处穿刺后插至冠状动脉开口，将造影剂注入冠状动脉，记录显影过程，用以判断冠状动脉有无病变。冠状动脉造影是目前唯一能直接观察冠状动脉形态的诊断方法，医学界号称其为“金标准”。冠脉造影的临床意义：

（1）明确冠心病诊断：对于有不典型心绞痛症状，临床难以确诊，尤其是治疗效果不佳者，无创检查结果不能确诊者，冠状动脉造影可提供有力的诊断依据。

（2）用于指导治疗：对临床上确认的冠心病患者，在内科保守治疗不佳而考虑采用经皮冠状动脉腔内成形术、或主动脉－冠状动脉旁路移植术时，必须先进行冠状动脉及左心室造影，明确冠状动脉狭窄的部位、程度及左心室的功能情况，以正确选择适应证，制订治疗方案。

冠脉造影术在局麻下进行，患者是清醒的，可以与医生交流自己的感受，甚至还能看到自己血管的影像。血管及心脏内均无感觉神经，患者只在皮肤局麻时感到轻微疼痛，其余过程无明显不适。术后须平卧18～24小时，患者可能会感觉腰背酸痛不适，起床活动后症状即可消失。现在桡动脉穿刺径路得到推广，患者无需卧床，即使穿刺了股动脉，血管封堵和缝合装置也可以使卧床时间明显缩短，已不再成为一个困扰患者的问题。

任何手术均有发生并发症的可能，因此术前要求患者履行签字手续。冠脉造影并发症发生率在0.2%～0.9%，主要为：①心律失常；②穿刺局部出血、血肿，假性动脉瘤及动静脉瘘等；③急性心肌梗死；④造影剂过敏。上述绝大多数不会构成严重后果，熟练操作者并发症发生率极低。总之，冠脉造影是一项风险极小、相对安全、几乎无痛苦的手术。现在很多医院都可以经桡动脉造影。经桡动脉行冠脉介入治疗手术的患者术后立即拔除动脉鞘管，桡动脉压迫4～10分钟，加压固定3～6小时即可。患者术后即刻均可随意下地活动。

冠脉里放支架是否安全

冠心病的治疗，主要有药物治疗、介入治疗及搭桥手术这三种手段。冠心病介入治疗，主要就是百姓平常说的放支架。由于其微创对症状缓解有显著效果，介入治疗的应用越来越广泛。2001年，我国行心血管介入治疗的患者人数每年不足2万；但到了2006年，心血管介入治疗的患者人数已经逾越10万人次。

介入治疗不需开刀，痛苦小，恢复快，在降低死亡率及心肌梗死发生率方面与搭桥手术相似。但是需要注意，不论患者是做介入治疗，还是做搭桥手术，都不能因此觉得疾病得到彻底解决，而忽视了基本的药物治疗，像降脂、抗血小板药物等。介入治疗是一种创伤性治疗手段，存在一定的风险。如引起冠状动脉损伤，导致冠状动脉急性闭塞；穿刺血管损伤，产生血肿、夹层、血栓等。但有资料表明，出现这些风险的可能性很小，随着医生临床经验的积累、操作技术的熟练及新器械的不断问世，这些风险正在逐渐降低。总体来说，这种治疗方法还是比较安全的。

冠脉内支架大多由不锈钢材料制成，植入冠状动脉后逐渐被血管内皮包裹，形成浑然一体的结构，如果没有发生术后再狭窄，则支架的寿命将是终身的。但对血管而言，支架是一种金属异物，血管会对它产生排异反应，加上血管损伤后的修复，结果会导致植入部位血管的内膜组织增生，再次阻塞血管腔而出现再狭窄。据统计，裸支架术后出现再狭窄可达20%～30%，目前已广泛应用的药物涂层支架可以避免支架术后发生再狭窄，改善冠心病患者的远期预后。

施行冠脉内支架术前，患者需要了解介入治疗的大致经过及利弊，手术中可能存在的风险等知识;检查肾功能是否正常，对碘剂是否过敏。同时，尽量放松思想，积极配合医生顺利完成手术。手术后需警惕出现血管并发症，如血肿、假性动脉瘤等。一旦发现大腿根部出现肿块，应立即告诉医生及时进行处理。当术后早期出现胸痛或胸部不适时，应该立即告诉医生，并作心电图检查，以排除急性或亚急性支架内血栓。如果术后6个月内再度出现胸痛，往往与支架出现再狭窄有关，应尽早做冠状动脉造影检查，以便医生作下一步治疗。

急诊冠脉介入手术

当医生对家属说，您的亲人得了急性心肌梗死，需要马上做急诊介入手术的时候，很多家属都一时反应不过来，甚至在犹豫中错过了抢救患者的最佳时机，非常可惜。

大量的研究证明，ST段抬高急性心肌梗死患者发病6小时内行急诊冠状动脉造影和支架术治疗的受益最大。其心脏事件（死亡和再发心肌梗死）发生率较内科保守治疗者明显降低。有一种形象的说法：时间就是心肌。如果家属和患者心存疑虑，犹犹豫豫，很容易错失最佳的抢救时机，留下永远的遗憾。如发病超过12小时，但仍有胸痛或伴有心源性休克的患者，急诊冠状动脉造影和支架术可延长到发病后24～36小时。急性心肌梗死治疗时。患者家属应尽量配合医生，以缩短从症状开始至急诊冠脉造影和支架术的时间。

至于非ST段抬高急性冠脉综合征，这类患者的危险性差异较大。医生会根据患者表现和检查结果将患者的危险性分为高、中和低度危险。中、高度危险的非ST段抬高急性冠脉综合征患者也应行急诊冠脉造影和支架术，但时间限制上不如ST段抬高急性冠脉综合征严格。但如患者血液检查中反映心肌损伤的指标升高，或经充分药物治疗仍反复发作心肌缺血，或临床表现有充血性心力衰竭或严重心律失常，或既往做过支架术或搭桥术的患者，应考虑入院后数小时内行急诊冠脉造影和支架术。伴有心源性休克的患者，急诊冠状动脉造影和支架术可延长到发病后24～36小时。

冠心病患者保养要点

冠心病患者和家属都很关心，已经得了冠心病，生活中应该注意些什么，怎样保养才能战胜冠心病，延年益寿。冠心病的二级预防是针对已经患了冠心病的患者，是为了控制或延缓冠心病的进展，减少冠心病的并发症，使病情长期保持一个稳定状态，或使原有的病变改善，从而达到降低病残率和死亡率、提高生活质量的目的。首要目标是预防心肌梗死和死亡，从而延长寿命。第二个目标是减轻心绞痛症状，减少缺血发生，从而改善生活质量。采取的主要措施有两个方面：

1. 非药物治疗

因为冠心病是一种生活方式疾病，它的发病、治疗、病情控制、康复等都与生活方式有密切关系，所以治疗性生活方式改变是临床治疗的最基本方法，是药物治疗的基础。

（1）患者及家属应该经常学习一些冠心病的防治知识，了解冠心病的发病原因、加重因素、治疗措施、常用药物的使用方法、日常生活应该注意的问题，以便在防治该病时给予积极的配合。树立战胜冠心病的信心，保持情绪稳定乐观，这对病情控制、康复是非常重要的。

（2）注意改变不良的生活方式。包括减少冠心病的危险因素，如戒烟、调整饮食、减轻体重、适量的体力活动和锻炼等。

（3）避免冠心病发作的诱发因素。包括饱餐、过度用力、劳累、暴怒、恐怖、大便干燥、饮酒、大量吸烟、寒冷刺激等。以上情况可突然导致冠心病、心绞痛发作，应了解并注意避免上述诱发因素。

（4）定期检查。要注意一些与病情相关的指标变化情况，如血压、血脂、血糖、心电图、心率、脉搏、体重，应至少每年检查一次；如果发现异常，应及时看医生，给予及时而有效的治疗，调整药物。

（5）冠心病患者的自我报警。凡突发上腹部或胸部疼痛、胸闷、心慌、气短、疲乏、精神不振、烦躁、头晕等症状，一定要到医院去进行检查，及时治疗，不可拖延。

2. 药物治疗

药物治疗是冠心病二级预防的主要内容，直接关系到病情是否能够控制、稳定、改善，生活质量状况，能否减少或避免出现心肌梗死、猝死等严重危险，一定要按照循证医学的要求坚持选好药，用好药，达到预定目标。

（1）降脂药。他汀类药治疗目前已成为冠心病二级预防的基础治疗，积极地长期应用他汀药治疗，可减少20%～30%冠心病的患病率，显著减少致死或非致死性心肌梗死的发生，显著减少冠心病的致死率和致残率。所有冠心病患者均应服用，使低密度脂蛋白（LDL-C）水平降至2.60 mmol/L（毫摩/升，100 mg/dl）以下，对极高危患者（如合并糖尿病或急性冠脉综合征患者）应强化他汀类药物调脂治疗，使LDL-C降至2.07 mmol/L（毫摩/升，80 mg/dl）以下。他汀类的选择应在医生指导下进行，因为每种药物对血脂降低的幅度，药物的代谢途径都有所不同，有些患者会对医生说：听说某某药不错，能不能给我开一点。这种做法是不可取的。

（2）抗血小板制剂。血小板是冠脉内血栓形成的“元凶”，冠心病患者应在医生指导下长期服用抗血小板药物。

（3）β受体阻滞剂。β受体阻滞剂是慢性稳定性心绞痛患者改善心肌缺血的最主要药物，可使心脏性猝死发生的危险性降低30%～50%，只要无禁忌证，β受体阻滞剂应作为稳定性心绞痛的初始治疗药物。药物剂量以能使静息心率维持在50～60次/分的目标水平为益。

（4）血管紧张素转换酶抑制剂（ACEI）。对急性心梗的左室重构、充血性心力衰竭有确切预防效果，ACEI治疗能显著降低无心衰及左心功能不全患者总死亡率。

（5）钙拮抗剂。长效钙拮抗剂可作为初始治疗药物，而不一定在其他药物治疗无效后使用或加用的替代药物。

（6）硝酸酯类药物。有较可靠的防治心绞痛、改善心肌缺血的作用。长期服用易产生耐药性。临床上通过保持每日适当的“无硝酸酯效应间歇期”来避免发生耐药性。

（葛均波　李远方）

第三讲　慢性肾脏病严重危害人类健康

慢性肾脏病发病率非常高，每9～11个人中就有1例慢性肾脏病患者，更多的人处在慢性肾脏病高危的境地，因此，慢性肾脏病已经成为危害人类健康新的流行病。不仅如此，因为慢性肾脏病患者的最终结局是尿毒症，慢性肾脏病又是心脑血管疾病的高危因素，所以慢性肾脏病的致残率、死亡率都很高，所需的医疗费用也相当可观。但是，慢性肾脏病又是可防可治的。早期筛查出慢性肾脏病的高危人群，如能早期诊断慢性肾脏病，有助于早期防治慢性肾脏病，阻止肾脏病的进展，延缓由肾脏病发展到尿毒症的进程。

什么是慢性肾脏病

2002年，美国国家肾脏基金会发表的肾脏病预后质量倡议提出慢性肾脏病的概念。慢性肾脏病是指肾脏损伤（肾脏结构或功能异常）或者肾小球滤过率低于60 ml/min/1.73 m^2（毫升/分/1.73平方米），持续时间达到或超过3个月，其中肾脏损伤可以表现为与肾脏相关的血、尿或影像学检查，或肾脏病理检查异常。慢性肾脏病逐渐进展，最终会发展至肾衰竭，需要透析或者肾移植来维持生命。按照肾小球滤过率的水平，慢性肾脏病可以分为5期，见下表。

分　期	描　述	肾小球滤过率（ml/min/1.73 m^2）
1	肾脏损伤，GFR正常或增加	≥90
2	肾脏损伤，GFR轻度下降	60～89
3	GFR中度下降	30～59
4	GFR重度下降	15～29
5	肾衰竭	<15（或透析）

（1）慢性肾脏病的病因：在欧美等发达国家，慢性肾脏病的主要病因是糖尿病和高血压。美国大约2/3的慢性肾脏病由糖尿病和（或）高血压继发而来。在我国，糖尿病和高血压导致的慢性肾脏病也正在逐年增加，但目前最常见的慢性肾脏病还是各种各样的原发性肾小球疾病，其次是慢性肾盂肾炎、多囊肾、狼疮性肾炎等。原发性肾小球疾病是指病因还不很明确的各种肾小球疾病，感染是其最常见的诱发因素之一，尤其是呼吸道感染、皮肤感染或者消化道感染。慢性肾盂肾炎的病因是反复发生的严重的尿路感染。多囊肾是一种遗传性疾病，以双肾弥漫性的无数的囊肿性病变、合并进行性肾功能衰竭为主要特点，有些患者还伴有肝囊肿、胰腺囊肿等。狼疮性肾炎是系统性红斑狼疮在肾脏的表现，后者是一种自身免疫性疾病，病因还不是很明确，可能与紫外线照射、雌激素、遗传、心理压力、某些药物等有关，除了肾脏，还可以累及心脏、血管、肺、肝、中枢神经系统、血液系统、骨、关节、皮肤、肌肉等全身多种器官系统。另外，先天畸形或发育不良、后天肾切除、泌尿系结石、肿瘤或增生的前列腺造成的尿道梗阻，以及各种药物性肾损伤也可以引起慢性肾脏病。

（2）易发慢性肾脏病的人群：哪些人容易患上慢性肾脏病呢？糖尿病患者、高血压患者、经常感冒、腹泻或者经常使用各种药物的患者、反复尿路感染者、自身免疫性疾病患者、先天畸形或发育不良、后天肾切除的患者、泌尿系结石、肿瘤或前列腺增生的患者等，都是慢性肾脏病的高危人群。另外，老人、肥胖者、有肾脏病家族史的人群也易患慢性肾脏病。

（3）慢性肾脏病有哪些表现：大多数慢性肾脏病患者在疾病初期的时候都没有什么自觉症状，但随着病情进展，慢性肾脏病患者可能会出现乏力、食欲减退、睡眠障碍、颜面或下肢水肿、面色苍白或萎黄、皮肤干燥瘙痒、夜尿增多或尿量减少、尿色改变或尿中泡沫增多等。也有些患者会出现高血压，或者原先的高血压变得更加难以控制。但是这些症状都不是特异性的，也就是说，可以由慢性肾脏病引起，也有可能由其他疾病造成。所以仅仅凭借症状来发现和诊断是不够的。

如何早期发现慢性肾脏病

早期慢性肾脏病患者的自觉症状可能并不明显，如果等到感觉身体不适了再去就诊，可能会贻误诊断和治疗慢性肾脏病的最佳时机。当然，如果已经出现上述可疑的症状，一定要及时去医院的肾内科专科就诊，请医生帮助判断一下，这些症状是否由慢性肾脏病引起。即使没有任何症状，也应该定期体检，尤其是慢性肾脏病的高危人群，筛查的频率应该高于普通人群。这就需要人们首先要了解慢性肾脏病，知晓其危害性，认识早期诊断和早期防治慢性肾脏病的可行性、必要性，发挥主观能动性，定期评估自己是不是慢性肾脏病的高危人群，必要时及时就诊，及时诊治。

诊断慢性肾脏病应该去医院的肾内科专科就诊，必须进行的筛查项目包括尿液检查（包括尿液常规、尿白蛋白/肌酐比值测定）、肾脏B超和肾功能检查和测量血压。其中肾功能检查，主要是指血清肌酐检测，但是这一指标非常不敏感，常常是肾小球滤过功能丧失一半以上，血清肌酐才开始轻度上升。因此，不能单凭血清肌酐是否超过化验单上的正常参考值来判断有没有肾功能减退，而应该结合患者的年龄、体重、营养状况等，根据相应的公式计算出肾小球滤过率，或者直接用同位素法测定肾小球滤过率。以肾小球滤过率来评判肾功能是否减退，才有助于早期发现慢性肾脏病。

要确诊慢性肾脏病，还需要根据情况进一步检查，包括明确慢性肾脏病的具体病种，比如，是糖尿病肾病还是高血压肾病，是狼疮性肾炎还是慢性肾小球肾炎，是膜性肾病还是肾脏微小病变等。为了明确慢性肾脏病的病理类型，肾穿刺活检术是必不可少的。

慢性肾脏病的防治原则

早期防治慢性肾脏病，可以预防慢性肾脏病的发生，或者延缓甚至阻止肾脏病进展至肾衰竭。早期防治可以起到事半功倍的效果，但是因为慢性肾脏病的发生和发展是一个渐进性的过程，所以任何时候发现和开始防治慢性肾脏病也都亡羊补牢，为时未晚。

（1）注意休息、适当锻炼，合理饮食、保持合适的体重，戒烟、限制或戒除饮酒，避免感染、避免应用肾毒性药物，控制血压、血糖、血脂、血尿酸等，都是防治慢性肾脏病所必须的。另外，根据具体病种采取针对性的治疗，也是非常重要的。

慢性肾脏病患者需要注意休息，因为劳累会导致免疫力下降，容易诱发感染；而感染不仅是慢性肾脏病发病的最主要的诱因之一，也是慢性肾脏病加重的最常见原因之一。劳累或睡眠不佳还会使患者血压升高，加重肾脏损害。另外，劳累也会直接导致肾脏病加重，比如，直立时间过久，尿蛋白排泄量会增加。但是，并不是所有慢性肾脏病患者都必须停止正常工作和体育锻炼，更不是所有患者都必须长期卧床。适当的锻炼一方面有利于保持合适的体重、维持人体糖脂代谢平衡、调节血压，另一方面，有利于增强体质，预防感染。有些肾脏病，如肾病综合征发生时，血液处于高凝状态，适当的活动还有利于预防血栓形成，避免发生心肌梗死、肺栓塞、脑梗塞等严重的并发症。

（2）饮食治疗对慢性肾脏病患者至关重要，除了像一般人群一样，既要保证营养丰富，又要避免营养过剩以外，慢性肾脏病患者还要特别注意盐、水和蛋白质的摄入。许多人都知道肾病患者不能吃得太咸，但是并不知道原因，也不知道具体应该控制在多少的摄入量才合适。盐摄入过多不仅容易造成水肿、血压升高，还有可能直接导致尿蛋白增多，最终导致慢性肾脏病加重。所以，慢性肾脏病患者除非已经出现体内容量不足或低钠血症，一般应该低盐饮食，每日摄取氯化钠不超过6克。水的摄入应根据不同的肾功能状态作相应的调整。如果肾脏排水功能正常，一般应保证尿量在1 500毫升左右。比如，同样的饮水量，在夏季出汗多的时候，尿量较前减少，那就应该及时增加饮水量，以保证尿量恒定。但是，如果肾脏排水功能已经减退，增加饮水量并不能增加尿量，反而易造成体内水分潴留，有时候还会导致心功能衰竭，因此这部分患者要求限制水分摄入的总量。某些特殊的肾脏病患者，需要较一般人适当多饮水，如高尿酸血症的患者，适当增加饮水量可以促进尿酸从肾脏排泄。但即使肾脏排水功能正常的人，也并不是饮水越多越好，过量的饮水也会增加肾脏负担。

蛋白质的摄入需要考虑患者的营养需求和肾脏排泄功能两方面。一般地说，适当减少蛋白质摄入，可以在一定程度上减少尿蛋白排出。但是，如果是大量蛋白尿，已经出现严重营养不良、低蛋白血症的患者，此时不仅不宜限制蛋白质摄入，反而应该增加蛋白质摄入，以纠正营养不良，否则患者总体情况必将恶化，而且容易并发严重感染，甚至威胁到生命。对于慢性肾功能不全的患者，低蛋白饮食可以减少尿毒症毒素的产生，建议这些患者的蛋白摄入量控制在每天每千克体重0.6～0.8克。为了不至于发生营养不良，对摄入蛋白质的成分有所要求，建议其中至少50%是高生物效价的蛋白质，也就是动物性蛋白，因为同样的量，动物性蛋白的利用度更高、营养价值更高；其次，优质低蛋白饮食的患者需要同时补充药物性α酮酸，以促进蛋白质合成。另外，如前所述，如果患者已经出现了严重营养不良，就不能仅仅从保护肾脏出发，要求严格限制蛋白质摄入，而应该将积极纠正营养不良，改善一般情况放在首位。

（3）控制血压是防治慢性肾脏病的重要手段之一。高血压不仅是慢性肾脏病的原发病因，还可以在慢性肾脏病病程的任何阶段使肾脏病加重并加速进入肾衰竭期。肾脏病患者的血压控制目标较常人更加低，至少需要控制在130/80 mmHg以下，如果尿蛋白排泄率超过（1克/24小时），血压降至125/75 mmHg以下将更有利于延缓肾病进展。慢性肾脏病患者降压药物的选择也与常人不同，应由专科医师斟酌选用。

与此同时，明确慢性肾脏病的具体病种，有助于更加针对性地治疗慢性肾脏病。因为一部分慢性肾脏病发病机制以免疫因素为主，只有使用糖皮质激素和（或）免疫抑制剂才能比较彻底地抑制慢性肾脏病的进展。有些病理类型的慢性肾脏病对糖皮质激素和/或免疫抑制剂无效，就不能盲目应用。

当慢性肾脏病进入第5期，也就是肾衰竭期，应该及时开始肾脏替代治疗，也就是血透、腹透或者肾移植，以替代肾脏功能，并能够预防各种尿毒症并发症的发生与发展。

总之，慢性肾脏病已经成为一种新的流行病，正悄悄地危害着人类的健康。由于其发病隐匿，早期筛查出高危人群，早期行相关检查帮助诊断就更加重要。在肾内科专科医生指导下，积极配合治疗，慢性肾脏病还是可防可治的。

（丁小强　傅辰生）

第四讲　呼吸系统病常见，预防最重要

呼吸系统疾病约占内科病的1/4。呼吸系统疾病不仅患病率高，而且许多疾病呈慢性过程，其预防尤为重要。

慢性支气管炎

慢性支气管炎通常指1年中持续咳嗽3个月以上，且连续出现2年或2年以上的症状，以50岁以上患者较多，故又称为“老慢支”。临床上常表现为咳嗽、咳痰，或伴有气短、喘息等，严重者可并发肺气肿、肺心病和中毒性休克等。

漫长而寒冷的冬季，对老年慢性支气管炎患者来说是一个“关口”。有“老慢支”病史的人，冬季容易因受寒感冒、烟雾尘埃污染、化学品过敏等因素导致发作。因此，日常生活中须注意以下几点：

（1）起居方面：冬天外出戴口罩和围巾，预防冷空气刺激及伤风感冒，尤其注意预防细菌感染，细菌感染是“老慢支”发作的诱因。同时尽量避免与感冒发热患者的接触，少去人群拥挤、空气混浊的场所，冬季家中应定期开窗通风。坚持锻炼，天气好时适当到户外活动，呼吸新鲜空气，可以提高呼吸道御寒和适应能力。锻炼强度以不感到劳累、舒适为宜，选择自己合适的项目，可进行呼吸操、扩胸运动、腹式呼吸，如体操、打拳、气功、散步和慢跑等，但不要过早起床锻炼，以免受凉。

（2）饮食调理方面：宜选择清淡易消化营养食物。俗语说“青菜萝卜保平安”。多吃蔬菜和水果，过敏体质的人忌食虾、蟹等易引起过敏的食品。“形寒冷饮则伤肺”，要吃温热食品，不要吃地瓜、土豆、韭菜及未加工的黄豆等，这些食品易产气引起腹胀、膈肌提高，肺活量受限，不利于气管炎等呼吸道疾病的康复。

（3）接种疫苗：预防接种气管炎疫苗可有效预防由上呼吸道感染引起的慢性支气管炎、支气管哮喘、哮喘性支气管炎的发生和发作。但如果发热38℃以上及患有活动性肺结核、活动性肝炎、湿疹的患者，不能使用该疫苗。高血压、心脏病及支气管扩张患者、严重肺气肿或长期使用激素者，应遵医嘱注射。

此外，保持稳定的情绪，乐观的精神状态，避免紧张、焦虑、忧郁等不良因素的刺激，也是非常重要的。

慢性阻塞性肺病

慢性阻塞性肺病简称“慢阻肺”，是一种以气流受限特征的疾病，气流受限不完全可逆、呈进行性发展，最后导致肺功能严重受损甚至呼吸衰竭，是我国城乡居民的主要死因之一，给我国造成了沉重的社会经济负担。

吸烟是慢性阻塞性肺病最主要的危险因素，2003年在瑞典开展的一项调查显示，吸烟人群中有50%会发展成慢性阻塞性肺病。其他危险因素还包括年龄、性别、职业性粉尘暴露、环境污染、厨房通风不良、有慢性阻塞性肺病家族史、过敏体质、营养不良、儿童时期肺部感染等。

慢性阻塞性肺病是可以预防和治疗的，早期诊断和干预能最大限度挽救肺功能，控制呼吸道症状，提高生活质量，改善预后。然而，早期患者往往只有轻微的咳嗽咳痰甚至无症状，一般查体、胸片可能都没有问题，很容易被患者及临床医生忽视。肺功能检查是诊断慢性阻塞性肺病的标准，它能敏感地判断气流受限的情况，中华医学会呼吸分会的治疗指南和世界卫生组织的慢性疾病联盟均建议，超过40岁以上的吸烟者每年都应该到医院做肺功能的检查，以便早期发现，尽早干预。

慢性阻塞性肺病的早期治疗包括两个方面，一是康复治疗，最重要的是戒烟，戒烟被认为是最经济有效的预防和治疗慢性阻塞性肺病的方法，间断地戒烟，即使不成功，也能减慢肺功能下降的速度，目前有很多帮助患者戒烟的药物，能提高戒烟的成功率。患者还可通过规范的锻炼，加强肢体肌肉的力量，提高呼吸功能。二是药物治疗，目前有很多口服药物和吸入药物能够抑制气管内的炎性反应，阻抑肺功能的减退。

对于慢性阻塞性肺病来说，早期诊断和采取干预措施是非常重要的，我们建议所有临床医生对有高危因素及早期症状的患者，应引起警惕，嘱其做肺功能检查以明确诊断，早期治疗。

支气管哮喘

支气管哮喘（简称哮喘），是由多种细胞特别是肥大细胞、嗜酸性粒细胞和T细胞参与的慢性过敏性气道炎症；在变应原刺激下，哮喘反复发作最终导致支气管壁增厚，支气管腔内形成黏液栓等，严重影响通气功能。

哮喘多发生于儿童，大多有季节性，日轻夜重，常常与吸入外源性变应原有关。

哮喘的发生中最关键的是机体的过敏体质，此外环境因素如饮食、运动、婴幼儿早期对变应原及微生物接触、母亲怀孕期间是否吸烟等都与哮喘的发生有关。故哮喘的发病是由遗传因素和环境因素共同作用所导致的。

哮喘能否根治？这是所有患者及患儿家长关心的问题。从临床实际来看，哮喘的预后往往与患者的起病年龄、病情轻重、病程长短、治疗是否及时和适当，以及是否有个人及家族过敏史有关。大多数患儿的哮喘发作到了青春期会缓解，发作次数明显减少乃至不发。目前认为，多数哮喘患儿到青春期前后症状有一定的好转或停止发作，可能有以下几个原因：① 人到青春期时体内各种功能发育基本成熟。一般认为哮喘与内分泌功能有关，哮喘患者往往伴有肾上腺皮质功能减退。如果患儿儿时得到适当的治疗，减轻疾病对机体的影响，待到青春期以后内分泌功能逐渐成熟，哮喘可以得到控制。② 可能体内存在的变应原及抗体随年龄的增长，又经某些治疗（如脱敏疗法）以后，改善了机体的免疫调节功能。③ 可能因环境条件的改善，避免了与变应原的接触。④ 随着年龄的增长，增强了体质，同时也增强了抗感染及抗其他疾病的能力，从而减少和控制了哮喘的发作。

不过，由于各种环境因素的影响，目前成人和老年起病的哮喘病也有逐步增多之势。

哮喘虽然不能根治，但是通过规范的治疗和管理，大部分哮喘能达到临床控制，防止急性发作。哮喘是慢性气道炎症性疾病，针对气道炎症的用吸入糖皮质激素的积极抗炎治疗是哮喘的最根本治疗，是减少急性发作，改善肺功能，提高生活质量，从而改善预后的根本途径。同时，应尽量避免接触变应原，保持居室环境的干净，预防呼吸道感染，从而预防哮喘急性发作。

肺　炎

呼吸道是人体敞开的门户，可分为上呼吸道（鼻、咽、喉）和下呼吸道（气管、支气管、肺泡）。一般地说，体质差、免疫功能低者易罹患肺炎。归纳起来，肺炎的高危人群共有5类：① 营养不良的儿童；② 患有某些慢性疾病（如冠心病、老慢支、糖尿病、肝病、镰状细胞性贫血、肾病综合征）或免疫功能低下者；③ 年龄在65岁以上的老年人；④ 反复上呼吸道感染者；⑤ 应用免疫抑制剂者。

引起肺炎的病原体包括细菌、病毒、真菌等多种。这些病原体的感染大体可分两类：一类病原体是经常存在的，无季节性，以肺炎链球菌最常见。肺炎链球菌广泛分布于世界各地，常寄生于正常人的鼻咽部，如鼻腔、扁桃体、咽喉等处，40%~70%的正常人可带有肺炎链球菌。肺炎链球菌分为80多个亚型，能致病的有十几个亚型。当机体抵抗力减弱时，肺炎链球菌便会乘虚而入，向呼吸道深部进犯或从带菌者那里传染而来，引发肺炎。研究发现，肺炎链球菌外围有一层荚膜，这层荚膜能起到保护细菌不被人体免疫系统吞噬、消灭的作用。肺炎链球菌肺炎患者发病前常有受凉、淋雨、疲劳、醉酒、病毒感染史，多有上呼吸道感染的前驱症状。起病多急骤、高热、寒战、全身肌肉酸痛、高热等，并有咳嗽、痰少、可带有血或呈铁锈色。肺炎链球菌有很强的毒力，除了会引起支气管炎、肺炎外，还可引起脑膜炎、肺脓肿、脓胸、腹膜炎、心内膜炎、中耳炎、乳突炎、鼻窦炎等。据统计，约50%的肺炎是由肺炎链球菌引起的。

另一类病原体是在特定季节出现的，如流行性感冒病毒，冬春季是其流行季节。流感病毒除了侵犯老人和孩子之外，过度疲劳、免疫力较低的人或有慢性支气管炎，有心、肺、肾等重要脏器功能不全的人，也是流感的高发人群。流感的基本症状和体征是高热、头痛和全身酸痛，全身症状较重而呼吸道症状并不严重，表现为畏寒、发热、头痛、乏力、全身酸痛等。以后全身症状逐渐好转，但鼻塞、流涕、咽痛、干咳等上呼吸道症状变得较显著。肺炎型主要发生于老年人、小儿、慢性心肺疾病及其他免疫功能低下者。病初与单纯型流感相似，1～2日内病情加重，持续高热，咳嗽、血痰、胸痛、气促。大部分患者可逐渐恢复，严重患者可由于呼吸、循环衰竭而死亡。

虽然有效的抗菌治疗对肺炎有一定疗效，但侵袭性肺炎链球菌感染仍有很高的发病率及死亡率。疫苗接种有望降低肺炎链球菌感染的发病率及死亡率。“肺炎链球菌多糖疫苗”是一种23价多糖疫苗，覆盖了近90%的肺炎链球菌荚膜型，可预防90%以上的肺炎链球菌肺炎。美国疾病控制及预防中心建议：为处于肺炎链球菌感染高度危险的人群接种肺炎链球菌疫苗，包括年龄在2岁以上患慢性病或有免疫抑制的儿童、生活在有高度肺炎链球菌危险的特殊环境和社会机构的人，以及所有年龄在65岁以上的人。疫苗接种于上臂外侧皮下，注射0.5毫升，只需注射一次，接种疫苗后产生的有效保护期可持续5年之久。目前“肺炎链球菌多糖疫苗”（商品名为纽莫法，美国默沙东公司生产）在上海大部分社区卫生中心预防接种科均可接种。另一种可以预防肺炎的方法为接种流感疫苗。

目前，接种流感疫苗在我国属于非计划免疫，采取自愿注射原则，一般地说，专家都建议接种流感疫苗的重点人群应接种，其他人群则可根据需要接种。重点人群：60岁以上人群、有先天性或获得性免疫缺陷的人群、慢性病患者及体弱者、公共场所服务人员、医护人员、大中小幼学生、教师等。各地卫生防疫站都设有门诊，可以到这些门诊去皮下接种流感疫苗。由于接种疫苗后在体内产生抗体需2～3周时间，所以必须在流感高发季节到来之前，提前注射流感疫苗。一般情况下，每年流行的病毒中，到第二年都会有一到两种毒株发生变异，如果想避免这些新病毒的感染就必须每年接种新的疫苗。在我国，北方地区在秋末冬初，南方地区从冬季到春季可以接种流感疫苗。特别需要提醒的是，流感疫苗应在健康人群中使用，若正处在疾病期，最好不要接种流感疫苗，应等病好之后再接种。

（白春学　李华茵　金美龄）

第五讲　认识乙肝

乙肝的全称是“乙型病毒性肝炎”。“乙肝歧视”是近来的热门话题，争论颇多，那么从医学角度到底该如何认识乙肝呢？我国是“乙肝大国”：2006年卫生部调查了全国1～59岁人群，乙肝表面抗原携带率为7.18%。慢性乙肝患者很多是青壮年，还有可能进展为肝硬化甚至肝癌，给个人、家庭和社会压上了沉重的负担。该如何有效预防乙肝？如何对乙肝病毒携带者和乙肝患者进行恰当合理的观察和治疗？这些已不仅是医学问题，更是重要的社会问题。

认识乙肝和乙肝病毒

引起乙型肝炎的罪魁祸首就是乙型肝炎病毒。完整的乙肝病毒外形就像一颗核桃，核桃皮相当于乙肝病毒的外壳，核桃仁就是乙肝病毒的核心。乙肝病毒是一种DNA病毒，比肝细胞小得多，侵入人体后专门进攻肝脏，钻入并潜伏在肝细胞中，在那儿定居并复制、繁衍后代。成熟的乙肝病毒可以破坏受感染的肝细胞，再侵入别的健康肝细胞，这样不断地繁衍。

乙肝病毒的生命力很强，有很强的抵抗力，在30℃～32℃条件下可存活至少6个月，在零下20℃可存活15年。但是乙肝病毒怕热，在100℃沸水中煮2分钟，就可以杀灭它。另外，0.5%过氧乙酸、3%漂白粉液、5%次氯酸钠和环氧乙烷等消毒剂，都可以消灭乙肝病毒。

乙肝病毒的入侵和人体的抵抗就像是一场“战争”，人体免疫系统会产生“抗体”，相当于抗击病毒的战士，试图驱逐并消灭乙肝病毒。这场“战争”不同的结果决定了人体不同的命运：① 大部分成人免疫力正常，因此对于入侵的病毒全力出击，战况激烈，经过战斗，最终大获全胜，将乙肝病毒完全消灭，这个过程就是“急性肝炎”；② 大部分胎儿或婴儿感染乙肝病毒，由于免疫系统尚未发育完全，对入侵的病毒缺乏识别和反应能力，双方互不敌对，和平共处，相安无事，成为“乙肝病毒携带者”；③ 少数患者在感染乙肝病毒后，虽然“战争”不断，却始终无力将病毒完全消灭，进入相持状态，这就是“慢性肝炎”，这种消耗状态危害最大，是最需要积极治疗的。

我们验血时查的“两对半”，医学上称为“乙肝病毒标志”，包括两个抗原和三个抗体，合起来一共5个指标，被称为“两对半”。如果全部阴性，那么恭喜您，乙肝病毒没有骚扰您；如果只是抗体有部分或全部阳性，一般表示您以往感染了乙肝病毒但已经恢复了或在恢复期，还有“战士”在“站岗”呢，同样恭喜您；而如果存在任何一个抗原阳性，说明体内存在乙肝病毒，最好去咨询一下医生，明确您属于“乙肝病毒携带者”还是“乙肝患者”。

前面说过，乙肝病毒的入侵和人体的抵抗是一场“战争”，“战场”就是肝脏。战争期间，战场肯定是要遭到破坏的，会导致战场上“硝烟弥漫”，而肝脏遭到的损害就是肝炎，表现为肝功能异常，代表性的“硝烟”就是“丙氨酸氨基转移酶（ALT，以前也被称为GPT）”。不同的战况决定了不同的战场受破坏程度：① 如果是急性肝炎，战况激烈，“硝烟”很大，也就是谷丙转氨酶（ALT）升得很高，待乙肝病毒被消灭，“硝烟散尽”，ALT趋于正常，战场修复；② 乙肝病毒携带者的战场平静，没有“战争”也就没有“硝烟”，ALT正常；③ 少数乙肝病毒携带者和急性肝炎患者最终成为慢性肝炎患者，病毒无法被消灭，战场上始终小规模战事不断，“硝烟”不断，ALT长期轻中度升高，“战场”也就是肝脏逐渐破坏，最终可能导致肝硬化甚至肝癌。

如何预防乙肝

古代名医扁鹊追求的医学最高境界是“治未病”，就是预防为先。当人们抱怨“看病难、看病贵”时，当慢性乙肝患者花费大量费用购买保肝药物、抗病毒药物，接受各种化验和检查时，愈发觉得预防理念的可贵。与其等到感染乙肝，甚至发展到肝硬化、肝癌时遍寻神医，不如事先主动了解并实施预防措施，防患于未然，预防乙肝的发生。

1. 花小钱，办大事——接种乙肝疫苗

接种乙肝疫苗后，人体会产生保护性抗体——表面抗体，就像始终有“战士”在“巡逻站岗”，一旦有乙肝病毒入侵，可及时发现并予以消灭，从而预防乙肝。乙肝疫苗全程接种共3针，按照0个月、1个月、6个月程序，即接种第1针疫苗后，间隔1个月和6个月再分别注射第2针、第3针疫苗。完成3针疫苗的接种后，复查“两对半”，证实有表面抗体产生才算接种成功。正规生产的乙肝疫苗安全、有效、注射方便。您到当地防疫站即可完成注射。价格也不贵，远远低于患上乙肝及其并发症后所耗费的昂贵的医疗费用，可谓花小钱，办大事。

新生儿接种乙肝疫苗是预防乙肝的关键。我国新生儿乙肝疫苗接种已经纳入国家免疫规划管理，接种是免费的。根据1992年和2006年两次调查结果估计，1992年以来儿童感染乙肝病毒的人数减少了近8 000万人，儿童乙肝表面抗原携带者减少了1 900万人。与1992年相比，乙肝表面抗原携带率年龄越小，下降幅度越大：1～4岁人群乙肝表面抗原携带率为0.96%；5～14岁人群为2.42%；而15～59岁人群则高达8.57%。世界卫生组织提出的5岁以下儿童乙肝表面抗原携带率低于2%的目标已经实现。

尽管已经取得了可喜的成绩，但在推广新生儿以外的重点高危人群接种乙肝疫苗方面还有很多工作要做。成年人接种疫苗，一则需要自己支付费用，二来也没有硬性规定，所以很少人会去主动接种乙肝疫苗。其实注射乙肝疫苗还是很方便的，如果您的乙肝病毒标志物（“两对半”）全部是阴性，就可接种乙肝疫苗。高危人群（如医务人员、乙肝患者和乙肝病毒携带者的家庭密切接触者、毒瘾者、经常接受血制品的患者、血透患者等）接种疫苗更是当务之急。

2. 避免传染乙肝病毒

乙肝病毒主要经血液传播：包括输血和血制品、母婴传染、性接触及接触破损的皮肤和黏膜传播。前三项比较好理解，经破损的皮肤和黏膜传播主要发生于：① 使用未经严格消毒的医疗器械如注射器等，进行侵入性诊疗操作和手术；② 静脉内滥用毒品；③ 修足、文身、扎耳环孔；④ 与乙肝患者或携带者共享剃须刀或牙刷；⑤ 医务人员工作中的意外暴露等。

知道了乙肝病毒是如何传播的，就能采取有效的措施切断传播途径。包括：加强对献血员的筛查，对血制品做表面抗原的检测；严格掌握输血及应用血制品的适应证；对表面抗原阳性产妇所产婴儿，出生后立即注射乙型肝炎特异免疫球蛋白及乙肝疫苗；对高危人群接种乙肝疫苗；对医疗器械、口腔诊疗用具及服务行业如理发、修足、美容、文身等用具进行严格消毒，提倡使用一次性的注射器、检查和治疗用具；不共享剃须刀和牙刷等。

由于乙肝病毒主要经血液传播，因此不必过度恐慌，普通的日常生活接触，如在同一办公室工作、握手、拥抱、同一餐厅用餐和共享厕所等无血液暴露的接触，一般不会传染乙肝病毒。

3. 对乙肝病毒携带者和患者的管理

"乙肝歧视"固然不应该，但对乙肝患者进行登记和统计，对患者和家属进行消毒、隔离和预防的指导还是非常必要的。乙肝病毒携带者不能献血，应自觉注意个人卫生、经期卫生和行业卫生，避免传播乙肝病毒。对符合抗病毒治疗指征的乙肝患者，应及时应用有效的抗病毒药，最大限度、长期抑制病毒，减少乙肝病毒的传播。

预防乙肝病毒感染是控制乙肝的根本措施。预防乙肝是全社会的责任，只有乙肝病毒携带者、乙肝患者及其家人、医务人员、卫生防疫人员等的共同努力，中国才能最终摘掉"乙肝大国"这顶帽子。

科学治疗乙肝

1. "降酶药"治标不治本

随着生活水平的提高，越来越多的人加入到每年一次健康体检的行列。然而，当体检者检出丙氨酸氨基转移酶（ALT）升高时，却往往并不清楚这意味着什么。ALT在氨基酸代谢中有重要作用，是最常见的肝功能检查项目。它主要分布在肝脏，其次是骨骼肌、肾脏、心肌等组织。由于ALT在肝细胞中的浓度比血清高7 000倍，而且大部分都位于肝细胞的细胞浆中，当肝细胞受损时，肝细胞膜通透性增加，血中ALT升高，因此，它也是肝细胞损伤最敏感的指标之一。ALT升高只能反映受检者可能存在肝损伤这一"结果"，并不能提示肝损伤的病因，更不能武断地认为就是肝炎。还必须进一步追查病因，如有无肝炎病毒、是否嗜酒、有无脂肪肝、有无心脏病、有无化学药物中毒史等，再根据病因进行对因治疗。千万不能讳疾忌医，自己买些降酶药，满足于转氨酶的正常，得过且过。

对乙肝病毒表面抗原阳性者而言，如肝功能正常，说明为乙肝病毒携带者，并非乙肝患者，建议定期复查，不必用药。但如果乙肝表面抗原阳性者发现ALT升高，即为现症乙肝患者，需要及时、正规治疗，千万不能自行服用降酶药粉饰太平。这就好比一位肺炎的患者存在发热，如果只用退热药，而不用消炎药，体温看上去是正常了，但炎症仍在发展，退热药药性过了，体温又会升高，不仅如此，病情发展下去甚至有生命危险；如果用消炎药使肺部炎症得到控制，患者的体温自然会下降。前一种体温正常是用退热药所制造的“好转”假象，而后一种体温正常才是真正反映病情缓解这一本质的表象。乙肝也是一样，“降酶”相当于“退热”——治标；抗病毒相当于“抗炎”——治本。如果已经符合了抗病毒治疗的指征却只用“降酶”治疗，只会造成转氨酶正常的假象，延误治疗。

2. 不要轻信“转阴”广告

社会上有不少人谈乙肝色变，看到乙肝病毒标志物（“两对半”）检查结果中有阳性结果就万分紧张。甚至拿了表面抗体阳性的化验单要求转阴，其中有的人已经跑了几家医院。表面抗体阳性提示受检者注射过乙肝疫苗或既往感染已恢复，并产生了保护性抗体。这个抗体就如前述的巡逻兵，根本不需要“转阴”，注射疫苗的目的就是为了打出这种抗体来。

真正意义上的“乙肝转阴”是指血清“乙肝病毒表面抗原”或“乙肝病毒DNA”阴转，同时伴有“乙肝病毒e抗原阴转”，乙肝病毒完全清除。由于目前的抗病毒药只能抑制病毒复制，不能完全清除病毒，所以目前国内外尚无特效的“转阴”药。对利用患者“转阴”心理的虚假广告，切勿上当受骗。不然，经济损失自然免不了。此外，还可能会因服用假冒伪劣药物导致不良后果，严重者甚至危及生命。

3. 中药并非绝对安全无毒

不少乙肝患者在认识上存在误区，认为西药副作用大，中药安全无毒。近年来，中草药所致肝损害呈逐年上升趋势。较常见的导致药物性肝病的单味中草药有：何首乌、黄药子、雷公藤、昆明山海棠、苍耳子、蜈蚣、金不换、地榆、川楝子、野百合、艾叶、天花粉、贯众、草乌头等。中成药有：壮骨关节丸、小柴胡汤、大柴胡汤、复方青黛胶囊（丸）、克银丸、消银片、消核片等。中药炮制不当、服用时间过长、剂量偏大、药物种类过多或存在过敏反应等也均可导致肝损伤。因此，乙肝患者应该消除中药没有副作用的误解，不应听信中药“转阴”的谣传，避免使用上述肝毒性药物，避免服用土三七药酒，并避免长期、大剂量地服用中药。

4. 就诊应去正规医院

如果因体检或身体不适发现为乙肝病毒携带者或患有乙肝，应该正确对待，既不要过于担忧焦虑，也不要不当回事。应该到正规医院专科去检查和治疗，通过检查区分自己是乙肝携带者还是乙肝患者。如果是乙肝病毒携带者，应由正规医院的专科医生指导您如何随访、检查什么项目、多久检查一次，并在正规医院做上述检查。如果是乙肝患者，也应该由正规医院的专科医生指导您是否需要抗病毒治疗、用何种药物、如何监测治疗效果、何时停用药物或更改治疗方案。千万不要轻信广告中的偏方、秘方；也不能自行盲目滥用抗病毒药物，以免造成不良的后果。

乙肝是危害我国人民健康的常见的传染病之一，但乙肝有疫苗可防，有药可医，关键是提高人民群众主动预防乙肝和科学治疗乙肝的意识。要做到这一点，健康教育尤为重要。只有当人们了解了有关健康知识，建立起积极健康的信念和态度，才能主动形成有益于健康的行为。我想，这也正是本书和本文的目的。让我们携起手来，全社会共同努力，战胜乙肝。

（沈锡中　石　虹）

第六讲　内分泌代谢疾病的防治

人体为了适应不断变化的各种内外环境，保持机体内环境的相对恒定，必须依赖全身各个系统的共同调节，其中内分泌系统起到了十分重要的作用。它帮助人体抵御各种内外环境的不良因素和病理变化的侵袭，维持人体的身心健康。

内分泌代谢疾病主要包括以下几类：① 代谢疾病：糖尿病、肥胖症、脂肪肝、骨质疏松症等；② 甲状腺疾病：如甲状腺功能亢进症、甲状腺功能减退症等；③ 肾上腺疾病：如库欣综合征、原发性醛固酮增多症等；④ 内分泌高血压；⑤ 性腺疾病；⑥ 甲状旁腺疾病；⑦ 下丘脑及垂体疾病：如垂体瘤等。据卫生部统计资料显示，内分泌和代谢疾病早已经成为医院住院患者疾病构成的主要部分，并成为我国城市居民主要死亡原因之一。

认识糖尿病

有一个数字说出来十分骇人听闻，那就是地球上每年死于糖尿病的人数和死于艾滋病的人数是相当的，都是300多万。随着生活水平的提高、饮食结构的改变、体力活动减少，在世界范围内肥胖和2型糖尿病的发病率逐年增加，尤其是处在经济转型期的发展中国家和地区，2型糖尿病患者数增加更为迅速。据2003年世界卫生组织（WHO）发布的信息，目前全世界糖尿病患者人数约1.75亿，预测到2030年将增加1倍，达到3.5亿人。目前，我国糖尿病患者已达5 000万，并仍有持续上升的趋势，患病率在印度之后居世界第二位。另外，约有一半的患者虽然达到了糖尿病诊断标准，但由于缺乏症状尚未得到诊断。在目前的糖尿病患者中2型糖尿病患者约占糖尿病患者的90%，1型糖尿病占5%～10%。作为一种慢性终身性的代谢疾病，糖尿病到目前还没有根治的办法。长时间的高血糖容易导致心脑血管疾病、肾脏损害、失明、手足麻木、感染、昏迷、阳痿等各种并发症，不但影响了生活质量，还大大加重了个人和国家的经济负担。

糖尿病慢性并发症涉及面广、后果严重，治疗糖尿病的根本目的不仅仅是降低血糖本身，而是积极控制多种危险因素，最终目的是阻止和延缓糖尿病各种并发症的发生和发展，在提高糖尿病患者的生活质量的基础上延长糖尿病患者的寿命。

糖尿病已经成为当今社会的常见病，高血糖所导致的各种急、慢性并发症往往令人们谈“糖”色变，但是各种口服降糖药和胰岛素的相继问世，给糖尿病的治疗提供了多种选择。但是对于1型糖尿病和部分2型糖尿病患者而言，口服药物不能满足控制血糖的需求，必须通过胰岛素才能使血糖达到理想的治疗目标。胰岛素是胰腺内β细胞分泌的一种激素，主要作用是降低血糖。患有1型糖尿病的患者，由于他们的β细胞受到自身免疫的损害，导致胰岛素严重缺乏，患者表现为严重高血糖和其他代谢紊乱，容易发生酮症酸中毒昏迷和严重感染，常常危及生命，这些患者必须应用胰岛素治疗才能维持生命。2型糖尿病患者随着疾病的发展，胰岛β细胞最终也会出现严重损伤和衰竭，因此这部分2型糖尿病患者也需要胰岛素治疗。有以下几种情况需要胰岛素治疗：1型糖尿病、糖尿病酮症酸中毒、高渗非酮症性昏迷（无论1型，还是2型）、活动性肺结核、急性感染、经历手术、发生创伤、心肌梗死、中风等应激状态、妊娠分娩、严重肝、肾功能损害、2型糖尿病口服降糖药继发失效的患者。近几年来许多研究证明胰岛β细胞对2型糖尿病发病和进展的重要性，治疗2型糖尿病的目的不仅仅是为了降低血糖，更重要的是保护好剩余的β细胞功能，延缓2型糖尿病的进展和各种并发症的进展，因此在2型糖尿病患者中早期应用胰岛素是保护β细胞的重要手段之一。有些患者认为胰岛素像鸦片一样，觉得一打等于要打上一辈子，而且剂量会越打越大，甚至会依赖上瘾，这种看法是没有科学根据的。

由于大部分2型糖尿病患者在隐匿状态下发病，新诊断的患者大约一半已经发生了并发症，因此，预防和治疗糖尿病并发症最根本的方法就是尽可能早期发现糖尿病。及早发现的最简易的办法就是每年至少应该测定一次空腹血糖和餐后2小时血糖。另外，控制体重、合理饮食、适当体育锻炼都是预防和控制糖尿病的良方。

肥胖与非酒精性脂肪性肝病

非酒精性脂肪肝是指不饮酒或很少饮酒的人群中，除病毒性肝炎、药物性肝病、自身免疫性肝病、遗传性肝病等原因外，以从单纯肝脏脂肪变性到非酒精性脂肪性肝炎，以及部分患者最终进展至肝硬化为特征的广谱脂肪性肝病。随着肥胖和2型糖尿病患病率迅速增高，非酒精性脂肪肝的患病率呈同步增高的趋势。据统计该病影响了全球10%～39%的人口，平均患病率为20%。我国的情况也不容乐观，据最近上海一项流行病学调查显示，上海市成人脂肪肝患病率已达到15.35%。

非酒精性脂肪肝不仅仅是肝脏病变，更主要的是，肝脏作为体内物质代谢的重要器官，其发生脂肪沉积后，对血糖、血脂代谢产生严重、广泛的影响而危害人类健康。该病的患病率与肥胖及2型糖尿病同步上升，表明肥胖在非酒精性脂肪肝形成和发展过程中起关键作用。在肥胖患者中，单纯肝脏脂肪变性达60%，脂肪性肝炎达到20%~25%。在2型糖尿病患者中，约80%的患者存在脂肪肝。脂肪肝患者中糖代谢异常、高血压、脂代谢紊乱、冠心病、中风等心血管疾病的发生风险显著升高。国外报道，非酒精性脂肪肝人群中，不同程度的糖代谢异常约50%，中山医院内分泌科研究资料显示，上海非酒精性脂肪肝患者中糖代谢异常的发生率高达近50%，糖尿病前期患者占35.2%，新诊断的2型糖尿病患者达14.5%。这些数据表明非酒精性脂肪肝已经成为2型糖尿病的“后备军”。因此，防治该病对早期诊断和积极防治2型糖尿病及心血管疾病有更重要的意义，远远大于治疗肝脏本身。

随着体检的普及，通过B超诊断出的脂肪肝患者日益增多，由于缺乏特异症状，不痛不痒，许多患者对它并不重视，以致部分患者出现持续肝功能异常，进展为脂肪性肝炎时才来就诊。此时，糖代谢异常及心脑血管疾病风险的伴随率就大大增高了。很多患者读到这可能觉得脂肪肝原来这么可怕啊，其实只要认真治疗，这些风险都是可以避免的。一旦诊断为脂肪肝，应该至医院相关专科诊治。明确引起脂肪肝的原因，如与各型病毒性肝炎、自身免疫性肝炎、药物、毒物引起的肝脏损害及酒精性肝病相鉴别。然后，通过测定肝功能了解脂肪肝的损害程度，是否伴有脂肪性肝炎或肝硬化。不容忽视的是需要进一步明确是否伴有糖代谢异常、高血压、冠心病、脂质代谢异常，以评估糖尿病和心血管病变的风险。对于糖代谢尚处于正常阶段的脂肪肝患者须进行口服葡萄糖耐量试验，测定空腹和餐后血糖。需要重点提出的是，由于B超不能对肝脏脂肪含量进行定量，因此有条件的患者可以到我院进行肝脏磁共振波谱分析的检查，它是目前唯一能对肝脏脂肪含量进行量化的无创伤诊断方法，能精确测量肝脏的脂肪含量，为日后的治疗提供可靠的依据。必要时少数患者还需进行肝穿刺病理活检明确肝脏的病变程度。经过以上综合评估后，才能制定正确的诊疗计划。

如何远离和战胜脂肪肝？其原则是：早期发现、规范诊断、综合治疗、贵在坚持、重在预防。医生及营养师会根据个体情况量体裁衣制定出合适的饮食和运动处方及个体化的综合治疗方案。综合治疗最主要的目标是降低体重，早期患者是可以逆转的。需要提醒的是减肥速度太快容易加重脂肪肝，因此要按照医生的指导进行。对于生活方式治疗仍不能满意控制的患者，在医生指导下，可以合理选择药物治疗，但是药物治疗的同时必须坚持饮食和运动治疗方案，持之以恒，才能达到长治久安的目的。

甲状腺结节

甲状腺结节是常见的一种内分泌疾病。随着近年来人们自我保健意识的增强，通过体检发现甲状腺结节的人数不断增加，在健康体检者中有3%~7%的人通过触诊发现甲状腺结节，超过20%的人通过甲状腺超声检查发现。由于很多人对甲状腺结节没有足够的认识，而且大部分的甲状腺结节患者没有自觉症状，只在查体中偶然发现，因此给人们带来了一定的恐慌，误以为得了甲状腺结节就是得了癌症，“开刀”是唯一的治疗方法。事实上，甲状腺结节分为不同类型，简单的可分为良性和恶性两大类：良性者占绝大多数，恶性者不足1%；依据病因甲状腺结节又可分为：结节性甲状腺肿、炎性结节（亚急性和慢性炎症）、甲状腺囊肿、甲状腺肿瘤（良性肿瘤、甲状腺癌、多发性内分泌腺瘤病的一部分、转移癌）等；依据结节多少又可分为：单发、多发。

甲状腺结节在各个年龄段的男女人群中均可发生，其中女性比男性多，约为4∶1，中老年人比青少年多见。对于年龄在20岁以下、60岁以上、有头颈部放射治疗史、男性患者的单发结节、有声带麻痹、结节直径大于或等于10毫米、同位素扫描提示为“冷结节”等情况者，要警惕恶性变的可能。那么应该怎样诊疗，才能既不放过占少数的“坏分子”，又不至于误伤了可以与人和平共处的良性肿瘤呢？

首先一旦发现患有甲状腺结节，不必惊慌失措，需到医院内分泌科就诊。内分泌科医生根据患者的病史、体格检查和必要的检查方法，通过病史询问、体检、实验室检查，以及B超、核素等影像学检查，结合甲状腺细针穿刺等综合手段，明确甲状腺结节的数量、功能、性质等特点，在正确诊断的基础上，制订具体的治疗方案，对癌变的结节及时联系外科医生进行手术治疗，对于一些体积较大的良性结节和考虑倾向恶性的结节来说，手术切除是最彻底的治疗方法。而大多数的甲状腺良性结节是不需要治疗的，仅需要每6～12个月复查一次。

简而言之，发现甲状腺结节，应按照正确的就诊程序：发现甲状腺结节→了解结节为单个还是多个→区分甲状腺功能（升高？降低？正常？）→鉴别性质（良性？恶性？）→制订治疗方案（药物、手术、单纯临床随访等）→定期复查。因此，甲状腺结节并不可怕，关键是要及时看医生。

内分泌高血压

高血压是一种常见病，在我国成年人中的患病率已超过20%。大多数高血压患者从来没有想过，自己的高血压究竟是什么原因引起的，是否有根治的可能性。其实在普通的高血压患者中，大概有10%左右是继发性高血压，其中内分泌高血压是主要的继发性高血压病因。

内分泌性高血压常见的病因主要包括：原发性醛固酮增多症、皮质醇增多症、嗜铬细胞瘤、某些先天性肾上腺增生性疾病，甲状腺功能亢进（甲亢）等。要提高内分泌性高血压的诊断率和根治率，最重要的是对广大群众尤其是医务人员普及内分泌性高血压的基本知识，希望通过以下常见内分泌血压病因的讲解能为广大患者提供线索。

肾上腺是肾脏上方的腺体，对人体来说是一个十分重要的内分泌器官，它能分泌多种激素，通过血循环运送到人体的各个组织脏器，发挥其特定的生理效应。肾上腺可分为皮质和髓质两部分。肾上腺皮质的增生或肿瘤主要引起两种疾病——皮质醇增多症和原发性醛固酮增多症；而髓质的肿瘤主要为嗜铬细胞瘤。原发性醛固酮增多症的患者常可出现乏力、不同程度的心动过速，严重时出现发作性软瘫（四肢极度无力，活动困难，严重时伴有呼吸困难），病程长的患者还可以出现口干、夜尿增多、发作性手足抽搐（俗称“抽筋”）等。检查血液、尿液常可发现血钾降低、尿钾排出增多，血肾素降低，醛固酮增高。嗜铬细胞瘤的患者可以表现为正常血压和阵发性血压升高交替出现，也可以表现为在持续性高血压基础上伴有严重高血压发作。在发作严重高血压时，患者常常感到头痛、心悸、多汗，称为嗜铬细胞瘤的“三联症”。其他症状包括面色苍白、恶心、腹痛、呼吸困难等。发作性高血压往往在体位变换、挤压腹部、排大、小便时均可诱发，长期患病者往往伴有基础体温升高和渐近性消瘦。但其临床表现可多种多样，甚至可无任何症状，患者可以通过检测血浆间下肾上腺素及间下去甲肾上腺素诊断。皮质醇增多症的患者往往有特殊的体型和面容，例如面部丰满呈满月（满月脸），项背部脂肪堆积（水牛背），向心性肥胖、四肢肌肉消瘦，皮肤痤疮，腹部、大腿皮肤出现紫色条纹等，患者血液中的皮质醇增高，节律紊乱。肾上腺疾病共同的临床表现是高血压，导致内分泌高血压的肾上腺疾病中大多数属于良性肿瘤或肾上腺增生。此类高血压的病因特殊，一般降压药治疗效果较差。由于肾上腺内分泌功能性肿瘤导致的高血压患者，可以通过手术治疗缓解高血压，甚至达到根治的效果。对某些肾上腺增生的患者，需要特殊的药物达到降低血压的目的。因此，高血压患者千万不要忽视了肾上腺内分泌疾病的筛查。

此外，某些甲状腺功能亢进症患者也可出现血压升高，这类患者常常有消瘦、怕热、多汗、心悸、手抖、甲状腺肿大等症状，检测血中的甲状腺激素水平增高，通过控制甲亢可以使患者血压降至正常。

近年来，随着公众对常见病、多发病的认识逐渐提高，尤其对原发性高血压知识的普及更为深入，城市人群中高血压的知晓率和治疗率有所提高。但对于内分泌疾病所导致的高血压重视不够，许多内分泌高血压患者未能及时诊断，按原发性高血压治疗，经多种正规的降压药物治疗后，血压仍难以控制，不仅浪费大量医疗资源造成经济损失，更重要的是往往会贻误病情，失去最佳治疗时机。因此应提醒高血压患者经常注意自己的症状和表现，及早及时发现内分泌高血压的线索，早日得到正确的治疗。

骨质疏松

“人老了，背也驼了，还经常腰酸背痛。”其实这常常是骨质疏松惹的祸。骨质疏松症是一种代谢性骨病，其特征是骨量减少和骨的微结构破坏，骨组织变得疏松、脆弱，骨折的危险性增加。骨质疏松是一个复杂的病理生理过程，影响因素很多，各种因素可以通过不同途径导致骨质丢失，骨量减少而引起骨质疏松。根据病因的不同可以分为原发性与继发性。继发性骨质疏松是由其他疾病或药物等一些因素所诱发的骨质疏松症，而原发性骨质疏松是随年龄的增长必然发生的一种生理性退行性病变，又可分为老年性骨质疏松和女性绝经后骨质疏松，是老年人的常见病。

骨质疏松常常在悄无声息中出现，患者往往没有明显的不适症状，部分患者即使出现较严重的骨质疏松也全然不知，直至发生骨折时才发现。大多数患者表现为骨痛或腰酸背痛，疼痛的位置常不固定，多为全身骨痛，又以腰背痛最多见，常在劳累或活动后加重。严重的患者可引起腰椎压缩性骨折，导致身长缩短、驼背等，严重的患者还可出现胸闷、呼吸困难。部分患者易发生骨折，常常轻微的活动或创伤即可诱发，骨折发生的部位多在椎骨（胸、腰椎）、前臂和髋骨。其中髋骨骨折后果严重，很多患者因此生活不能自理，严重影响其生活质量。所以骨质疏松症应该积极诊治，不可掉以轻心。绝经后女性、老年人、体重过轻者、有骨质疏松家族史、长期服用激素者及糖尿病等，都是发生骨质疏松的高危人群。这类患者应该及时到医院内分泌科就诊，通过医生的详细检查一般可以确诊。检测测定血、尿的钙、磷等离子浓度、碱性磷酸酶及25-羟维生素D_3等指标，有助于判断骨代谢状态对骨质疏松症的鉴别诊断有重要意义。另外检测骨形成指标如骨钙素，骨吸收指标如尿羟脯氨酸、尿羟赖氨酸糖甙、血中Ⅰ型胶原交联N末端肽可了解骨形成与骨吸收情况。骨密度测定可以评估人体各部位的骨质疏松程度及发生骨折的危险性；若无条件进行骨密度测定，X线仍不失为一种较易普及的检查方法。

钙的缺乏是产生骨质疏松的重要原因，补钙是治疗骨质疏松的主要方法。在营养全面、膳食平衡的基础上补充钙质，增加骨质积聚。牛奶、豆制品及绿叶蔬菜等含钙丰富，可以作为日常膳食的钙源。如果通过膳食调配，钙仍不足则应在医生指导下选用钙制剂来补钙，同时应多晒太阳，适当锻炼，或补充维生素D，以利钙的吸收。服药期间应定期检查与监测。

此外，预防保健很重要，“护骨”工作人人有责，通过合理营养和科学锻炼建立良好的饮食习惯和生活方式，不吸烟不喝酒，加强自我保健意识，对高危人群重点随访，积极治疗与骨质疏松症有关的疾病，延缓和预防骨质疏松的发生。

因此，骨质疏松不可怕，只要医生和患者一起配合，相信一定能解除你的烦恼和痛苦。

（高　鑫　陈玲燕　李晓牧）

第七讲　“中风”已成常见病，关键在预防

脑血管意外问题严重

脑血管意外又称为急性脑血管病，或中风、脑卒中，是供应脑的动脉血管，包括两侧颈内动脉和椎动脉，病变引起的脑局灶性血液循环障碍，而致意识障碍及（或）脑局灶症状（言语障碍、面瘫、肢瘫）。世界卫生组织调查结果显示：中国脑卒中发

病率排名世界第一，比美国高出一倍。我国第三次国民死因调查结果表明，脑卒中已经升为第一位死因。近20年监测结果显示，脑卒中年死亡人数逾200万，年增长速率达8.7%。目前我国脑卒中的发病率为185～219/10万人口；死亡率为116～142/10万人口；患病率为400～700/10万人口。

脑卒中除了高致死率外，还具有高致残率和高复发率的特点，严重威胁国民生命和健康生活质量。据全国心血管专业委员会的调查，全国存活的脑卒中患者有3/4患有不同程度的残疾，这些正值盛年的残疾人给家庭和社会带来了巨大的经济负担和社会问题。据卫生部卫生经济研究所报告，脑卒中给我国每年带来的社会经济负担达400亿元。

脑血管意外分哪几种？脑血管意外分为脑出血、脑梗塞和出血性脑梗塞。脑出血是脑内血管破裂后血液外溢到脑内，俗名脑溢血，包括脑实质出血和在脑和脑膜之间的蛛网膜下腔出血。

脑梗塞是脑血管的阻塞后导致的脑组织缺血坏死，俗名有脑阻塞、脑梗死等。常见的原因是动脉硬化性脑梗塞。又分两种：一种是脑血栓形成，是在血压降低、血流缓慢等情况下，血小板聚集附着在发生粥样硬化的狭窄的脑动脉管壁上导致血管阻塞。常常在睡眠中或安静休息时发生，数十分钟甚至数天时间发展至顶峰。另一种为脑栓塞，是其他部位的血管内血栓脱落，随血流到脑堵塞血管所引起，最多见的栓子来源是心脏，尤其是存在房颤、心梗后附壁血栓，其次是发生粥样硬化的大血管内形成的斑块脱落后随血流到远端较小的动脉内导致栓塞。

出血性脑梗塞，又称混合性卒中，是在原有的脑血栓形成或栓塞的基础上梗塞灶内形成的渗血或血肿。机制可能是由于梗死灶内组织弥漫性缺血、缺氧，血管壁通透性增强或麻痹，当侧支循环再建或血管再通时，血液从病变的血管渗出或穿破血管而产生。

还有一种短暂脑缺血发作，是指由于短暂的脑局部血液供应障碍而导致的各种中风样的表现，但是这些表现在24小时内可以完全好转，俗称“小中风”。

哪些情况提示发生了脑血管意外

脑血管意外的起病突然，通常很难提前预料。脑梗塞常于安静休息或睡眠时发病，大多数在数小时或1～2天内达到高峰。脑出血或者脑栓塞发病更快，常在活动中发病，并瞬时或数分钟内达到最高峰。下列情况虽不一定就是脑血管意外，但皆应及时就医诊治，以免延误脑血管意外的及时救治：

（1）头痛：中老年患者首次发生的头痛，或者虽然以往有偏头痛，但是这次头痛的性质、程度等都与以往不同，或者头痛伴有恶心、呕吐、视物模糊、口舌麻木、肢体活动不灵等，一般都是脑血管意外，包括脑出血和大面积脑梗塞的表现。

（2）头晕：伴或不伴视物旋转、恶心、呕吐或耳鸣。

（3）运动障碍：一个或一侧肢体无力、口齿含糊、颜面歪斜、吞咽困难、呛咳。

（4）视觉异常：包括视物成双、视物模糊、视野内出现缺损等等。

（5）身体感觉障碍：口唇、面舌、肢体麻木，可单独出现或伴随相应部位的运动障碍一同出现。

（6）精神、智能和行为异常：突然发生的胡言乱语、不能认识家人和熟悉的环境、躁动或孤僻、算不清零钱，以及一些日常熟练行为或动作的遗忘等。

如何预防脑血管意外

脑血管意外发作后果严重，预防极为重要。这些预防的举措有以下几方面：

1. 调整生活方式，稳定自身情绪

（1）饮食方面：中老年人都应该均衡膳食，口味要清淡。尽量减少动物性脂肪、高胆固醇、高盐分食品的摄入。

（2）戒烟是需要的，因为吸烟本身就是脑血管意外的危险因素之一。

（3）不要酗酒，不要喝高酒精浓度的烈酒。

（4）适当进行体育锻炼。

（5）要避免情绪的显著波动，不宜过度悲伤、激动或愤怒，也不要过于兴奋，尽量保持心平气和，情绪平稳，豁达而乐观。

2. 定期的健康检查很重要

40岁以上的人群都应该重视自己的健康，定期（半年至1年）进行一些常规的健康检查，包括：心电图、血压、血糖、糖化血红蛋白测定、血脂、血黏度、血同型半胱氨酸等与动脉硬化高度相关的血清学指标。如果发现异常，还应该进行心脏和主动脉超声、颈内动脉和椎动脉超声以早期发现动脉硬化、动脉斑块的存在并处理这些危险因素。

3. 监控高血压，保持血压的正常与稳定

高血压作为脑血管意外的重要危险因素，早已得到全世界的公认。在脑出血患者中，发病前有高血压病史的占93%；脑梗塞患者中占86%。血压长时间升高，动脉会长时间痉挛，血管壁因此变形、增厚，弹性减退，从而形成或加重动脉硬化。其次血压波动幅度过大的话，可引起夹层动脉瘤，引发脑出血。

降压注意事项包括：① 严格控制血压在140/90 mmHg以下，最好每天监测血压变化，至少每周测一次血压；② 坚持服用降压药物，不可随意停药；③ 维持血压稳定，防止较大幅度的血压波动；④ 同时又不能将血压降得过低，以免诱发脑梗塞；⑤ 建议患者定期在高血压门诊随访，按医嘱增减或调换降压药物。

4. 控制血糖

糖尿病是等同于高血压的高危因素。有报道，脑卒中患者中合并糖尿病者占6%～30%；糖尿病患者发生卒中的危险性是非糖尿病患者群的3～5倍，死亡率也要明显高于非糖尿病卒中患者；溶栓前有高血糖将会抵消掉溶栓带来的治疗效果；脑部磁共振也发现，高血糖患者脑梗死范围更大，因此功能恢复更差，从而导致后期残障率增高。因此，对于已经确诊为糖尿病的患者而言，控制血糖是降低脑血管意外发病的首要前提。近年来的专家共识已经将空腹血糖的正常值由原来的低于6.1 mmol/L(毫摩/升)调整到低于5.6 mmol/L，这进一步证明降低血糖对于预防糖尿病各种并发症是非常必要的。我们的建议是：① 注意监测血糖，定期拜访糖尿病专科医师，通过降糖药物的规范治疗而不是购买有降糖说明的保健品，来将自己的血糖严格控制在理想范围内；② 饮食控制和加强运动锻炼也是必不可少的降糖措施；③ 临床工作中我们经常碰到很多脑血管病患者，平时并没有糖尿病症状，发生脑血管意外后在常规检查时发现血糖增高，因此对于中年以上的人群而言，将血糖列为定期（每半年或一年）检测的内容是十分有益的。

5. 调节血脂

我们常说的“血脂”实际上是血浆中总胆固醇（TC）、三酰甘油（TG）等成分的总称。胆固醇、三酰甘油在血液运输时需与载脂蛋白结合，后者主要有高密度脂蛋白（HDL）、低密度脂蛋白（LDL）、乳糜微粒和脂蛋白（α）。低密度脂蛋白分子小，易于进入血管壁形成动脉硬化斑块，导致管腔堵塞或斑块脱落形成栓塞。高密度脂蛋白作用是将血液中的脂蛋白运输回肝脏消化吸收，能够防止游离胆固醇在肝外组织细胞上的沉积。早期发现血脂代谢，尤其是胆固醇和与低密度脂蛋白结合的胆固醇水平（LDL-C）异常，同时采取积极措施，对预防脑卒中的发生和发展尤为重要。降脂治疗首先要改变生活方式，要适当增加体力活动，饮食中减少胆固醇的摄入，多吃新鲜蔬菜和水果，少吃脂肪高的食物如肥肉和动物内脏等。蔬菜水果中富含膳食纤维，它可以起到抑制总胆固醇浓度升高的作用。在进行严格的饮食控制下选择合适的降脂药物。他汀类降脂药物是目前最常用的降脂药物，它能够降低血低密度脂蛋白、总胆固醇的水平，还能提高高密度脂蛋白的水平、稳定动脉斑块。用药期间须定期监测血肝酶和肌酶谱（CK、ALT、AST），同时注意是否有肌肉触痛、压痛和无力的症状，一旦出现上述症状减量或停药后大多能恢复。

6. 发现并治疗“打鼾憋气”

医学上称“阻塞性睡眠呼吸暂停低通气综合征”，是国际上公认的脑血管病的又一独立危险因素。患者表现为夜间睡眠时鼾声响亮并伴有呼吸反复短暂停止，严重时出现较长时间的憋气甚至憋醒。脑卒中的发病率随着打鼾憋气的严重程度而增高。打鼾人数众多，并非都存在呼吸暂停及慢性缺氧，到医院进行12小时的睡眠呼吸监测，通过仪器对患者的夜间睡眠时血氧情况、心电图、脑电图等进行连续观察后即可得到结论。一旦存在睡眠呼吸暂停低通气综合征，则需要排除口鼻咽部的结构障碍，并可以在睡眠时通过简易的呼吸机辅助呼吸而减少缺氧的发生，从而减少相应的心脑血管疾病。

7. 高度警惕短暂性脑缺血发作

短暂性脑缺血发作俗称“小中风”，是指急性发作的短暂性、局灶性的神经功能障碍或缺损，这些症状、体征与脑梗塞时完全一致，取决于发生微小栓塞的动脉所供养的脑部结构。如是颈内动脉系统的，则发生一过性黑矇、偏侧肢体麻木、无力或口齿含糊等；如发生在椎基底动脉系统则可表现为眩晕、呕吐、共济失调或一过性意识丧失等。定义的持续时间为24小时，即在1天内出血的症状、体征能完全消失，但是大多数患者一般1小时内完全缓解。千万不要以为症状消失就好了，短暂性脑缺血发作预示患者处于发生脑梗死、心肌梗死和其他致死性血管性疾病的高度危险中，为脑卒中的前兆征象之一。错过了及时预防的时机，很可能导致中风。有些患者初次发作之后，一天可发作几次，每次症状和时间都相同，这些患者发生脑梗塞的危险性更高。处理上一定要及时，而且要非常重视，必须按脑梗塞进行治疗。

8. 缺血性卒中的二级预防

非房颤导致的缺血性卒中应通过抗血小板聚集治疗进行二级预防。血小板是动脉粥样硬化血栓形成的关键。阿司匹林是最常用的价格适中的抗血小板药物，在卒中急性期、急性冠脉综合征，以及脑卒中、冠心病二级预防中，均证实有效。

因房颤导致的缺血性脑卒中则应该长期口服抗凝药，但是该药存在出血倾向，因此要经常在医院进行凝血指标的测定。

总之，脑血管病存在多种危险因素。认识到这些，以积极的态度和乐观的心态对待它，脑血管病便不那么可怕了。

突发的脑血管意外，如何进行家庭急救

当患者被发现有脑血管意外表现时，患者和家属都不能惊慌，在救护车到来之前，可以做以下这些简单易行而且非常必要的急救措施：① 让患者就势平躺（床、沙发，甚至地上），不要硬搬到床上；② 头偏向一侧，有假牙者应取出，以防痰液、呕吐物吸入气管；③ 有呕吐的患者，家人要让其脸朝向一侧，用干净的手帕缠在手指上伸进口内清除呕吐物；④ 迅速松解患者衣领和腰带，保持空气的流通；⑤ 保持室温暖和，可以盖上棉毯以保暖，或给患者加衣服要避免套头衫，用开衫反穿即可；⑥ 做一些肢体按摩，并与其谈话，保持患者安静，防止其过度悲伤和焦虑不安；⑦ 切忌对患者摇晃、前后弯动、震动头部等动作；⑧ 大小便失禁时就地处理，不宜翻动患者身体，衣裤难以脱去时可剪开，垫上草纸；⑨ 不宜给患者自行灌药喂食；⑩ 用冷毛巾覆盖患者头部，降低脑代谢。

当救护车到达后，一定要尽快在当地就近医院首先实行抢救。如果要自行送医院，也应掌握正确的搬运患者的方法：2~3人同时把患者平托到担架上，头部略抬高，以避免震动，从楼上抬下患者时要头部朝上脚朝下。送医院途中，家属可双手轻轻托住患者头部，避免头部颠簸。到达医院后，在告知医生病情时要掌握如下要点：发作的具体时间、有否呕吐、症状是否逐渐恶化、意识情况如何、头痛的程度、是否有手脚麻痹和语言障碍、是否在服用降血压药、有没有受伤等。

脑血管意外患者如何进行功能的康复

脑血管病后的康复工作非常重要，这是患者恢复功能、提高生活质量，甚至重返工作岗位的重要步骤。根据受损害情况的不同，可以有语言功能、肢体运动功能、协调功能等多方面的康复训练。

1. 语言功能的康复

脑血管意外可导致患者出现不同的语言障碍，到目前为止，无论是构音障碍还是失语症都无特效的治疗药物。语言功能的恢复必须依靠特殊的功能训练，包括发音训练、短语训练、会话训练、朗读训练、复诵句子训练、文字辨识、指出物品名称、执行命令，以及图片、实物配对练习等。虽然如此专业的内容必须在康复中心由专科医师指导和训练，但是家人还要在家辅助对患者进行语言功能的锻炼。语言功能的康复必须尽早开始，病程越长，完全恢复的可能性越小。

2. 肢体感觉–运动功能的康复

肢体运动功能的康复包括被动运动和主动训练两部分。被动运动是患者在发病早期必须进行，可以由家属、护工在康复医生指导后经常进行，动作应轻缓、柔和，避免用力牵扯。主动训练是教患者用未瘫痪侧肢体来协助瘫痪侧肢体进行康复运动。因为日常生活中几乎所有的动作都与手的操作有关系，而手的功能又是最难以恢复的部分，因此可以有意识地训练手指抓握和精细动作。此外，要进行一些感觉训练。比如，在训练患侧手掌支撑功能时，手掌面替换放置一些手感、质地不同的材料，遮住患者的视线，给患者提供需要辨别的物体进行分辨，在盘中放入一些细沙、米粒、豆子等，指导患者用手指在其中随意写画，以辨别不同的颗粒等等。因此，感觉–运动训练一体化是康复训练中非常重要的理念。

（汪　昕　董继宏）

第八讲　常见消化道肿瘤的防治

俗话说，“民以食为天”。司掌五谷杂粮、山珍海味的消化和吸收，则是人体的消化系统。胃、十二指肠、小肠、结肠是消化系统中最主要的消化道，也是食物消化吸收的主要场所。消化道本身分泌的胃液、小肠液含有大量的消化酶，可以分解食物中的蛋白质、脂肪和碳水化合物等营养成分。但是，单凭消化道自身分泌的消化液还不足以完全消化食物，人体内另有两大消化器官。一个是肝脏，分泌的胆汁先存储在胆囊，进食时再经总胆管排泄至十二指肠，帮助消化脂肪。另一个就是胰腺，位于胃的后方，被十二指肠圈呈“C”字形包绕，分泌富含脂肪酶、淀粉酶、蛋白质酶的胰液，经由胰管到十二指肠，帮助小肠内食物的消化。由于每日高负荷的工作，消化道上皮细胞和腺体细胞增生活跃，更换特别快，就有更多的机会发生突变，加上外界因素的影响，一旦累积了足够的“基因错误”，就可能发生癌变，最后发展成消化道肿瘤。

提倡健康饮食，预防消化道肿瘤

人们常问，消化道肿瘤是吃出来的吗？或者问，怎样从饮食上预防消化道肿瘤？这些问题在医学家眼里都属于肿瘤的“一级预防”，即病因预防，也就是通过避免接触与肿瘤发病相关的危险因素，来预防肿瘤的发生。事实上，食物作为一种外来物质通过消化道进入体内，与消化道肿瘤的关系是密不可分的。不当的饮食的确会对消化道造成一定的损伤，成为诱发消化道细胞癌变的外界危险因素。

比如说，胃是食物被吞咽后首先停留的地方，也是开始消化的主要场所。胃经常要受到食物中物理、化学、生物学因素的直接刺激，而食物中存在的各种致癌物、促癌物也可直接接触、损伤胃。霉变的食物、贮藏时间过久、腌制或高温煎炸的食品等都含有致癌危险的亚硝酸盐，可在胃酸及细菌作用下转化为亚硝胺，从而诱发癌变。烟酒也容易损伤胃黏膜，引起慢性胃炎和溃疡，最终可导致癌变。卫生条件偏差的饮食，可能导致幽门螺旋杆菌感染，从而容易引起胃的慢性炎症、溃疡和肠化生，使胃癌发病率升高。此外，紧张的工作和缺乏规律的生活所导致的三餐无时、饥饱无度，也可很轻易地诱发胃病，为胃癌的发生埋下祸根。

饮食结构的变化则与结直肠癌的发生相关。随着生活水平的日益提高，一日三餐中肉类食物、油炸类食物、脂肪多的食物逐渐成为了主打食物，而蔬菜、杂粮等，富含纤维素的食物占有的比例越来越少。这样的饮食结构，危害是很明显的。一方面，由于所摄入的膳食纤维不足，容易引起便秘，导致粪便通过结直肠的时间延长，增加致癌物与肠道上皮细胞的接触机会，成为结直肠癌发病的危险因素之一。另一方面，消化道的腔内环境也容易发生变化。胃酸浓度较高、小肠蠕动快，有害物质在胃、小肠中停留时间就相对较短，就比较快到达结肠，损伤结肠黏膜；而过多的食物残渣停留在结肠里，可使结肠内滋生更多的细菌，这都是结肠癌的危险因素。

烟酒、高脂肪含量肉食的摄入，蔬菜、水果摄入量少也是胰腺癌、胆道癌的致病危险因素，但相关性不如胃肠肿瘤那么明显。总体而言，提倡健康饮食，即戒烟控酒、低脂饮食、减少腌制、煎炸食品，多食蔬菜水果，并加强饮食卫生，对于消化道肿瘤的预防具有十分重要的意义。

警惕消化道肿瘤早期症状

恶性肿瘤患者要得到真正的根治，取得最好的疗效，必须在肿瘤发生转移之前的早期阶段被诊断出来，并及时切除或其他根治性治疗。这就是“早发现、早诊断、早治疗”，肿瘤治疗最主要的“三早”原则，也是所谓“二级预防”。仔细甄别消化道肿瘤的早期症状，是早期发现和早期诊断消化道肿瘤的关键。然而遗憾的是，消化道肿瘤的早期症状都是非特异性的，与良性的消化系统疾病如胃溃疡、胃炎、胆结石、慢性胰腺炎并无多大区别。

很多胃癌患者早期有上腹疼痛不适、恶心、呕吐、返酸、嗳气、腹胀等症状，自认为是我们常说的胃炎、胃溃疡、消化不良等良性“胃病”，不加重视，未及时就诊。要么一忍再忍，要么按以往的就诊经验自己到药房买药治疗，从而延误治疗。结直肠癌则常以排便习惯与粪便性状的改变为最早出现的症状，多表现为排便次数增加、腹泻、便秘，便中带血、脓或黏液。很多患者同时有痔疮，常误以为是痔疮出血而延误诊治。如果是结肠肿瘤出血，粪便与血液大多是混合在一起的，可以为鲜红色，也可以为暗红，甚至为“果酱样大便”，肿瘤位置离肛门越远，血液颜色越深；而痔疮出血大多是滴落在粪便表面。不过，直肠癌出血也是如此，所以直肠指检是就诊时排除直肠肿瘤的最直接有效方法。腹痛也是结肠癌早期症状之一，常为定位不确切的持续隐痛，或为腹部不适，或为腹胀感。

胰腺癌、胆道癌早期症状包括上腹隐痛、食欲不振，胰腺癌早期还可有餐后饱胀不适的症状。因此，对于无法用胃部疾病解释，甚至胃镜检查也基本正常的上腹部消化道症状，要警惕胰腺癌、胆道癌可能。胰头癌和胆道癌堵塞胆道可出现伴有上腹部不适的进行性黄疸、瘙痒等，患者会发现小便颜色加深，甚至呈“浓茶样”。如果合并胆结石及胆道感染，可有寒战、发热，且有阵发性腹痛及隐痛。消化道肿瘤到了中晚期均可表现为不能进食、呕吐、贫血、消瘦，以及腹部出现肿块等典型症状。如果出现严重腰背疼痛提示病变扩及腹腔神经丛，已是晚期征象。

因此，对于有慢性消化系统病史的患者，如果最近的症状出现了变化或者不能得到控制，自身要警惕是否病情出现了变化，及早就诊。一方面可以修正治疗方案，另一方面，需要排除消化道肿瘤的可能。对于过去身体一直很好的人群，如果有消化道的症状，更要及时就医了，尤其是超过40岁的中老年人。对于医生来说，务必不能让“潜伏”在大批就诊人群中的少数消化道肿瘤患者从眼皮底下溜走。通过详细的问诊了解患者主要的不适症状及其变化规律，尤其对于消化道肿瘤高危患者，如慢性萎缩性胃炎、久治不愈的胃溃疡、胃息肉症、胃大部切除者、家族性大肠息肉症、慢性炎症性肠病患者等，甚至在无明显症状时，也应定期通过一定的简单检查手段，筛查消化道肿瘤。早诊，才可能早治，也才可能有好的治疗效果。一旦等到出现典型的症状时，疾病往往已属于晚期，丧失了根治性手术机会。

消化道肿瘤手术以后的饮食调理

消化道肿瘤的治疗目的，一是延长生命，二是提高生存质量。手术切除了肿瘤，保护了消化道的健康，恢复消化道的功能，使之能尽“以食为天”的天职。除了术后早期的过渡饮食，以及放化疗期间的饮食调理之外，并没有严格的饮食限制和禁忌，只要是健康饮食，就可以“想吃就吃”。

由于消化道肿瘤的手术一方面缩短了有效的消化道长度，另一方面也进行了消化道重建。因此，术后早期的饮食的确需要过渡的饮食以适应消化道功能的逐步恢复。对于胃癌和胰头癌，胃已经被部分切除，胃容量明显减少，且胃的动力也在恢复当中，因此术后开始的经口进食，必须是少量多餐。拔除胃管若无恶心呕吐等不适，可以先进少量流质，后逐渐增加每次的量和进食次数，最后是全量流质。在术后10～14天则可以逐渐过渡到半量半流质饮食，以后逐渐增加饮食的质和量。恢复快者术后2～3周可以恢复正常健康饮食；而行全胃切除的患者，少量多餐的时间要相对延长。对于胰体尾肿瘤、胆道肿瘤和结直肠肿瘤的手术，由于未涉及胃，术后饮食的恢复要快得多和简单得多，可在术后3～4天就开始恢复经口进食，甚至直接开始半流质饮食。

在饮食结构上，还是强调要健康饮食。最好是清淡饮食，不要吃油腻的食物，多吃谷物、水果汁，禁食辛辣刺激的食物。术后早期适当减少膳食纤维，稍微加工烹调至细软、易吞咽，并易消化吸收，也要注意调整至适合患者的喜好口味。待肠道功能恢复后逐渐增加纤维量，多吃水果、蔬菜，尤其是有便秘者，以保证正常的肠蠕动，增加粪便体积。

很多患者和家属都把手术后的饮食提到非常高的高度，希望通过加强术后的营养，提高身体的免疫功能，以提高治疗的效果。经济条件较好者常进补“燕窝”、“冬虫夏草”、“人参”等，经济条件一般者也经常“开小灶”。这本无可厚非。但我们主张手术后适度营养，保证足够的蛋白质及热能即可。让患者尽早恢复到与家人、朋友一样的正常健康饮食，一个锅里烧饭，一张桌子吃饭，让患者迅速摆脱“疾病”的心理状态，恢复正常的社交生活，这样反而更有利于患者的康复。

南方人，尤其是广东人，都有煲汤的习惯，认为“汤”的营养价值高，尤其对于消化道肿瘤手术后的患者，更是以“汤”进补。这在营养学上是不足取的，“汤”本身的营养价值并不高。“汤”里面只有少量氨基酸、核苷酸，以及为数不多的矿物质和乳糜微粒；而大部分的蛋白质仍然留在肉里，汤里的含量不足总数的10%，其他的营养成分如脂肪、脂溶性维生素、矿物质也大多留在肉里。因此，要鼓励患者多吃肉。对于手术后早期的患者，可以将肉剁碎、煮烂，使之易于进食和消化。

附：消化道肿瘤手术后的“肠粘连”

在生理条件下，肠管表面覆盖着一层光滑的腹膜，而腹膜腔里也分泌少量起润滑作用的液体，这些使得肠道可以自由蠕动。但腹部手术，尤其是消化道肿瘤手术，破坏了这种光滑度。由于受到手术损伤，腹膜会出现急性的炎症反应，通过一系列复杂的病理生理过程，形成纤维网络状物，集中在受损伤的组织器官的表面，与周围的肠管等脏器相黏合。同时，成纤维细胞和其产生的胶原束也会使创面和其周围的肠管形成粘连。这就是“肠粘连”，本是腹部手术后腹膜的一种自身修复功能的正常反应。据统计，腹部外科手术后有60%～90%的患者会出现不同程度的肠粘连。

肠粘连并不意味着一定会发生肠梗阻。即使腹腔内有广泛的肠粘连，如没有形成锐角，不影响肠内容物通过，就不会有肠梗阻。只有当粘连成团的肠曲，影响蠕动波将肠内容物向前推进，或由于粘连索带的牵拉使肠曲折叠成锐角，或索带压迫肠曲、肠曲在索带下形成内疝，或粘连形成支点，使肠曲环绕而扭转，才产生肠梗阻。其实，粘连的肠管宛如蜿蜒的盘山公路，而粘连成角处就是公路的急弯处。急弯一多，车辆通过就困难，就容易发生交通堵塞。如果车流量少，就不容易拥堵。类似的道理，如果进食了不易消化的食物，尤其是黏性食物，如糯米做的饭团、糕点等，难以通过狭窄、成角的粘连处，就相对容易诱发肠梗阻。而一旦有不洁饮食，引起胃肠炎，使肠道内容物剧增，不能及时通过粘连肠段，也会诱发肠梗阻的发生。

大部分肠粘连患者的症状都比较轻微，对身体没有太大的影响，且随着时间的推移，肠粘连的程度也会逐渐减轻，不需要特殊处理。只有少数的肠粘连患者可出现腹胀、腹痛、恶心、呕吐等肠梗阻症状。对不伴有肠梗阻的肠粘连患者，一般不必进行手术治疗。如果仅出现腹痛、腹胀或不剧烈的呕吐，患者一般经过禁食或同时采用胃肠减压、解痉、抗感染治疗，就使患者的症状得到缓解。必须强调的是，在非手术治疗措施中，石蜡油可以直接帮助肠道恢复通畅，必须督促患者服用。对于肠梗阻病程迁延者，需要警惕消化道肿瘤术后复发的可能。如果粘连性肠梗阻经非手术治疗病情仍进行性加重，出现不能缓解的腹部剧烈绞痛、压痛明显等肠坏死的征兆时，应立即进行手术治疗。

（靳大勇　吴文川）

第九讲　前列腺疾病与男性健康

在男性疾病中，前列腺疾病的“曝光率”是最高的，多见于各式各样的报纸、广告，几乎达到了铺天盖地的程度。但前列腺在身体的哪儿？前列腺有什么作用？前列腺疾病有哪些？怎么治疗？生活上要注意什么？等等，一般男性并不甚了解，于是一些患者病急乱投医者有之，坐失治疗良机者有之，甚至遭人忽悠，钱财被骗，人财两空者亦有之。因此，深感有必要将关于前列腺疾病的知识普及给男性及关注男性健康的女性。

前列腺是身体的什么器官

前列腺是男性最大的附属性腺，它的主要功能是分泌前列腺液，在性冲动时平滑肌收缩协助腺体分泌，并将分泌物通过腺体导管排出，参与构成精液中的液体部分，与精子的生存、激活、受精等密切相关。

前列腺围绕后尿道，紧挨着膀胱颈部，解剖位置隐蔽。医生将手指伸入直肠，在直肠前壁可以摸到前列腺。前列腺形似栗子，底部朝上，尖端向下，底部中间稍凹陷，呈一条浅沟。正常前列腺表面光滑，富有弹性。它的底部横径4厘米，纵径3厘米，前后径2厘米，重约20克。

前列腺是由腺体和肌纤维组成的，大致腺体组织占70%，肌纤维组织占30%。腺体部分由30～50个分支管状腺构成，最后汇成15～30条导管，开口于前列腺部尿道精阜两侧。腺体周围有结缔组织和平滑肌构成的被膜，被膜伸入腺体内形成隔，构成腺体的支架。前列腺组织结构上分为外周区、中央区和移行区三部分。前列腺增生起始于围绕尿道精阜部位的移行区，前列腺癌易发生于外周区。

前列腺有什么作用

既然前列腺是男性最大的附属性腺，那么它肯定是与男人的“性”和“生育”有关，它具有的功能有两个方面：

（1）外分泌功能：分泌前列腺液，参与构成精液中的重要部分。前列腺液的成分除水分之外，还含有钠、钾、钙、氯、锌及氨基酸等，以及多种酶如枸橼酸、磷酸酶和淡黄色的卵磷脂小体，可作为精子的营养，提供精子的活动能量。前列腺的肌肉控制尿液自膀胱排出，射精时输送精液。

（2）内分泌功能：睾酮是男性体内主要的雄激素，它通过前列腺内代谢作用可以转化为更具有活性的双氢睾酮。前列腺含有丰富的5α还原酶，可使睾酮转变为双氢睾酮，而双氢睾酮在良性前列腺增生形成中起重要作用。能刺激前列腺生长还包括肾上腺的雄激素，如雄烯二酮，但不是主要的雄激素。显然，前列腺在雄激素转化中是“加工厂”同时又影响其本身的变化。有研究认为，阻断5α还原酶，则可以减少双氢睾丸酮的产生，从而使增大的前列腺萎缩。也有研究指出，阻止双氢睾丸酮与雄激素受体结合，可控制前列腺癌。

前列腺疾病有哪些？怎么治疗

前列腺疾病在男性疾病中有较高的发病率，常见的有前列腺炎、前列腺增生和前列腺癌。在临床上的表现主要与排尿症状有关，如尿频、尿急、尿痛、排尿困难、尿潴留等。不同类型的前列腺疾病又有其特征性的症状。青壮年易患前列腺炎，尤其是慢性前列腺炎，而老年则以前列腺增生和前列腺癌多见。因此，前列腺疾病关联男性从青年到老年各年龄段，对男性健康影响显著，应引起高度重视。前列腺炎从现代医学观念，提出了前列腺炎综合征的概念，它是指细菌性前列腺炎、非细菌性前列腺炎、前列腺痛和各种非前列腺疾病如膀胱颈部病变、间质性膀胱炎、精囊疾病、尿道疾病等引起的一组常见的临床疾病，因其症状和临床表现相同或相似而归入为一类疾病。

（1）慢性前列腺炎：临床上最常见的慢性非细菌性前列腺炎患者，其病因错综复杂，经常反复。前列腺充血可能是发病的原因，前列腺内尿液反流可造成前列腺化学性炎症，可能也是发病的原因。使前列腺充血大致有以下几种情况：性冲动频繁、性生活不当（经常性交中断或不射精）、性生活过度、频繁手淫等，也见于食用刺激性食物、过量饮酒，经常憋尿、久坐、长途骑车等。慢性前列腺炎初始并无全身症状，病程逐步发展后患者才会感到疲倦乏力、精神不振、神经衰弱、性欲减退、早泄和阳痿。局部症状以会阴部为中心的周围区域的下坠样胀痛或隐痛，可以涉及下腹部、腹股沟区、阴茎、大腿内侧部位等，一般疼痛程度较轻，有时亦出现排尿异常如尿频、尿急、尿痛。由于患者症状往往不太明确，诊断需由医生对患者进行前列腺按摩，取前列腺液做化验检查和细菌培养。前列腺液中白细胞可增高，但培养无致病菌生长。B超检查也有一定的诊断价值。

慢性前列腺炎是比较复杂而难治的疾病，患者要坚持综合的治疗，包括充分休息，生活规律，节制性欲，禁酒，忌刺激性食物；同时要注意调节饮食，防止便秘。采用热水坐浴，水温在40℃～50℃，开始可以热水熏蒸片刻，而后逐渐将会阴部和臀部坐入水中。当排尿异常时，可用药改善排尿症状，解除前列腺尿液反流。如怀疑支原体、衣原体可能为致病因素时，可应用相应的药物治疗。药物治疗时须夫妇同用，以消灭交叉感染源。

（2）前列腺增生：俗称前列腺肥大，是老年男性的常见病，前列腺增生与年龄增长密切相关，多数人在60岁左右发病。前列腺增生的发病原因，有种种解释，目前公认与老龄和有功能的睾丸存在有关。由于老年人体内雄激素在前列腺中积聚，前列腺含有丰富的5α还原酶，可使睾酮转变为生理活性更强的双氢睾酮。双氢睾酮促成了良性前列腺增生。也有人提出前列腺增生与雌、雄激素协同失调，细胞产生与死亡的失衡有关。

前列腺解剖部位与尿道关系十分密切，其增生后多数会引起尿路梗阻，常可见排尿不畅、排尿延时、终末滴沥，甚至尿潴留。初始时可发生尿路刺激症状，如尿急、尿频、尿痛、夜尿增加等。在病情发展到后期，又可引起膀胱无力、输尿管扩张、肾盂积水，最终出现肾功能损害。由此可见，男性老年发生进行性排尿困难不可等闲视之，仍需要认真对待，医生应给患者必要的诊治。在体检中，对患者的直肠指检是必要的，它是一种最简单而又重要的诊断方法，应在膀胱排空后进行检查。直肠指检应注意前列腺大小、质地、有无结节、触痛、粘连、中央沟及表面情况，精囊可否触及，直肠内有无异常肿块，肛门括约肌张力情况等。直肠指检时如发现前列腺质地变硬，表面凹凸不平，有可疑硬结，应测前列腺特异性抗原（PSA），进行前列腺穿刺活检，以排除前列腺癌。进一步的辅助检查有B超检查和尿动力学检查。B超主要检查前列腺和尿路，其中残余尿达50～60毫升时，提示逼尿肌已处早期失代偿状态。尿动力学检查可确定尿路梗阻程度，前列腺部尿道及内、外括约肌阻力，逼尿肌功能状态；可分析前列腺症候群是因梗阻还是激惹所致，可了解是否存在逼尿肌不稳定，逼尿肌收缩功能受损和膀胱顺应性改变。

前列腺增生的治疗有警惕性等待，即若无症状可暂不治疗，若有症状可用药物治疗、手术治疗和其他非手术治疗等。目前药物治疗已经十分普遍，患者可按医生的医嘱用药。若药物治疗不理想，应及时选择开放性手术或经尿道电切、等离子电切或激光切除。电切手术是一种先进而成熟的微创技术，在我国已开展很广泛，疗效肯定，并发症少。若不能耐受手术，可选择非手术治疗，较多用的有前列腺腔内或体外热疗、气囊扩张、前列腺支架治疗、经尿道电化学治疗等。

（3）前列腺癌：通常人们都知道肺癌、胃癌、肝癌等的危害，殊不知男性的前列腺癌却是“隐性杀手”。前列腺癌主要发生在老年男性，50岁左右可以发病，但60岁以后发病更多。以前，前列腺癌在我国很少见，可是近20年来发病率上升明显，在2006年上海市市区恶性肿瘤发病率报告中，前列腺癌已居男性恶性肿瘤第5位，发病率23.03/10万，而1986年发病率仅为1.9/10万。前列腺癌的发病原因尚未完全清楚。前列腺癌早期，癌肿并不引起患者任何症状，晚期因癌肿长大而压迫尿道，会引起排尿困难，甚至尿潴留，偶见血尿。有的前列腺癌患者的病情发展慢而隐匿，没有任何症状，可以带癌生存直至因患其他疾病死亡。但有的患者病情进展却迥然不同，发现此病时癌已转移到附近淋巴结，甚至骨骼或其他脏器如肺、肝等。此时患者常发生骨骼、关节、腰背部等疼痛。因此，由于前列腺解剖位置的隐蔽，前列腺癌发生、发展过程的隐匿，此病无本身明显的特有的症状，即使有排尿改变等症状，或与前列腺增生症相同，或表现为转移灶器官所产生的症状，常常不被患者和医生所认识，造成诊断延误。

明确前列腺癌的诊断须进行以下几项检查：

（1）血清前列腺癌特异性抗原（PSA）：此项化验目前应用已十分普遍，它具有特异性高、敏感性强的特点，被列为前列腺癌的肿瘤标志物，在临床上具有重要的意义。其正常值为0 ~ 4 ng/ml（纳克/毫升）。若PSA超过正常值，多见于前列腺癌，但也可见于前列腺增生、前列腺炎，以及其他影响因素如直肠指检、前列腺按摩、活检穿刺等。但是，前列腺癌患者的PSA升高更明显，并随病变的发展而升高，可超过正常值几倍甚至几十倍。临床上，当PSA测定值为4 ~ 10 ng/ml时，游离PSA（fPSA）与总PSA（tPSA）比值（fPSA/tPSA）小于0.15对前列腺癌具有诊断意义。

（2）直肠指检：若患前列腺癌，可以触及前列腺部位硬结节或硬块。被触及者，一般已浸润前列腺被膜。但是，要注意与其他疾病鉴别，如增生、结石、结核、炎症及术后改变。此项检查应在抽血测PSA后进行。

（3）影像学检查：包括经直肠B超、CT或MRI，对诊断前列腺癌有一定的帮助，尤其CT、MRI可以了解局部肿瘤的浸润范围和淋巴结有无转移，有助于肿瘤的临床分期。

（4）前列腺穿刺活组织检查：此检查可以获得病理诊断，对确诊前列腺癌有决定意义。临床上有B超引导下经会阴部和直肠两种途径，以前者更佳。细针穿刺取材点数目是一个有争论的问题，经典的方法为“6点”，以后有人采用“8点”、“12点”在

“20点”，甚至更多。其实在B超引导下可以视具体病变情况决定穿刺点数目更符合实际。

（5）核素骨显像：它可以早期显示前列腺癌的骨转移病灶，比X线摄片早3～6个月，但是难以区分良性或恶性病变，往往需要结合临床考虑。

一旦前列腺癌诊断明确，由专科医生与患方共同决定最终的治疗方法。治疗方案应根据患者的年龄、预期寿命、健康状况、多项检查指标，包括PSA、病理Gleason评分、B超、CT或MRI、核素骨显像等综合考虑，可以选择根治性前列腺切除、内分泌治疗、放射治疗、热疗或冷冻治疗等。根治术用于可能治愈的前列腺癌，适应于局限性前列腺癌，临床分期T1–T2C的患者。严格掌握手术适应证和必要的术前准备、术后后续治疗对治愈早期前列腺癌十分重要。即使患者是晚期前列腺癌，在可提供的多种治疗方法的条件下，仍应积极采用综合治疗，有利于延长患者生存期，提高生活质量。

生活上要注意哪些方面

前列腺炎是可以预防的，预防重于治疗。首先，要养成良好的生活行为，如适当的身体锻炼；劳逸结合，防止过度疲劳；不久坐，不长途骑自行车，不坐阴冷湿地等；注意调节性生活，克服过频手淫的不良习惯。其次，注意饮食调理，少吃或忌吃刺激性食物，忌过量饮酒。第三，正确认识前列腺炎与前列腺增生、前列腺癌的区别，了解前列腺炎与性病、不育的关系，消除思想顾虑，建立科学的健康意识。以上对维护青壮年男性健康是非常重要的。

良性前列腺增生是引起中老年男性排尿障碍性疾病。患者前列腺增生呈临床进展性发展，后期可以出现尿潴留，甚至尿毒症。因此，中老年男性当出现排尿异常时，需要及时去医院诊断和治疗，避免出现疾病进展的风险，对保护中老年男性健康是有益的。此外，平时注意调整饮食结构，荤素搭配，避免食用辛辣刺激食物及过量饮酒。要注意下身勿受凉、房事勿过度、勿憋尿等易引起或诱发排尿困难。规律生活，保持大便通常。对于各种治疗后患者都应该定期复查。

前列腺癌发病原因尚未完全明了，但流行病学调查报告指出前列腺癌与患者种族、居住地域有关。欧美国家的发病率明显高于亚洲地区。东西方前列腺癌发病率的差异除人种、地域因素外，推测可能与饮食结构和生活习惯有关。前列腺癌预防应该遵循防癌的饮食原则。以植物性食物为主，每天的食物中谷类、蔬菜、水果、豆类应占2/3以上，限制肉类食品，限制高脂肪饮食，限制饮酒，少吃盐及腌制食品，保证食物新鲜与食品安全。要科学烹调，不吃烧焦的食物和烧烤类鱼肉。所以，防癌还需低碳饮食，以调节人体的内环境，从而消除诱发癌症的种种因素，防止相关基因发生突变，减少癌症发生。此外，坚持锻炼身体，进行低碳有氧运动，如太极拳、慢跑等，增强机体免疫力；保持积极乐观的生活态度和心态平衡，防癌于未然。

（王国民）

第十讲　血管病防治——解读主动脉夹层

很多体育拥趸或许都还对这个画面记忆犹新：1986美国排球运动员海曼在赛场上突然倒地猝死。在现实生活中，我们也能找到这样的悲剧：40多岁的中壮年男性原本身体状况不错，却突然出现胸背部剧痛，未送到医院时已告不治。将这些人推入死亡谷底的是一种被人们所忽视的血管疾病——主动脉夹层破裂。那么，主动脉夹层与频频发生的猝死事件究竟有着怎样的关系？如何来预防和治疗这种疾病呢？下面就让我们来共同解读主动脉夹层。

何谓主动脉夹层？它究竟有哪些危害

主动脉是人体最粗大的一根动脉血管，平均直径为2～3厘米，担负着将心脏泵出的血液通过各个分支动脉输送到人体的全身。正常主动脉壁有三层结构，内膜、中膜和外膜，其中中膜厚度最大，含有大量的弹力纤维，是维持主动脉壁完整性和弹性的主要结构。

主动脉夹层为何会形成？它又有哪些危害呢？事实上，主动脉夹层是主动脉内膜撕裂后，主动脉血流经内膜裂口进入主动脉壁内，撕开主动脉中膜的疾患。主动脉夹层动脉瘤并不是生长在主动脉上的肿瘤，而是主动脉壁在受到某些病理因素的破坏后，高速、高压的主动脉血流在中膜中流动冲击，将其内膜和外膜分离，可以从胸腔的主动脉一直撕裂到腹腔的主动脉（简称腹主动脉）从而形成夹层，并导致破裂口附近主动脉的外膜逐渐扩张而形成动脉瘤。此时原来正常的主动脉管腔称为真腔，而内膜和外膜之间病理性的管腔称为假腔。由于外膜本身结构比较薄弱，难以抵挡高速主动脉血流的长期冲击，因此发生瘤样扩张的外膜随时可能破裂导致患者在几秒或者十几秒内大出血、死亡。同时由于假腔内的血流远端没有出路，导致假腔内压力往往高于真腔，假腔扩张会压迫真腔，有时假腔会把局部真腔基本压闭，使得从真腔发出的一些分支动脉如肾动脉、肠系膜上动脉、下肢动脉等等出现严重缺血，导致肾功能不全、肠坏死、下肢坏死等等严重并发症，死亡率也相当高。

总之，主动脉夹层引起严重危害的关键是这个裂口，这个裂口本来应该是没有的，裂口一旦有了，血流顺着主动脉的真腔，通过裂口到假腔去了。所以，这个裂口就需要补起来。

主动脉夹层分类和发病特点

目前按照主动脉夹层累及的部位，可分为Stanford A型和Stanford B型。凡是累及升主动脉（从心脏发出来的主动脉）的夹层，称为Stanford A型；累及降主动脉（在胸腔内往腹腔走的主动脉）的夹层，统称为Stanford B型。由于Stanford A型主动脉夹层靠近心脏，容易引起给心脏供血的冠状动脉缺血或者心包腔内出血导致心脏停止跳动，因此需要到心脏外科急诊手术治疗，但是手术死亡率可高达20%～30%。Stanford B型主动脉夹层主要由血管外科治疗，由于不靠近心脏，分支动脉少，因此可以采用最新的微创方法进行治疗。

急性主动脉夹层的发生有一定的季节性和昼夜节律性，早晨6～10点及冬春寒冷季节多发。发病危险因素包括年龄、高血压及血管壁结构异常，而80%～90%的患者有高血压病史。在临床工作中，30～40余岁的中年主动脉夹层患者并不鲜见。21%的主动脉夹层患者在到达医院前已告不治，若未获得合适的治疗，发病6小时内的死亡率超过2成，而24小时内死亡率近50%。

血压失控冲破动脉血管“堤坝”

谁是“攻击”主动脉夹层“黑客”？这与高血压有相当关系。研究告诉我们，大量主动脉夹层患者发病前都有高血压史，血压控制不理想。在发病的时候患者往往血压更高，往往都是在180～200 mmHg甚至更高，而且血压越高，越容易导致夹层进一步撕裂或者破裂。因此目前普遍认为高血压与主动脉夹层之间存在互为因果的关系。

首先长期高血压会使主动脉壁发生硬化，弹性下降；其次高血压可以在主动脉相对的薄弱位置冲破血管壁的内膜，导致主动脉夹层。因此，很多患者往往是中壮年起病，平时身体很好。只是有常年的高血压史，血压控制状况不佳。而且一旦高血压如果控制不好，即便第一个裂口修复，其他地方还照样冲出裂口。就像黄河大堤，一个裂口还能堵一堵，连续裂口，根本堵也堵不了，尤其是洪峰来的时候。同样，血压很高的时候也堵不住了。所以我们希望平时一定要把血压降住，不要有太大的压力去冲击这个血管，这是我们需要对夹层患者关照的。可见，主动脉夹层的预防关键还是在于控制血压。

不典型心绞痛时，要进行CT检查

胸痛是主动脉夹层发病时最典型的症状表现。然而，对于这类胸痛，很多人往往会将其与心绞痛混淆。事实上，胸痛的疼痛部位可以不一样。心绞痛往往在胸前区疼；主动脉夹层疼痛的部位通常位于后背部（肩胛间区），疼痛的性质主要是剧烈的撕裂样疼痛，并向腹部蔓延，就是整个主动脉壁给撕下去的感觉，也有的患者疼痛可以蔓延到胸口。据统计超过93%的患者有胸痛症状，其中70%以上的患者都有一个起病很明显的、典型的撕裂样胸背痛史。

胸背痛如果只做心电图，基本上观察不到变化，或者说稍微有些（ST段）改变，就是一个非常不典型的心绞痛。如果它的疼痛又是非常剧烈的，在这种情况下，可要进行增强CT检查。这个CT不是一般的平扫CT，而是通过静脉注射药水让血管显出来。平扫CT是看不到血管本身的影子，只要打了药水，我们就能看到主动脉是否被撕成两个腔了，这样基本都能明确诊断主动脉夹层。因此，一旦有剧烈胸背痛这样的情况，我们就应该到医院去，检查的时候要提醒医生，除了心绞痛还会不会有主动脉夹层。医生根据病史会做一个详细的检查。

此外，近半数主动脉夹层患者还会伴有腹部疼痛症状。除疼痛外，如果假腔把局部的真腔压闭，使得从真腔发出的一些分支动脉出现严重缺血，患者还可以出现相应的症状，如腹痛腹胀肛门停止排便排气（肠道缺血）、肢体麻痹（脊髓缺血）、少尿无尿（肾脏缺血）、肢体发冷坏死（肢体缺血）等等。因此，一旦出现上述症状，到相应的普外科、骨科或者泌尿科就诊而无法用常见的疾病解释时，也需要考虑主动脉夹层的可能，及时行增强CT检查。总之，只有早期明确诊断，才能尽早进行干预，对于急性期主动脉夹层患者的生存预后有着重要意义。

控制血压+微创治疗：摘除不定时炸弹

患有Stanford A型主动脉夹层者，往往需要到心脏外科进行急诊手术治疗；而患有Stanford B型主动脉夹层者的治疗方法，它则主要由血管外科医师负责进行手术治疗。

Stanford B型主动脉夹层的治疗包括药物治疗和外科治疗。由于主动脉夹层急性起病时，主动脉血管壁水肿明显，除非夹层患者病情危重，比如存在难以缓解的严重胸痛、大量胸腔积液、夹层假腔发生动脉瘤样扩张趋于破裂或者夹层假腔压迫真腔导致分支动脉严重缺血时，才考虑急诊行外科治疗，但死亡率及并发症发生率均高于择期的外科治疗。因此对于大部分急性期（1～2周内）患者，通过药物治疗降低患者系统血压及血压变化率（dP/dT）是早期治疗的关键，可稳定主动脉夹层病变，缓解主动脉分支血管受压程度，减少夹层破裂的风险。同时在此期间要求患者严格卧床，减少不必要的活动，并保持大、小便通畅，避免用力后引起血压升高。

进入慢性期的主动脉夹层，随着血流持续冲击假腔，在第一个裂口附近的假腔往往会发身逐渐扩张形成动脉瘤，而这样的夹层动脉瘤就如同一颗不定时的炸弹，随时有可能发生破裂导致猝死。因此，对Stanford B型夹层患者而言，一旦度过急性危险期，进入亚急性期后，就需考虑采用外科治疗修复裂口，尤其是第一个主要裂口。

Stanford B型主动脉夹层的外科治疗包括传统手术治疗和新兴的微创治疗（又称腔内治疗）。传统手术主要是打开胸腔行第一个裂口附近的主动脉夹层切除并用人工血管置换，但是手术创伤巨大，手术死亡率及截瘫、肾功能不全等并发症发生率高，做还是不做，外科医师和患者家属往往陷于两难的境地。1998年，德国的Nienaber和美国的Dake用人工血管内支架覆盖Stanford B型主动脉夹层原发裂口，使Stanford B型主动脉夹层进入了微创治疗时代。所谓的腔内治疗是在患者右侧或者左侧大腿根部作一小切口，显露局部的股动脉，然后在X线动态透视下，将覆有人工血管膜的人工血管内支架从股动脉导入，在动脉腔内导入到主动脉夹层的原发破口处（即引起主动脉撕裂的第一个裂口），释放支架覆盖该裂口，通过阻断血流进入裂口来避免夹层的进一步撕裂和假腔的进一步扩张，从而起到治疗作用。随着第一个裂口被封堵，主动脉血流不会直接冲入假腔，假腔就有可能形成血栓甚至完全闭合。由于腔内治疗手术创伤显著小于传统手术，手术死亡率及围手术期并发症发生率均明显低于传统主动脉人工血管置换手术，其微创的优势越来越得到医师和广大患者的认可。而且与药物保守治疗相比，减少了主动脉夹层远期病变进展的风险，消除了隐患。

人工血管内支架腔内修复术后，患者不需要服用抗凝或抗血小板药物，但仍需要终身控制血压，并定期随访复查主动脉内支架有无移位，原来放支架部位的假腔有无漏血，远端的裂口、远端的假腔封闭的情况怎样，有没有扩张、有没有再出现新的夹层，是否需要医生第二次干预。主要随访方法是增强CT主动脉成像检查（就是在增强CT的基础上通过计算机重建人体主动脉的图像），先是术后3个月到半年随访，如果结果正常，可延长随访间期至每年检查一次。

（王玉琦　符伟国　史振宇）

第十一讲　说说骨科常见病

中老年生活质量的潜在威胁——骨性关节炎

俗语说“人老腿先老”，年纪大了常会出现腿脚不灵、腰背酸痛，就像机器零件生锈一样，少数严重的患者关节肿痛、步履蹒跚，甚至寸步难行。他们的活动能力明显下降，生活质量很差，而且进一步对心肺功能、骨质量等会造成不良影响。导致这一现象的罪魁祸首就是“骨关节炎”。那么，骨关节炎是一种什么病呢？老百姓通常称之为“关节长骨刺”，骨关节炎与退行性关节炎是医生的正规叫法，其他还有“肥大性关节炎”、“老年性关节炎”、“增生性骨关节炎”、“变形性关节炎”、“骨关节病”等。关节软骨属于透明软骨，表面光滑，富有弹性，紧紧附着在下面的骨质上，活动过程中起缓冲压力作用，类似于弹性垫，保护软骨下的骨骼不受损伤。关节的灵活程度与关节软骨有着密切的联系，年轻人的关节软骨非常光滑，弹性好，缓冲效果佳；老年人的关节软骨出现纤维变性，弹性减弱，且关节液减少使关节软骨变得干燥，易受损伤，经常发生退行性病变。

骨关节炎病因尚不明确，现认为与年龄、肥胖、炎症、创伤及遗传等因素有关，又可分成原发性和继发性两类。骨关节炎患病率随着年龄增长而增加，根据世界卫生组织统计：50岁以上的人群中，骨关节炎的发病率为50%；75岁以上的人群中，发病率为80%；而年龄在45~55岁的人群，男女之间并没有明显差异；但55岁以后，女性的发生率则较高。原发性骨关节炎是指用目前所有的检查方法查不出病因的骨关节炎，年龄增长、肥胖及关节过度使用是很重要的致病因素。这也是为什么原发性骨关节炎好发于中老年、肥胖者、负重与活动过度者，一般所指的骨关节炎大多属于这一类。继发性骨关节炎是指在其他各种病因或疾病的基础上诱发的病变，如创伤、O形腿、X形腿等，这一类骨关节炎的病变比较局限，如果及时解除发病因素，可能会延缓或避免骨关节炎的发生，所以要早诊断、早处理。

骨性关节炎常见的发生部位为膝关节、髋关节、手的指间关节，以及脊柱的椎间小关节等。正常的关节软骨光滑、弹性好，加上关节内滑液的润滑，摩擦非常低，关节活动是“无声无息”的，而且关节软骨没有神经支配，关节软骨面之间是无痛活动。如果关节的软骨面发生破坏，累及深层，就会产生痛觉。随着软骨进一步损害，会发生软骨龟裂、脱落等，关节软骨面会变得粗糙，出现关节活动僵硬、摩擦音或摩擦感，患者下蹲或上下楼梯困难，有时主要表现为启动困难，尤其是从坐位站起活动时非常明显，像机器零件“锈牢”的感觉。关节软骨磨损脱落可以形成游离体，进一步影响关节活动，引起关节的弹响与交锁；上述关节的病损急性发作会引起关节滑膜的炎症，关节疼痛加剧，出现积液肿胀。医生通常根据临床表现和体检，借助X线、磁共振检查加以诊断。

目前对于骨关节炎仍无法根治，但通过普及健康教育可以降低或延缓该病的发生，利用各种治疗手段达到缓解和控制。治疗的手段主要分保守治疗和手术治疗，前者主要有非药物治疗、药物治疗和关节腔注射，后者主要有微创的关节镜手术和关节置换术。

非药物治疗包括加强患者教育（改变不良的生活方式、减肥、有氧锻炼、关节功能训练及肌肉力量训练等）、物理治疗（包括热疗、水疗、超声波、针灸、按摩、牵引等）、行动支持和改变负重立线（采取手杖、拐杖和助行器、矫形支具等减少受累关节的负重和矫正关节畸形）。药物治疗主要包括非甾体类抗炎药、麻醉类止痛药和关节软骨营养和润滑药物。非甾体抗炎药，如对乙酰氨基酚、双氯芬酸钠制剂、美洛昔康类、昔布类等药物，这些药物具有消炎止痛的作用，但存在胃肠道与心血管等方面的副作用，所以用药要遵循因人而异的原则。营养修复和保护，以及润滑关节软骨的药物，包括口服的硫酸或盐酸氨基葡萄糖，以及关节腔内注射的透明质酸钠等。如果骨关节炎保守治疗无效，则应采取手术治疗。对于出现关节交锁、痛性弹响、关节内游离体、顽固的关节内大量积液者等，可采取关节镜下微创治疗，之后再进行药物等治疗，对于后期的骨关节炎，可采取人工关节置换手术。

骨关节炎是全世界目前最常见的关节疾病，我国有将近1亿人口受此困扰，它的高发生率显著增加了社会经济负担，严重影响人们的生活健康。因此，对骨关节炎有效的预防和治疗就显得特别重要，引起各国政府、医疗研究机构、民众及社会各界对骨关节疾病重视，2000年世界卫生组织把2000～2010年命名为“骨与关节十年”，我国卫生部2001年10月12日举办了“世界关节炎日”宣传活动，普及骨关节炎的医疗知识，提升民众对于骨关节炎的认识，降低发病率、提高治疗效果，改善生活质量。

日积月累惹人烦——软组织慢性损伤的常见原因

“腰酸背痛腿抽筋”，十人之中九人有。身体的疼痛多数与软组织损伤有关。在现代社会，慢性软组织伤病越来越多，许多人并没有明显受伤，颈、肩、腰却很痛，其实这是一种软组织慢性损伤，常见的肩周炎、腱鞘炎和腰肌劳损都属于软组织慢性损伤。因慢性软组织损伤发病广泛，治疗困难，世界卫生组织已经把它列为目前世界上三大类疑难病（癌症、心脑血管病、软组织慢性损伤）之一。

人体的所有组织结构可概括地分为硬组织和软组织。硬组织结构主要是骨性组织，而软组织结构范围就比较广，如肌肉、韧带、腱鞘、滑囊、关节囊、筋膜等，都是我们常说的软组织。急性爆发力或积累性作用力超过了人体的承受范围，就会造成软组织损伤，根据发病原因和过程的不同，主要分为急性软组织损伤和慢性软组织损伤两类。急性软组织损伤疾患通过治疗，大多可以治愈，有一部分则转化成慢性。但多数慢性软组织损伤起病即表现为慢性软组织损伤，如会计、车工、驾驶员、打字员等长期处于某种姿势，肌肉持续收缩，即便停止工作，肌肉仍不能恢复舒张状态，就像拉过头的橡皮筋很难恢复弹性一样，有的数小时，有的甚至成年累月，医学上称为“静态残余张力”。它是一个缓慢的过程，力的载荷速度很慢，受力点主要是肌腱和骨连接面，主要是骨膜部位。积累性损伤同样会使肌肉纤维、微细血管、韧带轻度撕裂和出血，人体在进行修复过程中会发生结疤和粘连，出现骨质增生、韧带增生肥厚、椎管狭窄等，其病理变化复杂，以综合形式表现症状，在肩关节出现疼痛和活动受限就是我们常说的肩周炎，在腱鞘周围造成水肿就会出现腱鞘炎，在腰背部就称为腰肌劳损。

慢性软组织损伤的常见原因：

（1）积累性损伤：指人体受到的一种较轻微的持续性的反复的牵拉、挤压而造成的损伤，这种损伤通过长时间的积累，超过人体的自我恢复代偿能力，就成为一种积累性损伤疾病。

（2）隐蔽性损伤：这种损伤大部分不为患者所察觉，比如在一些娱乐性活动中或偶然的较轻微的跌、打、碰、撞，所造成的损伤，当时有疼痛感受，但并没在意，过了一段时间后发觉疼痛，患者往往忽略损伤史，而容易被误诊为其他疾病。

（3）疲劳性损伤：指人体的四肢、躯干长时间超负荷工作所造成的损伤。如长时间激烈的体育活动，四肢、躯干超负荷工作所造成的损伤、勉强搬抬重物所造成的损伤等等，皆属于疲劳性损伤。

因此，注重姿势，劳逸结合，加强锻炼，养成良好的工作生活习惯，对治疗慢性软组织损伤具有重要作用。目前的治疗方法有中药、理疗、推拿、针灸等，促进活血化瘀，解除疼痛。

寂静的杀手——骨质疏松症

随着生活水平的不断提高，人的寿命不断增加，但一些老年人的身材却在不知不觉中“缩水”变矮了，若不小心摔一跤，容易出现骨折。若发生髋骨骨折，就需要行置换关节的治疗；若发生脊柱骨折还可能引起脊髓损伤，甚至危及生命。这些情况与年纪大导致“骨头松了”有关，即骨质疏松，它也是影响老年人健康的“寂静杀手”。

那么，什么是骨质疏松症呢？1993年世界卫生组织下的定义是：一种以骨量低下，骨微结构破坏，导致骨脆性增加，易发生骨折为特征的全身性骨病；2001年美国国立卫生研究院下的定义是：骨质疏松症是以骨强度下降、骨折风险性增加为特征的骨骼系统疾病。

导致骨质疏松症有很多因素，与遗传、营养失衡、活动量不足、长期酗酒、吸烟，以及长期服用类固醇激素等有关。骨质疏松症又可分为三大类：第一类为原发性骨质疏松症，它是随着年龄的增长必然发生的一种生理性病变；第二类为继发性骨质疏松症，它是由其他疾病或药物等一些因素所诱发的骨质疏松症；第三类为特发性骨质疏松症，多见于青少年或成人，多半有遗传家族史，女性多于男性。妇女妊娠及哺乳期所发生的骨质疏松也可列入特发性骨质疏松。

原发性骨质疏松症早期可无明显症状，但骨量在无声无息中丢失，当骨量丢失达到一定程度时，可出现临床症状，如骨痛、身高缩短、骨折及内脏功能障碍等表现。疼痛是骨质疏松症最常见的症状。过去常把其引起的疼痛视为腰肌劳损、软组织损伤等，造成疼痛的主要原因是由于骨转换加快、骨吸收增加，骨吸收过程中的骨小梁破坏、消失，骨皮质的破坏均会引起腰背疼痛感、酸痛或钝痛，疲劳时加重，休息后缓解。身高缩短、驼背往往于疼痛之后出现，椎体骨质变得疏松而脆弱，受压后可出现变形、缩短，加之椎间盘水分及软组织减少，椎体总体积小而薄，结果造成驼背、身材变矮，还可导致脊柱弯曲、胸部畸形，影响胸腔脏器的工作，临床上可有胸闷、气短、呼吸困难、缺氧等。

目前临床上诊断骨质疏松症可采用的手段很多，大致可归纳为物理诊断、骨形态计量学诊断和生化诊断三种方式，其中精确定量测定骨密度是诊断骨质疏松症的最基本的依据，双能X线吸收法是临床上骨密度测定方法的金标准（检查方法如同拍X光片）。一些血液中生化指标虽然对骨质疏松症的诊断特异性不高，但可作为辅助手段，尤其在骨质疏松症病因、鉴别诊断和分型，以及药物治疗前后的对照有其独到的参考作用。

虽然骨质疏松症在老年人中发病率较高（特别是在老年女性中），我们还是可以采取一些预防的措施来延缓骨质疏松症发病，如富含钙、低盐和适当蛋白质的均衡膳食，注意适当户外活动，加强锻炼，这些都是改善骨质量非常有效的方法。如果得了骨质疏松症，我们应该积极加以治疗。治疗的方法有以下几种：

（1）对症处理：骨质疏松症的临床表现为疼痛、驼背和骨折等。对于疼痛，我们可采用药物治疗，其中比较有效的药物是肌肉注射降钙素，如密盖息或益盖宁等，一般3个月或更长时间为一个疗程。对于骨折可采用外科手术和康复措施来治疗，尽量避免肺炎、尿路感染和褥疮等并发症的发生。

（2）延缓骨量丢失或增加骨量：在骨量增长年龄段（如青少年时期等）我们应尽量使骨峰值加大，并使骨峰值维持较长时间。在骨量丢失年龄段（女性绝经前），应延缓其骨量丢失。在女性绝经后快速丢失时期，一旦在临床上诊断为骨质疏松症，那么药物治疗将是最有效的方法。目前临床上使用较多的是口服福善美，每周一粒，疗程最少为1年，可延续3年。另外，钙剂和活性维生素D_3作为基础治疗也应补充。

最后强调一点，预防骨折的发生在骨质疏松症的治疗和预防中是最重要的，因为骨折是骨质疏松症最严重的后果，老年人一旦发生骨折，特别是髋部骨折，其致残率和致死率都比较高。因此要减少摔倒的机会。

常见的腰痛病——腰椎间盘突出症

腰椎间盘突出症是骨科的常见病和多发病，主要引起腰腿痛，老百姓常常称之为"坐骨神经痛"。椎间盘由纤维环和髓核两部分组成，随着年龄增长，纤维环和髓核含水量逐渐减少，使髓核张力下降，椎间盘变薄，这是产生腰椎间盘突出的基本因素，而工作和生活中的反复弯腰及扭转动作所积累的损伤是引起椎间盘突出的诱发因素。当然，遗传因素及妊娠等其他因素的相互作用也会一定程度增加椎间盘突出的风险。腰椎间盘突出症是因椎间盘变性，导致纤维环破裂，髓核突出进而刺激或压迫神经根、马尾神经所表现的一种综合征。本病多发于30～50岁，90%～96%的发病部位集中在第4、第5腰椎，以及第5腰椎与第1骶椎两个节段；其临床表现有腰痛、坐骨神经痛，以及因马尾神经受压所出现的大小便障碍及鞍区感觉异常。

既然无法抗拒年龄增长的自然规律，因此要预防腰椎间盘突出的发生，我们主要从减少积累伤力着手，可以从以下几方面做起：① 长期坐位工作者须注意桌、椅高度，定时改变姿势；② 职业工作中常弯腰劳动者，应定时弯腰、挺胸活动，并使用宽腰带；③ 如需弯腰取物，最好采用屈髋屈膝下蹲方式，减少对椎间盘后方的压力；④ 加强背肌锻炼，最好多游泳，增加脊柱的内在稳定性。

如年轻、初次发作或病程较短者，休息后症状可自行缓解者及影像学检查无椎管狭窄者，以上情况绝大多数通过非手术治疗可以缓解或治愈。但对于已有椎间盘突出症的患者而言，也可采用非手术治疗，包括：① 症状初次发作时，绝对卧床休息3周（包括大小便均不应下床或坐起），3周后带腰围起床活动；3个月内不作弯腰持物动作。② 持续牵引。采用骨盆牵引可使椎间隙高度略为增宽，减少椎间盘压力，扩大椎管容量从而减轻对神经根的刺激或压迫。牵引重量根据个体差异在7～15公斤之间，共2周。但孕妇、高血压及心脏病患者禁用。也可使用间断牵引法，每日两次，每次1～2小时，但效果不如前者。③ 理疗、推拿和按摩。但是暴力推拿往往用力不当，反而会造成不必要的损伤，长期推拿或按摩可能会造成神经根周围粘连，加重症状，故要慎用。④ 药物治疗常采用非甾体类消炎药（扶他林、莫比克等）、神经营养药等。

尽管大多数腰椎间盘突出症的患者可通过非手术疗法缓解或治愈，但仍有一部分患者需要手术治疗。包括：经正规非手术治疗无效者；非手术治疗虽有效但是发作频繁，影响生活及工作者；症状严重，患者难以忍受，或出现感觉、运动受损，如小腿肌肉萎缩、鞍区感觉障碍等。

所以，既要反对盲目手术，又要反对盲目拒绝手术。要充分认识到非手术治疗可以取得一方面，对于保守治疗无效的应该及时手术，越早越好，以免因神经受压时间过久，发生不可恢复的神经损害。

（阎作勤　林建平　程　飚　郭常安　施德源　姜晓幸）

第十二讲　内镜能发现和治疗哪些疾病

胃癌的早期发现和治疗

胃癌是最常见的恶性肿瘤之一。我国是胃癌的高发区，发病率居所有恶性肿瘤的第二位，每年约有17万新发病例。

胃癌是胃黏膜上皮细胞形态和行为发生变化、生长失去控制的结果。临床上，将癌组织局限于黏膜层和黏膜下层定义为早期胃癌，癌组织浸润达固有肌层或浆膜层，称为进展期胃癌。

胃癌的发生与幽门螺杆菌感染、生活环境和饮食因素有关。幽门螺杆菌是慢性活动性胃炎的主要致病原因，在消化性溃疡的发生中起着重要的作用。食品中，盐腌和烟熏食品因含有苯并芘、亚硝基化合物等致癌物质，长期食用容易发生胃癌。此外，遗传因素、年龄增加、胃黏膜异型增生、胃部分切除术后（残胃）等都是胃癌发生的相关因素。

早期胃癌可无任何症状。进展期胃癌最早表现为消化不良症状（上腹疼痛、不适、饱胀，恶心，反酸，烧心等），常常伴有全身症状（乏力、食欲不振、消瘦、贫血、便秘等），也可出现并发症症状（呕吐、呕血、黑便等）。晚期癌肿扩散转移，可出现转移部位症状（腹水、肝大、黄疸等）。

以下人群是胃癌发生的高危人群，需要在医生指导下每1～2年接受一次胃镜检查：年龄超过40岁，有胃癌家族史、胃肠道息肉史、反复幽门螺杆菌感染未能根除、胃黏膜巨大皱襞、胃部分切除术史、慢性萎缩性胃炎伴有肠化生或异型增生等。

对于以下这些胃癌的报警症状，需要及时就医并安排相关检查，以确定或排除。

（1）近期发生上述消化道不良症状，或者症状发生变化，或者持续不能缓解，或者短期（1～2周）应用抗酸、促动力药物治疗无效。

（2）出现或伴有吞咽困难、呕吐宿食、不明原因骨骼疼痛、贫血、黑便、淋巴结（锁骨上或腋下）肿大等症状或者体征等。

（3）常规检查（如体检）发现肝内占位性病变、腹水、粪便隐血、盆腔占位性病变、肿瘤标记物（CEA、CA199等）异常增高。

临床上很多方法用于胃癌的诊断，如胃镜及相关检查、胃肠钡餐X线造影检查、CT检查等。其中胃镜检查结合活组织病理学检查能确定胃癌诊断，并可判定胃癌大小和累及范围，是胃癌诊断的“金标准”检查。近年研究，胃镜结合染色检查能更多地发现早期胃癌，结合超声胃镜能对胃癌侵犯的深度、淋巴结转移做出术前评价。同时，胃镜结合活检能发现肠上皮化生、异型增生等癌前状态。

胃癌的治疗手段很多，手术是最主要的办法。癌前病变及早期胃癌，在确认没有转移时，可以选择内镜下黏膜切除术或者内镜下黏膜剥离术。内镜治疗具有与手术切除同样的疗效，同时具有创伤小、恢复快、费用少的优点；更重要的是保全了患者胃的完整性，大大提高了患者的生活质量，避免了手术切除带来的残胃癌发生危险性增加的风险。在日本、韩国，50%以上的早期胃癌患者选择内镜治疗并获得痊愈。中山医院自2006年开始在国内率先开展内镜下胃黏膜剥离术，目前已完成1 000余例，积累了丰富的临床治疗经验。

应用内镜技术还能解决晚期胃癌梗阻、疼痛等症状，如内镜下狭窄扩张治疗、内镜下支架放置术、内镜下胃十二指肠造瘘术、内镜下放置小肠营养管、内镜下肿瘤放疗粒子注射术、内镜下腹腔神经节阻断术等。

近年来，胃癌的发病年龄有明显年轻化趋势，35岁以下青年人胃癌发病率明显增加。由于80%的早期胃癌没有症状，漏诊、误诊率高达27%。青年患者常以为自己是功能性消化不良、胃炎、胃溃疡等没有及时就诊而延误。当确诊时可能已有远处转移，失去早期根治的机会，严重影响了工作和生活，给社会和家庭带来了巨大的经济负担和精神压力。因此早期检查、尽早治疗显得尤为重要。

大肠癌的早期发现和治疗

大肠癌包括结肠癌和直肠癌，是常见的恶性肿瘤之一，占全国恶性肿瘤死因的第五位，每年约有14万新发病例。

大肠癌不是突然发生的疾病，它的发生有一个“缓慢的过程”，即从小息肉→大息肉→不典型增生→癌，整个过程可能持续1～2年时间。但在息肉和不典型增生阶段，患者多没有症状，需要靠定期的结肠镜检查来及时发现，并给予适当的治疗；一旦出现便血或肠梗阻症状，大多已属晚期。早期大肠癌的治愈率较高，五年生存率可达90%～95%，几近治愈状态。因此，早诊、早治至关重要。

大肠癌发病相关因素有：一级亲属（包括父母、兄弟姐妹）有大肠癌或息肉病史，自身有肠息肉、溃疡性结肠炎和克罗恩病等。肥胖、喜食肉类、吸烟、饮酒是增加大肠癌发生的因素。体育锻炼、蔬菜和水果摄入是减少大肠癌发生的因素。

早期大肠癌的症状极其隐匿，偶尔出现的症状与痔疮、肠炎类似，患者自身不够重视，因此很容易引起混淆，延误了病情。同时有研究表明，大肠癌中70%是由息肉恶变发展而来的，因此对于大肠息肉应尽量早期发现、早期摘除，这对于预防大肠癌的发生具有积极的意义。

以下人群是大肠癌发生的高危人群，需要在医生指导下1～2年接受结肠镜检查：

年龄超过40岁有症状的，有大肠癌或大肠息肉家族史、肠道息肉经肠镜下电灼后、大肠癌手术后、胆囊切除术后、有溃疡性结肠炎、有血吸虫性直肠肉芽肿等。

大肠癌的诊断方法很多，而结肠镜检查是最有效、最安全、最可靠的检查方法。结肠镜检查能在直视下观察病灶大小、范围，并能取活体组织作病理学诊断，绝大部分早期大肠癌可由结肠镜检查发现。结合超声肠镜能对大肠癌侵犯的深度、淋巴结转移做出术前评价。同时，结肠镜结合各种器械可直接摘除大肠息肉，是治疗大肠息肉的“金标准”。

早期大肠癌的治疗以手术切除为首选方法。近年来开展的内镜治疗也成为治疗大肠癌的有效手段。

内镜下黏膜剥离术是在标准内镜的操作下，将早期癌症病变从其下方的正常黏膜下层逐步慢慢剥离下来，从而达到大块、完整切除的目的，取得与手术切除同样的疗效，同时具有创伤小、恢复快、费用少的优点。目前在日本，这种方法已成为扁平大肠息肉和早期大肠癌的首选治疗方法。中山医院自2006年开始在国内率先开展内镜下大肠黏膜剥离术，目前已完成1 000余例，积累了丰富的临床治疗经验。

对于急性肠梗阻（即突然无法排便和排气，且有腹痛、发烧等症状）患者，约有70%是由大肠癌引起的，传统的治疗方法是腹壁结肠造瘘（即“大便从肚子上排出”），患者很痛苦，生活质量严重受影响。中山医院在国内率先开展急性肠梗阻的导管和金属支架引流术，为一期根治性切除大肠癌创造条件，避免了腹壁结肠造瘘之苦。

对于晚期大肠癌或盆腔占位已失去手术治疗的机会并伴有肠梗阻的患者，为避免结肠腹壁造口手术，可选用结肠镜下金属支架置入术，以缓解肠梗阻，解除患者的痛苦。

近年来，40岁以下青年人大肠癌发病率明显增加。青年人大肠癌表现为早期病例少、恶性程度高、疼痛症状突出、易出血、女性患者发生卵巢癌转移的比例高、确诊时间长、误诊率高、预后差的特点，失去早期根治的机会，严重影响了工作和生活，给社会和家庭带来了巨大的经济负担和精神压力。因此，摒弃侥幸心理，提高警惕，一定能提高青年人大肠癌的早期诊断和早期治疗，提高生存质量。

内镜还能发现和治疗哪些疾病

1. 内镜下如何发现疾病

内镜检查是通过肉眼直接的形态学观察（脏器表面黏膜的光整度、色泽及血管纹理，是否有隆起、浸润性改变、溃疡、出血、僵硬，动态观察收缩和蠕动情况），来诊断脏器的病变，并经活检明确病变的病理性质。

随着科学技术的发展，内镜不断与新技术结合，使得它的应用范围不断扩大。比如内镜与染色或窄带成像技术结合，可明确病变范围、进行更准确的靶向活检取材。内镜与放大技术结合，有利于微小肿瘤特别是早期癌的发现和诊断。内镜与超声技术结合，能判断肿瘤的性质、浸润范围及邻近脏器和周围淋巴结转移情况，还能判断黏膜下肿块的起源层次、大小和性质。内镜与X线造影结合可以了解消化道狭窄的程度。经内镜逆行胆胰管造影可帮助诊断肝、胆、胰腺系统疾病。

近年来，胶囊内镜的使用也越来越多。顾名思义它的形状如胶囊，为一次性用品，内有闪光装置和摄像芯片。吞服后胶囊内镜在消化道内将所摄图像传输到体外患者腰带上的感应器和数据记录仪，然后将数据储存于电脑加以分析，胶囊内镜则经胃和肠道随粪便排出。胶囊内镜体积较小，便于吞咽，无痛苦和创伤，对小肠疾病诊断价值较大。

2. 内镜下如何治疗疾病

近年来随着内镜手术器械的不断开发和内镜治疗经验的积累，内镜下可以治疗的疾病也越来越多。原来需要外科手术治疗的一些疾病现在可以实现内镜下的微创治疗，原来被认为是内镜治疗禁忌证的一些疾病现在也能实现内镜下的治疗。

（1）切除病变：内镜下应用高频电切系统可以实现某些病变的内镜切除。如局限于黏膜层和较浅黏膜下层的消化道早期癌及癌前病变，可以进行内镜下黏膜切除术和黏膜下剥离术。对于来源于黏膜下层和部分固有肌层的黏膜下肿瘤，可以进行黏膜下挖除术和全层切除术。以上内镜手术均可达到与外科手术同样的根治效果，同时避免了剖胸或剖腹手术。

（2）内镜下止血术：对于消化道弥漫性出血，可局部喷洒凝血剂、血管收缩剂等达到迅速止血的目的。采用特殊注射针注射硬化剂、无水乙醇等至出血点和周围黏膜，可以有效治疗食管静脉曲张破裂引起的大出血。直视下采用高频电凝和激光术、微波术等直接处理出血点也可迅速止血。对于上述方法不能有效止血的活动性出血，还可以应用金属夹直接夹闭出血点。

（3）内镜下逆行胆、胰管造影：在十二指肠镜下进行逆行胰胆管造影诊断病变的基础上开展的胆总管结石取石术已成为内镜微创治疗的最佳手段。目前，逆行胰胆管造影下可开展胆管和胰管结石的取石，胆管和胰管狭窄的塑料支架或金属支架的内引流等。

（4）狭窄扩张和支架治疗：对于良性病变引起的狭窄，如消化道化学性烧伤、吻合口狭窄等，可采用非手术疗法——内镜下探条扩张和水囊扩张术进行治疗；对于恶性狭窄在无法手术治疗的情况下，为解除梗阻，可以在内镜下放置金属支架。

（5）微波和激光治疗：在内镜下微波主要应用于消化道内的止血、息肉的切除、吻合口狭窄的切开、晚期肿瘤的治疗等。内镜下应用激光器可以裂解胃内巨大柿石，切开消化道良性狭窄，疏通肿瘤引起的消化道堵塞，烧灼巨大广基无蒂平坦息肉。

（6）取异物：对于误入食管和胃的异物（义齿、鱼骨、硬币、打火机等），选用不同的器械大多都可取出，避免了外科剖胸或剖腹手术。

（7）其他治疗：对于各种中枢神经系统疾病引起的不能自行进食而消化功能健全者，可以进行胃镜下的胃造瘘和空肠造瘘。对于乙状结肠扭转引起的肠梗阻，肠镜下注气复位后患者腹痛和腹胀可以迅速得到缓解。对于术后胃瘫，胃镜可刺激胃蠕动。

3. 内镜发展的未来——软硬镜联合手术和自然腔道内镜外科手术

腹腔镜为硬镜，胃肠镜等为软镜，软硬镜联合使用，可治疗多种疾病，与传统外科手术相比，它创伤小、并发症少、恢复快、住院时间短、费用少，充分体现“微创治疗”的优越性。

自然腔道内镜外科手术是采用内镜经胃、结肠、阴道、膀胱等自然腔道进入腹腔进行内脏生理或病理特征观察，并展多项内镜下操作，包括阑尾切除、胆囊切除、腹腔探查、输卵管结扎、胃肠吻合、子宫部分切除、脾脏切除和远端胰腺切除等。自然腔道内镜外科手术避免了传统外科手术所需要的腹部切口，以及由此引发的并发症和后遗症；可减少手术应激反应，降低手术损伤，如减少术后肠粘连、消除皮肤瘢痕等并发症的产生；手术效率更高，术后恢复更快。

不远的将来，内镜技术的发展将更安全、更简便，更多的微创技术将造福于越来越多的患者。

（蔡贤黎　姚礼庆）

第十三讲　中西医结合治疗帕金森病

帕金森病是一种原发性慢性退行性神经疾病，也称为震颤麻痹。临床上表现为静止性震颤、肌张力（铅管样、齿轮样）增高、动作缓慢、姿势反射障碍四大症状。在无其他合并症的前提下，至少疾病初、中期对左旋多巴制剂反应良好。流行病学资料显示：40岁以上人群中发病率超过0.1%；65岁以上人群中发病率为1%；85岁为2.5%。显示出明显的随年龄增加而发病率升高的趋势，男性的发病率略高于女性。近期北京、上海等地流行病学调查表明，我国帕金森病发病率与欧美相仿。

帕金森病患者的运动障碍表现

帕金森病患者就诊时已距最早出现症状几个月甚至更长的时间。多数为患者自己发觉，少数为患者的家人发现。开始的表现可以是震颤、僵直、肌力减退，也可以首先表现为行动迟缓。震颤通常开始于某一侧上肢，也可以出现于某侧下肢，下颌、舌也偶可首发症状；起病初期即表现为双侧震颤的患者少见。僵直常也可最先出现于一侧肢体，并以上肢明显，患者可以感到受累肢体发紧、动作不灵活。肌力减退为首发症状，常常累及手指、手、手腕，影响患者的日常生活；而肌力减退通常不是真正意义的肌力下降，是由于肢体强硬、动作迟缓造成的主观感觉。帕金森病的典型临床表现主要为静止性震颤，肌张力增高，运动减少，姿势平衡障碍等运动障碍。静止性震颤见于80%的帕金森病患者。起病初期震颤往往是不对称的，患肢呈节律性的协调肌与拮抗肌的交替性收缩，频率为4～6次/秒。震颤除了可以累及手外，还可以累及腿、脚、唇、舌、下颌和发音，四肢大关节一般较少受累，几乎不影响头和颈。手受累时，震颤以拇指、示指、中指为主，呈明显的“搓丸样”动作。肌张力增高是锥体外系性肌张力增高所致，表现为关节僵硬和肌肉发紧。检查时可出现两种典型的体征：“铅管样僵直”表现为关节被动运动时，在每个方向和角度肌张力始终保持增高，检查者也感到均匀的抵抗感。另一类肌僵直被称为“齿轮样僵直”，此类患者合并有震颤，检查时可感到肌张力增高引起的阻力似齿轮有断断续续的停顿感。帕金森病患者躯干、颈部、四肢的肌肉受累可以使患者出现头部前倾、躯于俯屈、肘关节屈曲、前臂内收、髋关节膝关节屈曲的特殊姿势，且由于重心前移，患者走路时会出现越走越快的“慌张步态”。帕金森病患者由于肩胛带肌和骨盆带肌的僵直，经常有患者出现肩背痛或腰痛，有时患者感到难以忍受也难以描述，常被误诊为骨关节病、骨质疏松等。运动减少是自主自发性运动的减慢和随意运动功能障碍。同时由于肌僵直和姿势反射障碍，使得少动成为帕金森病一种特殊的运动障碍。运动减少临床上表现为日常生活的各种动作减慢，如系鞋带纽扣、穿脱衣服、患者上厕所及床上翻身等困难。面部肌肉运动减少，瞬目动作减少称“面具脸”，如吞咽功能受累可出现吞咽困难。声带功能减退和呼气的压力不够，可以出现说话嗓音低哑，还可以出现构音困难，重复性言语或口吃、呼吸不畅等。上肢的运动减少还可以表现为书写困难、小写症。运动减少还表现为行走时上肢的自然摆动减少。晚期的帕金森病患者常出现开步和转弯困难称冻结足现象。姿势平衡障碍的原理尚不清楚，苍白球受累可能是姿势反射障碍的原因，出现姿势反射障碍的患者可以表现为向前或向后跌倒的倾向。

帕金森病患者的非运动障碍表现

自主神经系统功能障碍的病理基础可能是迷走神经的损害。临床上表现为四肢网状青斑或红斑、唾液分泌增多、皮脂溢出及面部多汗；部分患者出现位置性低血压，服左旋多巴者更多见；呼吸功能紊乱；也可出现括约肌和性功能的障碍。自主神经危象发生时则大汗淋漓，面部充血，心跳加快，情绪紧张及震颤加重。老年患者可出现吞咽困难、阳痿、顽固性便秘和排尿困难。帕金森病患者的精神异常常表现为烦恼－抑郁性精神改变，本能内驱力减弱与精神运动性表现力下降。这些症状进一步发展可出现皮质下痴呆，损害主要影响注意力和警觉状态，患者可以出现人格改变，表现为冷漠、缺乏自信、焦虑固执、恐惧及情绪不稳等；20%～80%的患者出现智能障碍。帕金森病患者的抑郁症状严重者可以达到诊断抑郁症的程度，应用左旋多巴治疗也可出现抑郁的精神表现，而且还可能出现谵妄、躁狂、偏执等精神错乱的症状，这种改变服用抗胆碱能药物时也可出现。除此之外，还可以出现感觉异常，视觉、嗅觉、听觉功能下降的症状，也常出现睡眠障碍、下肢水肿、乏力、体重减轻等。

帕金森病临床分型与分级

世界卫生组织推荐的分类标准ICD-NA将帕金森病分为五个亚型：典型、少动型、震颤型、姿势不稳步态障碍型、半身型。40岁以前发病者有少年发病帕金森病及少年帕金森综合征两型。临床常用下列修改Hoehn & Yahr分级评价帕金森病严重程度：

0级：无症状。

1级：单侧疾病。

1.5级：单侧+躯干受累。

2级：双侧疾病，无平衡障碍。

2.5级：轻微双侧疾病，后拉试验可恢复。

3级：轻度至中度双侧疾病，某种姿势不稳，独立生活。

4级：严重残疾，仍可独自行走或站立。

5级：无帮助时只能坐轮椅或卧床。

帕金森病的中医治疗策略

由于帕金森病研究难点有三：一是病因不明；二是病程的进行性进展无法阻止；三是缺乏有效措施应对长期服用左旋多巴制剂出现的疗效递减与运动异常。我们认为延缓神经变性、减慢帕金森病病程进行性进展是中医优势，应该“扬长”。因此，现阶段中医治疗帕金森病的总体策略是：现代医学正规抗帕金森病治疗基础上的中医延缓病程进展研究。除早期患者不需使用左旋多巴治疗外，并不主张单独使用中医中药治疗帕金森病。

（1）肝肾不足型：见于各期帕金森病。Hoehn & Yahr分级在1～4级间。帕金森病中医肝肾不足证候诊断标准：主症：颤振，作强技巧障碍，肢体拘痉，姿势改变，舌红苔少，脉细数。次症：腰膝酸软，头晕，耳鸣，耳聋，口咽干燥，形体消瘦，五心烦热，盗汗颧红，大便艰涩，少寐，健忘。治疗原则：补肾养肝。代表方剂：地黄饮子。常用药物：生地黄、熟地黄、天门冬、麦门冬、何首乌、枸杞子、肉苁蓉、巴戟天、刺蒺藜、白芍药等。每日一剂，煎服。中成药：推荐六味地黄丸（浓缩）每日2次，每次15粒，开水吞服，可以长期使用。生脉胶囊每日3次，每次2粒，开水吞服，可以长期使用。1～6项为主症，7～17项为次症。主症大于或等于4分；次症大于或等于3分即可诊断为帕金森病肝肾不足；主症低于4分；次症低于3分即可排除帕金森病肝肾不足诊断。

（2）肝风内动型：多见于帕金森病长期服用左旋多巴过程中出现的开关现象、剂末现象、异动症等。目前尚缺乏帕金森病中医肝风内动症候诊断标准。治疗原则：养肝熄风。代表方剂：羚角钩藤汤。常用药物：羚羊角、钩藤、全蝎、蜈蚣、白芍药、赤芍药、僵蚕、当归、生地黄等。每日一剂，煎服。中成药：天麻丸每日3次，每次3克。

帕金森病的西医分期治疗

确定开始用药时间：一旦确诊帕金森病，首先必须对患者进行健康教育，其次才是确定最佳治疗方案。早期帕金森病一般无需对症药物治疗。若疾病影响患者的日常生活和工作能力，则应开始症状性治疗。患者的年龄越小越要注意远期药物疗效。年龄偏小患者的特点是：病情进展比较慢，对药物耐受性较好，药物副作用风险较少，但预期病程较长，常进展为慢性残疾，更易发生症状波动及运动障碍。年长的患者特点是：药物耐受性较差，预期病程较短，重点在于短期提供足够的症状改善。

（1）早期帕金森病治疗：早期帕金森病是指分级为1～2级。可用左旋多巴制剂（美多巴、息宁），目前尚不清楚左旋多巴制剂是否会加速帕金森病进程。最近美国NIH的一项随机双盲研究表明，左旋多巴制剂对早期、轻度帕金森病疗效显著优于安慰剂，并呈剂量相关性，经过2周清洗期，没有迹象表明药物会加重帕金森病进程。Fahn曾进行的一项研究表明左旋多巴不仅没有神经毒性而且可能还有神经保护作用。

多巴胺受体激动剂：按化学结构可分为麦角碱类（溴隐亭、培高利特）与非麦角类（罗匹尼罗、普拉克索）及阿扑吗啡类（阿扑吗啡、泰舒达）。可单独用于早期本病的治疗。最近两项研究对首选左旋多巴及罗匹尼罗或普拉克索治疗早期帕金森病的情况进行分析，证明都能有效地缓解症状，延迟运动障碍和症状波动的出现，达到相似的生活质量，UPDRS运动功能评分的改善显示左旋多巴比罗匹尼罗或普拉克索更显优势，而在减轻运动障碍和疗效减退方面罗匹尼罗或普拉克索比左旋多巴更显优势，在早期本病中都可作为首选药物。年龄较轻患者对此类药物有更好的耐受性，因此可替代左旋多巴成为一线药物，但其运动症状改善不如左旋多巴。抗胆碱能药物主要有苯海索（安坦），适用于症状轻微和伴震颤的早期患者。前列腺肥大或青光眼者禁用。由于这类药物可抑制中枢的乙酰胆碱，使记忆和认知功能减退，使其应用受限，建议老年人不宜使用这类药物。

金刚烷胺：早期患者中约2/3对此药有效。早期作为单药治疗以延缓左旋多巴的使用，缩短长期左旋多巴治疗产生并发症的时间。用于早期症状轻的患者，价格便宜，较少出现踝部水肿，年龄偏小的患者耐受性较好，是年龄偏小患者理想的一线治疗药物。金刚烷胺300～400毫克/天能减少由左旋多巴治疗引起的行动迟缓。

单胺氧化酶抑制剂：司兰吉林＋维生素E可推迟轻症患者的左旋多巴初始使用时间为9～12个月。最近瑞典帕金森研究组研究表明早期帕金森病患者单药司兰吉林能延缓开始使用左旋多巴时间；司兰吉林联合左旋多巴组比左旋多巴联合安慰剂组减少左旋多巴剂量并延缓症状波动出现时间。司兰吉林应早、中午服用，勿在傍晚应用，以免引起失眠。胃溃疡者慎用，禁与5-羟色胺再摄取抑制剂合用。近两年，欧盟与美国FDA先后批准上市的雷沙吉兰，临床研究证实单药治疗早期帕金森病有效性。神经元细胞系研究显示比司兰吉林作用效果高15～20倍。研究发现，本病早期用雷沙吉兰不但能减少其功能衰退，提高生活质量，而且在早期阶段使用甚至还可减缓帕金森病进展。

儿茶酚胺邻甲基转移酶抑制剂：目前已上市的有珂丹。须与复方左旋多巴合用，单用无效。许多临床试验表明运动波动的患者加用珂丹能改善运动波动，可以增加“开”的时间1.0～1.7小时/天，减少“关”的时间，减少左旋多巴的剂量，改善运动和残障评分约4.5分。目前临床试验致力于研究治疗初期使用珂丹是否能延缓运动并发症的出现及对生活质量的影响。

（2）中期帕金森病治疗（Hoehn & Yahr 3级）：若在帕金森病早期首选多巴胺受体激动剂、金刚烷胺、抗胆碱能药或司兰吉林治疗的患者，发展至中期，症状改善往往已不明显，此时应添加复方左旋多巴治疗。若在早期阶段首选低剂量复方左旋多巴治疗的患者，症状改善往往也不显著了，此时应适当加大剂量或添加DR激动剂、司来吉兰或金刚烷胺或珂丹。

（3）晚期帕金森病治疗（Hoehn & Yahr 4～5级）：晚期帕金森病的临床表现极其复杂，有症状波动、运动障碍（也称异动症）或精神症状等表现，其中有药物的不良反应，也有疾病本身进展因素参与。此时帕金森病患者最佳治疗方案常需进行多药联合治疗，据病情变化及患者对药物治疗敏感性，调整药物治疗方案。

（4）剂末现象：在下次服药前帕金森病运动症状恶化称为剂末现象，是治疗中最棘手的问题。降低左旋多巴低谷与高峰血药浓度，维持持续性多巴胺受体刺激浓度可改善剂末现象。微泵持续给予左旋多巴或多巴胺受体激动剂能持续性刺激胆碱能神经。近年报道这种方法不仅能改善“剂末现象”，且可以改善运动异常，甚至还能减少剂末现象发生率。罗替戈汀是新型多巴胺受体激动剂。它以皮肤补丁形式经皮内持续供给。左旋多巴或阿扑吗啡的灌输形式也能达到同样效果，左旋多巴的十二指肠灌输制剂即将问世。另外，复方左旋多巴一天总量不变，增加左旋多巴给药次数即不同时间分少量多次服用、将普通复方左旋多巴片改为控释片或加用珂丹、增加多巴胺受体激动剂及其用量、加用金刚烷胺、单胺氧化酶抑制剂等也是临床常用有效方法。

（5）开关现象：与左旋多巴服用时间无关的急剧而不规则的运动症状改善（开）或加剧（关）称为帕金森病“开关现象”。15年病程以上约为50%。随着病程的进展，即使已用最优化的治疗，仍会出现“开关现象”，目前尚无有效控制的方法。2006年美国批准上市的雷沙吉兰治疗左旋多巴导致的症状波动患者，可减少平均“关”的时间，在此期的日常生活能力方面、“开”期的运动功能方面均有改善。

（6）运动障碍是指与长期治疗相关的不自主运动。如果患者已经多巴胺受体激动剂治疗，增加其剂量并减少左旋多巴剂量可控制运动障碍症状。尚未使用多巴胺受体激动剂者，加用可能会带来益处。撤销或者减少司兰吉林或撤销恩托卡朋可能会改善异动症。如果患者在使用左旋多巴/卡比多巴，转换剂型可能可以改善异动症，最好停用控释片，避免累积效应。手术治疗是最后的考虑。

其他措施：① 轻症则可暂时不作治疗；② 原则上应在治疗的同时少量缓慢减量；③ 由于减量导致疾病恶化时，药物每日总量不变，可分多次服用（4～6次/日）；④ 不随意运动较重，减少左旋多巴还不能控制时，可少量使用泰必利；⑤ 研究表明早期合用金钢烷胺可有效减少运动障碍的出现；⑥ 年轻患者早期合用金钢烷胺是有效预防方法之一。

（7）夜间恶化表现为尿频、难以翻身或肌肉不适。药力温和的镇静剂可帮助调整正常的睡眠模式，治疗包括：半夜增加一次左旋多巴用药，改为息宁，另外加用珂丹或使用多巴胺受体激动剂。

（8）精神症状：精神异常与疾病本身的进展及使用治疗本病的药物有关。包括抑郁、焦虑、幻觉等。帕金森病患者比一般人群更易有抑郁症状，通常抗抑郁治疗能取得良好的临床效果，但关于最佳的帕金森病抗抑郁治疗的大型随机对照试验至今未完成。金刚烷胺、司来吉林、抗胆碱能药物和多巴胺受体激动剂的应用常常与幻觉、妄想等精神症状有关。减少或撤除这些药物可缓解精神症状。最近一项系统研究表明，抗精神病药物中，只有氯氮平能完全推荐用于本病患者的药源性精神症状，其明显改善患者药源性精神症状与运动障碍症状，但接受氯氮平治疗的患者可能会出现粒细胞减少症、癫痫和心肌炎。思瑞康对帕金森病幻觉等精神症状有效并且不加重运动症状。一项研究表明经氯氮平、利司培酮、奥氮平治疗无效的年长患者的精神症状患者，使用思瑞康24周治疗后，评分明显改善，提示该药是治疗本病精神症状的有效药物。另外，帕金森病患者痴呆发生率为40%，安理申等可中等程度地改善患者的症状。

（蔡定芳）

第十四讲　肝癌的外科治疗与肝移植

肝癌的外科治疗

原发性肝癌（以下简称肝癌）是我国最常见的恶性肿瘤之一，死亡率仅次于胃癌，是我国第二位癌症“杀手”；在部分肝癌高发区已跃居第一位。全国每年至少有13万人被肝癌夺去生命，占全世界肝癌死亡人数的53%。肝癌常见于中年男性。因其恶性度高、病情进展快，患者早期一般没有什么特殊不适，一旦出现症状后再就诊，往往已属中晚期，故治疗难度大、疗效差，是人们谈之色变的“癌中之王”。经过半个多世纪的努力，在肝癌的临床治疗方面已经积累了丰富的经验，目前全世界比较一致的意见是，外科手术切除仍是治疗本病的首选方法和最有效的措施，是患者获得长期生存的最主要途径。外科治疗包括：小肝癌切除、大肝癌切除、亚临床期复发的再切除、不能切除的肝癌缩小后切除和肝移植等。一旦发现不幸罹患肝癌，只要积极合理治疗，仍有长期生存的机会。中山医院肝癌研究所经治的早期肝癌患者5年生存率已达60%。迄今为止已有368例手术患者生存超过5年，112例生存10年以上，1例生存最长已达38年，居国际领先水平。

小肝癌的外科治疗

对小肝癌（肿瘤小于5厘米）来说，当今的肝脏外科已不存在绝对手术禁区，而手术切除是21世纪小肝癌治疗中的重要一环，是获得长期生存的重要途径。以往认为规则性肝叶切除是标准的手术方式。但在我国，约85%的肝癌患者都伴有肝硬化，用小肝癌的局部切除代替肝叶切除的方法不仅提高了切除率，降低了手术死亡率，而且生存率也没有明显差异。肝癌患者治疗的关键是既消灭肿瘤，又最大限度地保存机体，包括最大限度地保存有功能的组织；最大限度地减少对机体免疫功能的影响；最大限度地减少因治疗导致的促进残癌生长的因素。目前肝癌的外科治疗已经发展为以手术治疗为主的较完善的综合治疗体系。小肝癌的治疗已经由“单一的手术切除”演变为“手术切除、局部治疗和肝移植相结合”的格局。

随着医疗技术和设备的飞速发展，腹腔镜肝脏外科，以及经肝动脉化疗栓塞、射频毁损治疗、无水酒精注射、微波治疗、外科冷冻和激光热消融等肝癌局部治疗方法不断兴起，应用范围逐渐扩大，为治疗小肝癌提供了全新的微创手段。最新出现的腹腔镜下肝癌切除具有创伤小，痛苦少，术后恢复快，对免疫功能损害较轻，有利于术后更早地进行辅助治疗等优点。但由于肝脏解剖及生理特点的特殊性和手术器械的局限性，腹腔镜下肝切除术仍为技术难度较高的手术。此外，对于小肝癌伴有重度肝硬化、肝功能储备功能差的患者，或多个小肝癌者，此类患者手术风险大、术后发生肝功能衰竭的几率高。目前更倾向于选择局部治疗，以尽量减轻对患者肝功能的影响。不过，所有局部治疗均存在治疗的不彻底性而难以完全取代外科手术。

巨大肝癌的外科切除

对于无法手术切除的巨大肝癌患者，可以先把大的肝癌缩小，使其变成可以手术切除的肝癌。目前使大肝癌变小的方法主要有下列两种：一种是经肝动脉化疗栓塞（TACE）；另外一种方法是肝动脉插管、药物输注泵置入术。此外，放射治疗、射频治疗、冷冻治疗等多种局部治疗措施可供选择。通过联合多种非手术治疗手段，使不能直接切除的肝癌缩小后再行手术切除，其治疗效果与早期肝癌相仿。这种无法切除的巨大肝癌经综合治疗缩小后的切除，称为肝癌的二期切除或降期切除。二期切除目前已成为治疗中晚期不能一期切除肝癌的一种经典模式。据报道，这些方法合理、综合、序贯应用能使11%～20%的患者获得二期切除的可能。中山医院肝癌研究所204例大肝癌经缩小后再切除的5年生存率达到了56.5%，疗效与小肝癌根治切除后相类似。当然，即使是巨大肝癌，只要能够切除，也应首选一期手术，此类手术的死亡率和严重并发症发生率已经很低了。此外，肿瘤经治疗缩小后应不失时机地做二期手术切除，才能取得较好的治疗效果。

复发性肝癌的再次切除

恶性肿瘤都有复发转移的特点，术前不易发现肝内的一些微小病灶，由于术后患者机体抵抗力下降，这些小病灶就会迅速发展，从而导致肝癌复发。手术切除后应定期做甲胎蛋白与超声波检查。若甲胎蛋白不能降至正常，应考虑肝内有残留病灶。如能定位，可局部治疗，甚至手术切除。对于患者全身情况良好、重要脏器功能无明显损害、复发灶尚局限的复发性肝癌患者的治疗首选再次手术。手术方式多采用有限范围的局部肝切除。复发再切除术后5年生存率与原发性肝癌根治性切除术后生存率相似。中山医院肝癌研究所154例根治切除后复发的再切除，其五年生存率自第1次手术算起为56.1%，且有55例生存5年以上，而37例行姑息性外科治疗的5年生存率为44.4%。因此，有条件者应积极提倡再手术切除。对转移至腹腔、肺等单个病灶，若条件允许，再切除亦能延长患者的生命。肝功能较差，病灶深或多个复发性肝癌，采用射频、微波、冷冻或经肝动脉化疗栓塞、瘤内药物注射等局部治疗方法，疗效确实，也简单易行。但这些方法一般适合于直径小于5厘米的肿瘤，对于较大的复发灶则疗效欠佳。

肝癌合并门静脉癌栓的外科治疗

如果说肝癌是癌中之王，那么肝癌门静脉癌栓就应该称为王中之王了。肝癌门静脉癌栓的发生率为40%～70%。门静脉癌栓是肝癌患者生存的“公敌”，癌细胞一旦侵犯门静脉，极易通过血液向肝内或全身播散，患者要么丧失根治性手术的可能，要么术后早期肿瘤开始复发。被确诊为肝癌合并门静脉主干癌栓的患者，若得不到适当治疗，后果堪忧。近年来随着肝癌综合治疗水平的提高及手术技术的进步，对门静脉癌栓治疗的认识更趋于积极。中山医院肝癌研究所采用先切除肿瘤并取尽门静脉内癌栓，再在门静脉内放置化疗泵，术后通过化疗泵持续灌注肝素及化疗药物的治疗方法。通过手术切除肿瘤并取尽门静脉内癌栓，可以防止癌栓继续侵入门静脉，降低门静脉压力，减少顽固性腹水及食管静脉曲张破裂出血的发生率，减轻胃肠道水肿，改善患者的自觉症状；门静脉血流恢复通畅，可促进肝脏功能恢复；为以后的进一步综合治疗提供了机会与条件。而术后通过化疗泵持续灌注肝素及化疗药物，能抑制癌转移及癌栓的再形成，从而提高这部分患者的生存率。我们的经验提示，肝癌合并门静脉癌栓术后经门静脉插管化疗可明显提高疗效。

难切性肝癌的切除

对于与相邻组织、器官无侵犯或无严密粘连的周围型肝癌可按常规方法切除，而对反复治疗后术野显露困难、侧支循环丰富或肿瘤紧邻甚至侵犯主要血管者按常规方法切除则极为困难，甚至可造成无法控制大出血，导致患者死亡。此外，肿瘤侵犯膈肌或腹部脏器时强行将肿瘤组织分离，既不能完整切除肿瘤，又可造成肿瘤组织脱落种植，达不到根治的效果。若先切除腹腔脏器再切断肝脏又易造成术野污染，这类病例统称为难切性肝癌。既往遇难切性肝癌常放弃切除，少部分病例虽可采用全肝血流阻断、半离体肝切除等方法切除，但操作复杂、创伤巨大。然而随着精细的肝脏解剖，良好的血流控制等技术及手术器械的改良，目前难切性肝癌的手术切除率得到了有效地提高。

肝癌的肝移植

随着肝移植成功率的提高，肝移植已成为治疗肝癌的重要手段。我国的肝癌患者大多伴有肝硬化，肝脏的储备功能较差，若手术切除肝脏组织太多，剩余的肝脏不能代偿人体的需要；切除太少又不能达到根治肿瘤的目的，所以很多肝癌患者不能行手术切除术，甚至局部抗肿瘤治疗都不能施行。在此情况下，肝移植成为唯一的治疗手段。相对于其他治疗手段，肝移植治疗肝癌不但切除了整个病肝，最大切缘性的切除了肿瘤，而且消除了肝癌发生和切除后再次复发的土壤——硬化的肝脏。对于小肝癌合并严重肝硬化，肝移植是提高生活质量、唯一获得治愈的途径。

国外报道，小肝癌肝移植1年生存率达92%左右，3年生存率85%，而复发率则不超过10%，最长者生存已经超过了30年。国内报道的肝癌肝移植最长者生存已超过10年，中山医院的第一位肝癌肝移植患者也即将迎来他的第九个“生日”。但并不是所有的肝癌患者均适合肝移植治疗，一是因为肝癌肝移植术后同样面临肿瘤复发转移的问题，对一些巨大、多发肿瘤或肿瘤侵犯门静脉形成癌栓患者，移植时已有肉眼和目前检查手段不能发现的血液内癌细胞转移，再加上移植术后使用抗排斥药物降低了患者的免疫力，肿瘤很容易复发，而且一旦复发转移进展迅速，疗效很差。二是费用昂贵，通常光一个手术就得20万元左右，还不包括术后的药物及护理费用在内，这笔费用不是每一个家庭都能负担得起的。三是供体严重短缺。因此，只有小肝癌、病灶少，伴有肝硬化不能耐受其他治疗的患者才是肝移植治疗的良好适应证由于供肝严重短缺，肝移植仅限于小肝癌或其他良性终末期肝病，大肝癌则列为移植禁忌证。国内已经开展了大肝癌肝移植的尝试，从目前的临床疗效来看，曙光初现。中山医院肝癌研究所研究表明，当把肝癌肝移植适应证扩大为：单发肿瘤直径小于或等于9厘米，或多发肿瘤小于或等于3个，且最大肿瘤直径小于或等于5厘米，全部肿瘤直径总和小于或等于9厘米，无大血管侵犯、淋巴结转移及肝外转移时，其一年、二年、三年生存率及无瘤生存率较之国际通用的标准（Milan标准）没有明显差异，但入选病例显著增多。这一新标准（上海复旦标准）在不降低术后生存率及无瘤生存率的情况下，显著扩大了肝癌肝移植的适应证范围，能使更多肝癌患者从肝移植中受益，也有助于对肝癌肝移植领域的规范。

肝癌肝移植常见的并发症有血管并发症、胆道并发症、排斥反应、感染等。若能及早发现，并得到及时正确的诊治，多数并发症患者预后良好。但也有部分并发症因目前仍无非常有效的监测手段和治疗方法，导致移植肝功能损害、丧失，严重危及生命，部分患者需要二次甚至多次肝移植手术。此外，由于出院后仍然存在排斥反应、感染、肝癌复发等长期的问题，患者及其家属对肝移植手术必须十分理解，并有术后自我管理能力。正确服用药物，健康规律的生活习惯，加强自我观察，定期医院复查，有利于患者的康复，有利于早期诊治，从而提高肝移植患者的生存时间和生存质量。

总之，肝移植治疗小肝癌或良性终末期肝病患者疗效确实显著，肝移植确能延长生命，提高无瘤生存率，为肝癌治疗探索了新的途径。但如果不控制移植适应证，将造成肝脏供体和患者及其家庭经济的浪费，而且术后的肝炎复发、肿瘤复发和转移、排斥反应等问题有待在基础和临床方面进一步研究。各种并发症仍然是阻碍肝移植术后存活率进一步提高的重要原因。

一个多世纪以来，肝癌的防治与研究应该说进展很大，但攻克肝癌在21世纪还有很长的路要走。100年的肝癌治疗史，外科治疗占有最重要的地位。将来，肝癌外科治疗的模式和重点将有所改变，其作用还可能因其他疗法的进步而赋予新的生命力。综合治疗已成为肝癌治疗的主要模式，肝癌外科治疗的疗效必将显著提高。

（樊　嘉　沈卓早）

第十五讲　肝癌的综合介入治疗

介入治疗——肝癌患者的新希望

原发性肝癌（简称肝癌）是我国常见的恶性肿瘤之一，每年我国新增的肝癌病例占全世界新增病例将近一半。外科手术切除依然是目前治疗肝癌的有效手段，但由于该疾病起病隐匿，发现时大多数（60%以上）患者的病情处于中晚期，已经失去外科手术切除的机会。一般情况下，不能手术切除的中晚期肝癌患者的自然生存期仅为3~6个月。即便是接受外科手术切除的患者，术后2年内的复发率可达60%以上。因此，肝癌素有“癌中之王”之称，严重影响人民群众的生命健康。

随着近几十年来医学技术的发展，以及对肝癌的基础研究和临床应用研究的深入，肝癌患者的治疗从单纯的外科手术切除和内科保守治疗逐渐演变成综合性治疗，以往不能手术切除或者手术切除术后复发的肝癌患者可以采用其他的治疗方法进行治疗。这些方法中尤以介入疗法最为突出，其疗效已经获得医学界的公认，给肝癌患者和家属带来了新的希望。目前临床上应用的肝癌介入疗法主要包括经导管选择性肝动脉内灌注化疗、栓塞治疗和直接穿刺肝肿瘤进行的消融治疗两大类。

肝癌的“经皮肝动脉化疗栓塞”治疗，是指在X线透视的导引下，经动脉穿刺（通常从股动脉），将导管选择性插入肝肿瘤的供血动脉内，直接注入化疗药物和用栓塞剂阻断肿瘤的血供。此种方法主要理论基础是基于肝癌细胞的血供95%～99%来自肝动脉，而正常肝细胞的血供则是70%～75%来自门静脉，仅25%～30%来自肝动脉。结扎或栓塞肝动脉后，肝癌细胞血供可以减少90%以上，致使肝癌细胞缺血坏死，而正常肝细胞血流量只减少35%～40%，一般不影响正常肝细胞功能。导管选择性插入肝动脉局部灌注化疗药物后，肝脏局部组织药物浓度可高达全身浓度的100～400倍，而肝肿瘤区域的药物浓度则高于正常肝组织5～20倍。同时局部灌注化疗药物可使药物毒副作用降低，减轻全身的副作用。化疗药物和碘油混合成乳剂注入肿瘤的供养血管和新生血管后，一方面可以阻断肿瘤的血液供给，另一方面化疗药物缓慢的释放出来，能持续地打击肿瘤。栓塞的最终目的是使肿瘤赖以生长的供养动脉闭塞，肿瘤缺血、缺氧、坏死，而达到抑制其生长。由于此法属微创治疗，绝大多数患者治疗后2～3周一般状况和肝功能等均能恢复，具有可重复性的特点，它已经成为不能手术切除中晚期肝癌和肝癌外科手术切除术后肝内复发患者首选和最有效的治疗方法。

肝癌的经皮穿刺消融治疗是指在超声、CT等影像学监视和引导下，经皮肤直接穿刺肝脏肿瘤，采用特殊的装置或注射药物对肝癌进行物理性或化学性消融，可使肿瘤细胞赖以生长的内环境发生彻底改变，导致其坏死。肝癌的物理性消融主要包括射频治疗、微波治疗、冷冻治疗等。肝癌的化学性消融主要包括肿瘤内无水酒精注射、醋酸注射等。肝癌消融治疗亦属微创治疗，可多次重复，对患者全身影响较小。

随着介入器械的改进和操作技术的提高，特别是近10余年来通过国内多个医学中心的联合攻关，制定出了肝癌介入治疗的规范化方案。通过该规范化方案的推广和应用，使我国肝癌介入治疗水平明显提高，总体达到国际先进水平。由复旦大学附属中山医院作为主要承担单位，联合国内7家医学中心承担的国家“九五”攻关计划项目：肝癌综合性介入治疗技术的应用研究，通过880例不能手术切除的中晚期肝癌经严格实施上述方案，明显提高了疗效：一年生存率为74.1%（64.8%～83.4%），三年生存率为43.5%（38.1%～48.9%），五年生存率达到21.2%（15.9%～26.5%）；对不宜手术切除的小肝癌患者进行介入治疗，疗效显著：120例患者一年、三年、五年生存率分别是88%、76%、51%，可与外科切除术相媲美。肝癌切除术后行预防性经皮肝动脉化疗栓塞术可明显减少复发，延长患者生存期。对直径小于或等于4厘米、数目小于或等于3个的肝癌，射频和微波治疗可使肿瘤完全坏死，与外科切除疗效类似，同时避免了患者开腹手术之苦。

采用以介入治疗为主的综合治疗，能进一步提高疗效

通过多年的努力，虽然肝癌的介入治疗疗效有了显著的提高，但由于肝癌本身的特性及我国肝癌患者多合并乙肝、肝硬化的特点，单纯介入治疗常难以完全、长时间控制肿瘤，介入治疗的远期疗效仍相对有限。患者依然面临介入治疗后复发、转移的棘手问题。需要临床多学科、多方法密切合作的综合治疗。

肝癌以介入治疗为主的综合治疗是指根据患者个体状况、肿瘤情况等在采用介入治疗的同时，联合外科手术切除、肝脏移植、放射治疗、分子靶向药物、提高免疫力治疗等方法，以便更好的抑制肿瘤生长，同时还能解除肿瘤给患者带来的合并症。综合介入治疗对提高肝癌治疗的总体和远期疗效起着至关重要的作用。

介入治疗联合其他治疗主要根据患者具体的病情而定。比如对体积较大（直径常大于10厘米）的肝癌，如果直接采用外科手术切除的方法对患者带来的创伤较大，且手术后极易复发。对这类患者可先采用介入治疗，然后联合适形放射治疗的方法可使肿瘤组织坏死更明显，体积明显缩小，为二期外科手术切除创造机会。大肝癌通过介入治疗缩小后采用外科二期手术切除是一种积极的治疗方法，一来可以争取使部分患者达到彻底治愈的目的，提高了患者远期生存率；二则也可以解除患者的心理压力，但二期手术切除也须把握合适时机，掌握严格的适应证。

肝癌患者常合并有肝内门静脉系统的侵犯，形成门静脉癌栓。肝癌合并门静脉主干和门静脉左、右大分支癌栓时，临床治疗极为棘手，单纯的介入治疗效果较差，患者多在短时间内死于肝功能衰竭或上消化道大出血。近几年来通过门静脉内植入金属内支架，可以恢复部分正常肝脏的门静脉血流，减少肝功能衰竭和上消化道出血的发生率，使经皮肝动脉化疗栓塞术治疗更加安全。同时还可以对门静脉癌栓进行适形放疗，或在置放门静脉支架的同时植入放射性核素^{125}I粒子条对癌栓进行治疗，保证门静脉支架和门静脉血流的长期通畅。

肝癌或后腹膜淋巴结转移压迫下腔静脉或下腔静脉内受侵犯形成癌栓，引起下腔静脉血液回流受阻时，患者可出现腹水和下肢浮肿，此时可在下腔静脉受阻段植入金属内支架，以尽早使下腔静脉血液回流恢复，使患者下肢水肿和腹水的症状得到明显改善。对癌栓和后腹膜淋巴结转移病灶也可联合适形放疗或放射性核素^{125}I粒子条等治疗。

生长在肝门区的肝癌可以压迫胆总管或者肝内胆管较大分支，造成胆道阻塞，胆汁排泄不畅，患者可出现皮肤、巩膜发黄，尿色深黄、大便变白及全身瘙痒等症状，肝功能检查黄疸指数升高，可以超过正常值数倍甚至数十倍。可以采用经皮穿刺胆管内置放引流管，先将胆汁引流，使黄疸指数下降到可以进行肿瘤介入治疗的范围，再进行后续的介入治疗。

分子靶向药物多吉美（索拉菲尼）是近两年来才被批准用于肝癌的治疗。东、西方大规模的多中心临床试验证实它能抑制肿瘤新生血管，延长患者生存期，是治疗中晚期肝癌有效的方法。通过介入治疗联合索拉菲尼，能减少肿瘤介入治疗后残存肿瘤

组织新生血管，抑制肿瘤细胞的增殖，从而降低肿瘤复发和转移的概率。

我国绝大多数肝癌患者同时合并有乙肝和肝硬化，乙肝病毒活跃可加速肝硬化进程，影响患者肝功能，使介入治疗等抗肿瘤治疗受影响。因此，采用积极的抗病毒治疗和护肝治疗，能最大限度地保护患者的肝功能，为多次、反复的介入治疗提供有力的保障。

总之，随着医学技术的发展和多学科的融合交叉，恶性肿瘤的治疗已经从单一的治疗模式转变成多学科联合治疗的综合治疗模式。对不能手术切除的中晚期肝癌或术后复发、转移的肝癌患者采用综合介入治疗模式，弥补了单纯介入治疗的不足，使患者的疗效和生存期进一步提高。

肝癌患者综合介入治疗后“带瘤生存”

近些年，世界卫生组织已经将恶性肿瘤划为“慢性疾病”，通过对人们健康生活方式的教育和积极的肿瘤预防可减少肿瘤的发生率，对癌前期病变和早期恶性肿瘤进行外科手术干预达到根治性治疗，而对中晚期恶性肿瘤采用外科手术、放疗、化疗、介入治疗、分子靶向药物等综合性治疗的模式，达到提高患者生存质量，有效的延长患者生存期的目的。

随着肝癌综合介入治疗水平的提高，大部分中晚期肝癌患者由早先的不治变为可治，部分患者通过治疗能达到肝癌病灶的相对稳定，患者生活质量也不受大的影响。不能手术切除的肝癌患者经综合介入治疗后肿瘤病灶得到有效控制，并有较高质量的生活，我们称之为“带瘤生存”。目前，临床上大多数接受综合介入的肝癌患者都处于“带瘤生存”状态。因此，通过对“带瘤生存”观念的宣传，可以使患者和家属充分理解“带瘤生存”的意义。当患者和家属充分理解其意义后，就能把肝癌这种恶性肿瘤当成慢性病来进行治疗，能在治疗期间做好充足的思想准备，树立“打持久战”的指导思想，以积极乐观的心态配合医生的治疗，也不会因为一时的肿瘤长大或疗效不佳而心情沮丧，这在肝癌综合介入治疗中有着很大的价值。

肝癌是一个特殊的慢性疾病，所谓特殊就是指它的恶性程度高，必须高度重视。患者在“带瘤生存”的状态下毕竟面临肿瘤生长、转移的风险。因此，需要定期到医院就诊，并在相关专业医生的指导下进行复查和随访。一般每6~8周要进行肝功能、甲胎蛋白（AFP）和肝脏彩超检查，2~3个月要进行肝脏CT或MRI增强检查。对肝肿瘤病灶控制良好且无其他脏器转移的患者可以适当延长随访时间，但原则上随访的间隔时间不要超过半年。

肝癌患者处于“带瘤生存”时，要加强保肝和提高免疫力治疗，可采用干扰素，胸腺肽，转移因子，香菇多糖等药物。对乙肝病毒复制活跃者应采用抗病毒治疗。对中医中药的治疗问题我们主张可以适当采用扶正固本、补气、提高免疫力、调理脾胃的中药，但不主张常年不断地服用中药，以免增加肝脏的负担。此外，一般也不赞成使用以毒攻毒，软坚散结，活血化瘀，清热解毒类药物。

俗话说“疾病靠三分治、七分养”，患者除积极地配合治疗外，还应该注意自我养生。在患病期间应该有积极乐观的心态、树立战胜病魔的信心。生活有规律，注意劳逸结合，保持每天足够睡眠，不宜劳累。必须平衡膳食，保证有足够的营养，进食高热量、高蛋白质和高维生素的食物，可选择优质蛋白质丰富的食物，如瘦肉、鲫鱼汤、乌鸡汤、鱼虾、蛋类、豆类、奶类等，以防止白蛋白减少，多食水果和新鲜绿叶蔬菜。在肝功能不好时，要控制蛋白质的摄入，以免过多进食蛋白质诱发肝性脑病。合并肝硬化、门静脉高压时患者可出现食欲减退、恶心、腹胀等消化不良的症状，且易出现食管胃底静脉曲张，可少食多餐，进食易消化、质软食物，忌食重油肥腻、辛辣和质硬的食物。部分肝癌患者血糖高，或伴有糖尿病，需要到内分泌门诊找专科医师诊治。

（王建华　刘　嵘）

第十六讲　通过腹腔镜做手术

腹腔镜的应用始于20世纪30年代，至今已有近80年的历史。不过以往由于设备的局限，仅能用于观察腹腔器官的表面情况，辅助诸如肝硬化、结核性腹膜炎的诊断。通过腹腔镜做手术则是近20年发展起来的外科新技术，是高科技在临床手术中应用的典范，具有创伤小、并发症少、患者康复快的优点，是目前最先进、最尖端的微创技术。在治疗外科疾病中的作用已越来越受到人们的瞩目，并且被不断地推广和发展。

腹腔镜手术设备包括气腹机、腹腔镜、能源系统、光源系统、摄像和成像系统及显示屏。手术器械与常规的也不同，多为长杆状的分离钳、剪等。手术中，腹腔镜将患者体内的脏器和病灶转输到显示屏幕，手术医师则通过屏幕的监视和引导完成相应的手术操作步骤：探查、分离、电凝、切开、缝合等——仍然遵循传统手术的原则。

腹腔镜手术被俗称为“打洞”手术。的确，在上世纪80年代末90年代初，“打洞”非常形象地反映了腹腔镜手术状况。当时腹腔镜技术仅应用于一些单纯的病变器官切除术，如胆囊切除术、阑尾切除术、输卵管切除术等。患者的体表只有几个5～15毫米的小孔。“打洞”非常形象。经过20年的探索和发展，如今的腹腔镜技术已经应用到外科领域的大部分专科和疾病的诊断和治疗当中。更多的复杂手术也能在腹腔镜下完成。一些手术靠单纯“打洞”很难完成整个过程。有些手术切除下来的标本较大，必须另作一个较大的切口将标本取出。不过，一般这一切口也只有5厘米左右，与传统手术比，创伤还是小许多。

腹腔镜手术问世，逐渐改变了传统的手术只为切除病灶、恢复功能的单纯想法，患者的手术后恢复时间和恢复状态，特别是患者的生理、心理创伤程度都已被列为手术效果的重要评价指标。近几年更是将美容效果也引入了常规手术当中。比如常见的甲状腺手术，传统手术方式在患者的颈前会留下一条明显的瘢痕。这无疑给患者（特别是年轻女性）造成较大的心理创伤。利用腹腔镜技术，改变手术路径，使颈部皮肤保持完整，完全没有瘢痕，达到良好的美容效果。

目前，在发达国家和我国的大城市大医院，一些腹腔镜手术（如胆囊切除术、脾切除术、结直肠癌根治术、肝囊肿开窗引流术、食管裂孔疝修补术、肾和肾上腺手术等）已经被认定为首选的手术方式。有更多的手术在逐渐地开展和成熟起来；有更多的外科医师开始学习腹腔镜技术；同时有更多的患者接受、认可腹腔镜手术，并从中获益。

腹腔镜与探查手术

在一些疑难病例，腹腔镜可以帮助诊断，明确病因。比如急腹症，患者腹痛难忍，甚至有生命危险，而医生查不出原发病因。此时必须作剖腹探查术。过去只能在可疑部位作10厘米左右切口，再根据术中所见将切口作相应延长。有时会发生切口在右、病灶在左，或切口在下、病灶在上；或者误将妇科疾病当作阑尾炎等，不得不再另作切口来完成手术。有了腹腔镜，外科医生可以先在患者的腹部开1厘米的小切口，放入腹腔镜进行探查，根据探查所见，再作相应的切口；有些疾病直接在腹腔镜下完成手术，这大大减轻了患者的痛苦。

内科的一些腹水患者，多种检查也难确定原发病因，医生无法制订治疗方案。这时。腹腔镜探查手术可能帮上大忙。在腹腔镜探查术中，可以发现病因，或取得活检病理依据，从而明确诊断。

还有一些肿瘤患者，病情可能已经较晚，手术切除病灶的机会并不大，但是家属或患者的主观手术愿望非常强烈，如果作传统的探查手术，不但患者要承受较大的痛苦，而且还有可能因患者的营养状况差、免疫力低而导致切口不愈合或切口感染等不良后果。如果改用腹腔镜探查，腹壁只有1厘米左右的切口，发生切口不愈合和感染的机会就小得多，患者在手术后的生活质量也有所保证。

腹腔镜与良性疾病

（1）胆囊切除术：已被广大患者广泛接受，成为结石性胆囊炎和胆囊息肉的首选术式，集中体现了腹腔镜手术的优越性。对于合并胆总管结石的大部分患者，还可联合使用十二指肠镜进行双镜治疗，免去了手术后患者要在腹壁携带一根引流管的不便，而且一带就要两个月。

（2）脾切除术：某些血液病，如免疫性血小板减少性紫癜，切除脾脏是治疗的一部分。但是在过去，无论是医生还是患者，都有顾虑。因为血液病患者的凝血功能和免疫功能常常有异常，手术中容易发生失血过多，手术后容易有感染性并发症。腹腔镜脾切除术，大大降低了这些并发症的发生率。

（3）阑尾切除术：尽管阑尾切除术的手术切口并不大，但是腹腔镜手术的创伤更小，尤其当阑尾炎的诊断不很确定时，腹腔镜还兼有探查的作用，既有利于诊断，又能即时作对应处理。

（4）肝囊肿开窗引流术：较大的真性肝囊肿只需作开窗引流就可以。这是一种比较简单的手术操作，此时传统的手术犹如“杀鸡用牛刀”，腹腔镜就恰如其分。

腹腔镜与肿瘤性疾病

目前应用腹腔镜技术治疗肿瘤性疾病最多的当是结直肠癌。已经积累的临床数据和研究表明，腹腔镜结直肠癌根治术的治疗效果及预后与传统的开放手术相同，而且手术创伤小，术中出血少，患者恢复块。比如能保肛的直肠癌Dixon手术，腹壁原来一尺来长的刀疤，被一个不大于5厘米的小切口取代；而不能保肛的直肠癌Miles手术，腹部仅有一造瘘口。大多数患者在手术后1～2天就能下床活动，早期就可进食。即使较晚期的结直肠癌病例，在腹腔镜下作姑息性手术或探查术，也可减轻手术创伤给患者带来的痛苦，提高术后的生活质量。

其他胃肠道良性肿瘤也都可以经腹腔镜手术切除。较多见的是间质留。手术辅助切口的定位也方便，不至于盲目。

近几年，腹腔镜技术已经应用到胃癌的手术当中。尽管仍有争议，但是腹腔镜手术对早期胃癌的根治性效果基本与传统手术相当，已经达成共识。随着技术的成熟和经验的积累，一定会有更多的患者能从腹腔镜技术中得到益处。

腹腔镜与美容

腔镜手术中最具美容效果的当属甲状腺手术。传统甲状腺手术，患者的颈前总要留下一条5～7厘米的瘢痕。从美容角度看，这多少有点遗憾。腔镜甲状腺手术，利用腹腔镜手术器械的特殊性，在患者的胸部作3个小孔即可完成手术。患者的颈部仍保持完整，没有瘢痕。从而消除了患者的一大顾虑，特别满足年轻女性的美容要求。

（顾大镛）

第十七讲　膳食与营养

吃得合理才健康

随着经济的发展，我国居民的食物结构发生很大的变化，与此同时，居民的疾病谱也随之发生了改变。《2002年中国居民营养与健康状况调查报告》指出：“我国城乡居民膳食结构不合理，心脑血管疾病、高血压、糖尿病、超重和肥胖、血脂异常等慢性非传染性疾病患病率明显上升，已成为威胁城市居民健康的突出问题。”这些疾病无一不和我们的饮食习惯和膳食模式相关。改革开放30年余年来人们的生活水平上升得很快，但是人们的健康观念和营养知识却没有很大的发展，还有不少人认为“吃得越多，吃得越贵”就是营养，另一些人则把健康的希望寄托在名目繁多的保健品上，其实，如果人们能保持“合理营养，平衡膳食”，健康离我们并不遥远。

合理营养是指由食物中摄取的各种营养素与身体对这些营养素的需要达到平衡，既不缺乏，也不过多。缺乏某些营养素会引起营养缺乏病，如缺钙引起的佝偻病、缺铁引起的贫血等。某些营养素如脂肪和碳水化合物摄入过多又会导致肥胖症、糖尿病、心血管病等“富贵病”。营养缺乏和营养过剩引起的病态统称为营养不良，都是营养不合理的后果，对健康都是十分有害的。有人以为大鱼大肉才够“营养”，有人到各种“补品”中寻求“营养”，但往往花了很多钱，结果却不尽如人意。究其原因，这些观点与做法都偏离了合理营养的真正的物质基础——平衡膳食。没有不好的食物，只有不合理的膳食，关键还在于平衡。平衡膳食由各类食物按合理比例及模式构成，相互补益，提供全面、均衡、适度的营养素。这是合理营养的核心要求。早在2 000多年前，我国最早的医书《黄帝内经》中就提出了“五谷为养，五果为助，五畜为益，五菜为充”的观点，这基本上符合现代营养学的平衡膳食原则。有趣的是，这个膳食结构与美国1996年2月第一次颁布的“美国膳食指南金字塔”不谋而合，然而却比西方早了2 000多年。我们国家的传统膳食习惯本身具有很多优点，如以米面等谷类食物为主，多摄入各种蔬菜水果，适量摄入肉、禽、蛋等动物性食物。这些好的饮食习惯应该继续坚持，而不是被不适合中国人的高能量、高脂肪、高蛋白质的“西方化”膳食习惯所代替。

平衡膳食习惯的建立是一个长期的过程，而一旦形成又可以使人受益终身。食物本身并没有好坏之分，各种食物都有各自的营养优势，实现平衡膳食的关键，不是繁琐地为每一天，甚至每一餐的膳食进行计算，也不是完全照着健康食谱吃饭，而是在于在一定时间段内（一般以周为单位），选择不同的食物种类及数量，以达到平衡搭配、构成好的膳食。其中，总量控制是实现平衡膳食的关键。在总量控制的前提下，尽量地使每天的食物更加多样化，保证每天吃250克粮食，1 000克蔬菜水果，100克奶和豆制品，再加上适量鱼、禽、蛋、瘦肉等。要少饮酒，不吃变色、变味及不卫生的食物。要保持进食量与能量消耗之间的平衡，保持适宜的体重。这样就可以保证身体“内环境”的稳定，保证各脏器生理功能的正常运转，也就可以使我们远离疾病，获得健康。

《中国居民膳食指南》解读

《中国居民膳食指南（2007年版）》是由卫生部和中国营养学会于2008年1月正式发布，是目前国内最具权威性的饮食指南。这本书是卫生部官方推荐的营养科普类书籍，是数十名一流营养学专家多年的科研成果，可以说是权威、科学、实用、简单易行。在这里简单介绍一下这本书的精华：

（1）食物多样，谷类为主，粗细搭配：每种食物所含的营养成分不完全相同，每天摄入多种食物才能满足人体各种营养需求，以达到合理营养、促进健康的目的。谷类食物是中国传统膳食的主体，是人体能量的主要来源。谷类包括米、面、杂粮，主要提供碳水化合物、蛋白质、膳食纤维及B族维生素。坚持谷类为主是为了保持我国膳食的良好传统，避免高能量、高脂肪和低碳水化合物膳食的弊端。另外还要注意粗细搭配，经常吃一些粗粮、杂粮和全谷类食物。

（2）多吃蔬菜水果和薯类：蔬菜水果能量低，是维生素、矿物质、膳食纤维和植物化学物质的重要来源。薯类含有丰富的淀粉、膳食纤维及多种维生素和矿物质。富含蔬菜、水果和薯类的膳食对保持身体健康，保持肠道正常功能，提高免疫力，降低患肥胖、糖尿病、高血压等慢性疾病风险具有重要作用。

（3）每天吃奶类、大豆或其制品：奶类营养成分齐全，组成比例适宜，容易消化吸收。奶类除含丰富的优质蛋白质和维生素外，含钙量较高，且利用率也很高，是膳食钙质的极好来源。各年龄人群适当多饮奶有利于骨健康。大豆含丰富的优质蛋白质、必需脂肪酸、多种维生素和膳食纤维，且含有磷脂、低聚糖，以及异黄酮、植物固醇等多种植物化学物质，应适当多吃大豆及其制品。

（4）常吃适量的鱼、禽、蛋和瘦肉：目前我国部分城市居民食用动物性食物较多，尤其是食入的猪肉过多。应适当多吃鱼、禽肉，减少猪肉摄入。动物性食物一般都含有一定量的饱和脂肪和胆固醇，摄入过多可能增加患心血管病的危险性。

（5）减少烹调油用量，吃清淡少盐膳食：我国居民应养成吃清淡少盐膳食的习惯，即膳食不要太油腻，不要太咸，不要摄食过多的动物性食物和油炸、烟熏、腌制食物。

（6）食不过量，天天运动，保持健康体重：由于生活方式的改变，人们的身体活动减少，目前我国大多数成年人体力活动不足或缺乏体育锻炼，应改变久坐少动的不良生活方式，养成天天运动的习惯，坚持每天多做一些消耗能量的活动。

（7）三餐分配要合理，零食要适当：合理安排一日三餐的时间及食量，进餐定时定量。早餐提供的能量应占全天总热量的25%～30%，午餐应占30%～40%，晚餐应占30%～40%。要天天吃早餐并保证其营养充足，午餐要吃好，晚餐要适量。不暴饮暴食，不经常在外就餐，尽可能与家人共同进餐，并营造轻松愉快的就餐氛围。零食作为一日三餐之外的营养补充，可以合理选用，但来自零食的热量应计入全天热量摄入之中。

（8）每天足量饮水，合理选择饮料：饮水不足或过多都会对人体健康带来危害。饮水应少量多次，要主动，不要感到口渴时再喝水。饮水最好选择白开水。

（9）饮酒应限量：无节制的饮酒，会使食欲下降，食物摄入量减少，以致发生多种营养素缺乏、急慢性酒精中毒、酒精性脂肪肝，严重时还会造成酒精性肝硬化。过量饮酒还会增加患高血压、中风等疾病的危险，应该严禁酗酒。

（10）吃新鲜卫生的食物：吃新鲜卫生的食物是防止食源性疾病、实现食品安全的根本措施。正确采购食物是保证食物新鲜卫生的第一关。

食物多样化，安全又营养

俗话说“民以食为天”，但这“天大”的事情最近却越来越不能让人放心。从瘦肉精、苏丹红、孔雀石绿到现在的三聚氰胺，这些不该添加到食品的物质一再出现在食品里。人们不得不重新考虑自己的餐桌内容，究竟吃什么才是安全和健康的？

其实，食品安全并不是个新的问题，我们都知道“病从口入”的说法，吃的东西不卫生要致病。食用了被微生物、寄生虫所污染的食物之后会引发各种传染性疾病，如肝炎、痢疾、急性胃肠炎等。进入现代社会，各种农药残留、兽药残留、激素、抗生素和非法添加剂确实引起了很多食品安全问题。很多人已经被接二连三的坏消息吓坏了，这也不敢吃，那也不敢吃，每天为了吃什么发愁。还有一些人认准了“天然食物”，他们只吃乡下散养的鸡和鸡蛋、吃农户自家养的猪，他们千方百计地躲避“不天然”的食物，以为这样才安全的。其实，这也没有必要，只会给自己增加很多麻烦，也不见得就有好的效果。由于工业化的发展，大量的有毒有害化学物质已经进入我们周围的环境中，土壤和水源中都或多或少含有一些有害物质，我们现在确实也生活在这样一个先污染后治理的环境当中。所谓乡下散养的鸡到处乱跑、乱吃东西，农户疫病控制技术也不高，这样生产的鸡和鸡蛋其实更不安全。反之，大规模化的养鸡场生产的鸡和鸡蛋从品种提纯、孵化、室内育雏、饲养、防疫防病、场地环境、水源原料要求、质量标准、产品验收、包装、贮存等方面，全程实行的是标准化生产，从安全性上来说更有保证。同样的，农户自家养的“土猪”，在饲养过程中存在远比“饲料猪”多得多的安全隐患，也绝不是安全猪肉、绿色食品的代名词。

大家知道，这个世界上并没有绝对的安全，任何事情都是有风险的，坐汽车、坐飞机有风险，吃饭也有风险。但是，只要把风险控制在合理的范围之内，就没有必要紧张。古希腊的名医有一句名言：所有东西都是有毒的，关键在于你吃多少和吃的时间的长短。我们喝水喝多了照样死人，盐吃多了一样中毒。苏丹红、三聚氰胺也不例外。也就是说，如果它没有达到一定的量，没有达到一定的作用时间，是不会对人体健康造成危害的。正因为如此，由卫生部、工业和信息化部、农业部、工商总局和国家质检总局联合制定的三聚氰胺国家标准限量值并非“零含量”，而是“不超过1毫克/千克”，只要符合这一标准是不会对健康造成危害的。牛奶和鸡蛋都是营养价值很高食物，牛奶中丰富的钙质正是中国人膳食所缺乏的，所以牛奶鸡蛋还是应该吃，该怎么吃就怎么吃，没有必要因噎废食。

不可否认，存在化学污染的有害食品确实存在，如果我们要避免这些有害食品的危害，有一个很好的办法就是食物要多样化，不要长期地都吃同样一种食物。这样，即便个别食物有危害，也不会造成太大的影响。不要每天都吃同一种食物，因为同一类食物的污染源通常都是一样的，比如菜花打的是一种农药，青菜打的是另一种农药，只有吃的种类多，才可以让体内各种毒素的浓度保持在引起伤害的水平以下。喝牛奶也是一样的，经常换一换饮用牛奶的品牌，同一种品牌的不同产品都可以尝试一下，牛奶、酸奶、豆浆也可以经常换着喝。

其实，不仅从食品安全的角度，从营养均衡的角度，也提倡每天摄入的食物种类尽可能多样化，各种各样的食物所含的营养成分不尽相同，没有一种食物能供给人体需要的全部营养素，每日膳食必须由多种食物适当搭配，才能满足人体对各种营养素的需要。食物种类越多，也更容易达到营养的平衡。为保持身体健康，建议每天至少要吃15种以上不同的食物（不包括各种调味品和葱姜蒜），最好能达到22种。日本人平均每天能吃到30种食物，在他们的膳食指南里已经开始提倡每天要吃40种食物了！

（高　键）

第五章　您问我答

高血压病患者为什么应该尽量吃得淡

答：当盐分摄入过多时，人体为维持其内环境的稳定，便会通过体内化学感受器的反射作用而感到口渴，这时便会多饮水。这些水分中的一部分将会被保留在血液中用来稀释血液中过多的盐分，以达到身体内水和电解质的平衡。由于许多水分滞留在血液中，使得循环的血容量增加，从而加重了心脏的负担。同时经心脏搏出血量的增加，使血流对动脉血管壁的压力也增大，以致血压增高。因血压即是血液在流动时对动脉壁的压力：心脏收缩时测到的为收缩压，心脏舒张时测到的即舒张压。又据近年的研究发现当体内盐分过多时，肾脏分泌的一种叫“肾素”的物质增加，而肾素能使肝脏产生的“血管紧张素原”演变为“血管紧张素I”，在血管紧张素转换酶的作用下再演变为活跃的“血管紧张素II”。“血管紧张素II”使小动脉痉挛收缩。小动脉的管径变小，其中血流量不变，血液对管壁的压力、即血压自然就会升高。而“血管紧张素II”，还会使肾上腺增加醛固酮的分泌，促进肾小管对水和钠的再吸收，又加大了血容量，促成血压的进一步升高。

所以，高血压的患者应该尽量吃得淡，才有利于对血压的控制。《中国居民膳食指南（2007）年版》指出：一般居民每人每天摄入盐应限于6克以下，而高血压者则以3克为宜。

癌症有遗传性吗

答：由于如今癌症的发病率高和诊断技术的进步，常在一家几代人中相继，甚至有同时被发现患有癌症的情况。因此癌症的遗传问题引起人们的关注。传统的说法是癌症不是遗传性疾病。当然并非绝对，比如大肠癌有一部分是由大肠息肉症演变而来。而这大肠息肉症是遗传的，被称为“家族性大肠息肉症”。患此病者一生中有60%的机会发生大肠癌。又如肝癌与乙型或丙型肝炎病毒感染相关，孕妇血中含有此病毒者，如无防范措施，则可能将病毒传染给胎儿或新生儿。这些孩子遭受病毒感染后极易形成慢性感染状态而且很有发生肝癌的可能。这些例子说明癌症本身并未“遗传”，遗传的只是相关的因素而已。晚近的分子生物学研究表明：癌症是一种多基因遗传易感性疾病。基因是遗传物质，癌症与许多基因相关。但遗传的只是“易感性”，对致癌因素的易感。比如肺癌本身并不遗传，但患肺癌者可能将其对烟雾中的致癌物质的“易感性”遗传给他的后代。他的后代要避免肺癌的风险，便是禁烟。

少量饮酒有益健康吗

答：此说的确非常盛行，一些养生保健专家皆有此说，甚至在一本肝脏病杂志的封面上也堂而皇之地写着。不过，全世界主流医学的说法皆是“最好不饮酒”，然后是“若饮酒，每日不超过多少多少”。多饮有害是公认的，连主张“少量饮酒有益健康”的人士也是承认的，所以提出的是“少量”才“有益”嘛。不过这证明了“数量”与“效应”的关系，“害”要达到一定的量，才会发生。其实“益”也要达到一定的“量”才会产生啊，“不超过多少多少”是指安全量，那么至少要喝到多少才有益呢？并无明确说法。达到这个“有效量”时身体受得了吗？曾有人在动物实验中证明红葡萄酒能预防糖尿病，但如将这项研究成果应用到人，则将要求每天喝下2千克红葡萄酒，当然是不可能的。其实，所谓“安全量”也是不可靠的，因为各人对酒精的耐受量不同，对他安全，不一定对你安全。当然喝酒使人心情愉快，也是好事。心情愉快也有益健康，所以“少量饮酒有益健康”也只能从这个角度去理解了。

有人说“静养”比运动好，对吗

答：确曾有人提倡此说，并以龟为例，说明不运动亦能长寿。不过，我以为这个比方是不对的，人岂能与龟相提并论。即便是灵长类的动物，亚马逊河的一种懒猴，终日在树上静伏不动，其寿命亦只数年而已。医学上之所谓“静养”，实在是指患者对疾病应有的一种态度，即有病让医生治疗，患者安心养病。应该不是对正常人谋求健康而言的，不应错位。“生命在于运动”固然有其广泛的哲学上的含义，但对于个体的生命而言，体育运动的“运动”也确实是重要的。即以防病而言，目前几成流行的肥胖、糖尿病、高血压及动脉硬化等症，多归因于“胰岛素抵抗”的发生。胰岛素是人体糖代谢的关键物质，胰岛素抵抗即人体的胰岛素数量并不一定减少，但作用减弱，以致酿成一系列的代谢紊乱，而形成俗称“富贵病”的代谢综合征。形成胰岛素抵抗的根本原因则在于多吃少动。欲预防此类疾病，控制饮食是必要的，运动更是不可缺少的。

吃些“补品”，有必要吗

答：进补是东方人特有的一种文化概念，人们相信吃些“补品”有益健康。如今是商业经济繁盛的社会，进补的概念被商家极大地夸大了。市售的“补品”不外中西两大类：人参、鹿茸、燕窝、虫草之类属“中医的”补品；蛋白粉、维生素、益生菌之类为“西医的”补品。进食这些补品有没有必要呢？按中医的理论是“虚则补之”，身体虚弱的才要进补，气虚的补气用人参，血虚的补血用阿胶。若是属于“实证”，“实则泻之”，“泻”还来不及呢，岂能“补”。至于蛋白粉、维生素等，我说是“需则补之”，若有需要则可补充一些。刚做了胃肠手术，伤口愈合有点问题，需要点蛋白质，而肠胃一时难以吸收，那么可以吃点蛋白粉。您准备去南极“科考”，那复合维生素丸一定是需要的。如果“不虚”也“不需”，吃它做什么呢？

（杨秉辉）

化验单上血脂的指标正常，为什么医生让我吃降血脂药

答：化验单上供参考的“正常值”是指“无心血管疾病和危险因素”时的正常值，而对于已有冠心病、糖尿病的患者来说，血脂降到这个所谓的正常值是远远不够的。临床上，医生往往开降脂药不依照化验单参考值，这是因为最新的大量研究发现，不同冠心病危险分级的高胆固醇血症患者，胆固醇治疗起始值和目标值是不同的，危险性越高降坏胆固醇越要积极，治疗目标也更低更严格。医生采取降脂措施是根据每个患者的具体情况，参考《中国成人血脂异常防治指南》的建议来决定降脂治疗方案的。例如已经发生冠心病的或者确诊为糖尿病的患者，药物降坏胆固醇LDL-C的目标值就要到2.1毫摩/升以下。

我有三根血管堵塞，而急诊时医生只给我打通了一根血管。为什么不能三根都打通呢

答：发生堵塞引起急性ST段抬高心梗的血管有个专有的名词，叫做罪犯血管。造影时除了发现罪犯血管堵塞之外，很可能还会发现其他血管病变，其中有的血管病变也达到了需要介入治疗的严重程度。多支病变血运重建策略很复杂，难以决策，一些小规模研究认为同时处理罪犯和非罪犯血管是可行的，并不带来额外的风险，但大规模试验发现如果对非罪犯血管也进行介入治疗的话，短期死亡率反而增加，说明对非罪犯血管处理有较高的死亡风险。因此，为了慎重起见，当前认为一般只在发病12小时内选择急诊处理这些血管较安全。但随着技术、器械和药物的不断进步，将来进行完全血运重建是总的发展趋势。对部分高危多支病变患者，可对前降支行内乳动脉搭桥手术，再对其他动脉放置支架，结合内外科优势从而达到完全血运重建的目的，被称为“Hybrid”技术，即镶嵌、杂交、复合技术，没打通的另外几根血管，可以在这次心梗病情稳定后选择介入或搭桥治疗。

支架是不是越贵越好？进口比国产的好

答：支架并不是越贵越好。以前进口支架非常贵，后来国产支架问世后，进口支架也降价了。现在进口和国产支架的价格差异已经比较小，国产支架与进口支架的质量和安全性也相似。选用什么样的支架，要由医生根据病变的多少，病变的位置、长度、软硬等因素，同时考虑患者的经济因素来选用最合适的支架。也许针对您的病变，最合适的是国产支架。有些面临其他手术，不能长期抗血小板治疗的患者或非常高龄的患者，甚至还应该选用便宜的裸支架。

我的冠脉血管里已经放了支架，为什么还要吃药治疗

答：冠脉内支架术主要解除冠状动脉狭窄，主要是为了改善临床症状，而动脉粥样硬化的疾病仍然存在，需要长期用药控制。所谓急则治标，缓则治本。支架和药

物是不能互相代替的。何况支架本身就需要一定的药物来降低支架术后再狭窄的发生率。可以说，无论放不放支架，冠心病患者都应该吃药，放了支架就更应该好好吃药，防止支架堵塞。冠心病患者应该长期服用的药物包括抗血小板药、β受体阻滞剂、血管紧张素转换酶抑制剂和调血脂药物。如果合并有高血压、糖尿病、心功能不全，那么还应同时服用治疗这些疾病的药物。总之，冠心病患者需要在医生的指导下，坚持生活方式的调整和系统的药物治疗。

（李远方　葛均波）

什么是IgA肾病？得了这病如何治疗

答：IgA肾病是我国最常见原发性慢性肾小球肾炎，诊断依据是以IgA为主的免疫球蛋白在肾小球系膜区沉积。IgA肾病过去曾被称为“良性血尿和（或）蛋白尿”，表明这种疾病的病情进展较为缓慢，不会引起肾功能减退。但是，随着对IgA肾病研究的深入，目前发现IgA肾病不仅可以引起肾功能减退，而且已经成为我国尿毒症最常见的病因。大约10%的IgA肾病患者在发病时就有肾功能下降，它的临床表现多样，除了血尿外，还可表现为蛋白尿、肾病综合征，更有部分患者是以高血压、颜面或下肢水肿、腰酸、易疲劳、贫血、不孕等非特异的症状起病，所以容易被忽略，延误诊断，错过早期治疗。正确诊断必须也只能依赖肾活检。同时IgA肾病的病情千变万化，必须根据临床情况和肾活检病理对病情做出全面和准确的评估。其中肾活检病理对于病情的评价尤为重要，通过肾活检病理可以对疾病进行分级。目前一般将IgA肾病分为5级，不同情况需要不同的治疗，现在IgA肾病的治疗越来越强调个性化，在制定IgA肾病的长期治疗方案之前，一定要强调肾活检病理对治疗的指导作用。

在IgA肾病治疗中血压控制的重要性，高血压不仅是疾病的重要临床表现，也是影响IgA肾病进展的重要因素，不同临床情况的IgA肾病患者血压控制的靶目标不同，长期、良好的血压控制不仅可以减少高血压本身的远期并发症，还可以减少蛋白尿、延缓肾功能减退。同时IgA肾病中高血压的治疗还要注意对全身和肾脏局部的肾素-血管紧张素系统异常激活的充分抑制。

尿路感染为何易反复发作

答：常见的原因包括：疗程太短，患者服药1～2天后，症状消失即自动停药；剂量不足，感染部位不能达到有效的杀菌药物浓度；抗菌药对致病菌不敏感，或出现了耐药菌株、变异型细菌；结石内细菌常因抗菌药不能抵达而长期存在；肾内已有纤维增生、瘢痕形成时，炎症病灶内细菌不易被清除；存在前述难以纠正的易患因素者。

一旦发生尿路感染要及时治疗并密切随访。临床上将合并有尿路异常或全身性疾患易招致尿感者，特别是尿路有梗阻者，称为复杂性尿感。其治愈率低，容易复发，可导致永久性的肾脏损害，甚至引发败血症危及生命。对此，临床医生应高度重视，寻找并尽可能去除易患因素，同时患者也应长期随访，实行长程的联合抗菌治疗，或低剂量长期抑菌治疗。非复杂性尿感，主要见于健康女性，90%可获治愈，但有5%～10%可转为持续性菌尿或反复再发。此种尿感虽然治愈率高，但停药后定期随访复查仍非常重要，停药后每周复查尿常规和尿细菌培养1次，共2～3周，停药后第6周，再复查一次。若尿细菌培养均为阴性，方可认为临床痊愈。切勿过早停药或停药后不追踪观察，以免治疗不彻底而使炎症迁延成为慢性。

如何预防尿路感染

答：每天多饮水，每2～3小时排尿一次，这是最简便有效的预防方法。注意阴部清洁，女性在月经、妊娠和产褥期尤应注意；尽量避免穿紧身内裤、化纤内裤，保持心情舒畅，避免过度劳累和精神紧张；男性如包皮过长，应注意常清洁，包茎应矫正。预防性生活引起尿感发作，若尿感与性生活有关且反复发作，应在性生活后及时排尿并口服一剂抗生素；或在事前，用新霉素或呋喃妥因油膏涂在尿道口黏膜或会阴部皮肤表面；避免用阴道内隔膜避孕，因其较其他避孕方法更易发生尿路感染。防治萎缩性阴道炎，绝经后尿路感染反复发作的女性，应重视老年萎缩性阴道炎的治疗，可在医生指导下口服或局部应用雌激素药物。

什么是尿毒症？尿毒症何时开始透析最好

答：各种慢性肾脏疾病（包括各种肾小球肾炎、高血压肾病、糖尿病肾病等）均可损害肾功能。随着肾脏病变不断发展，肾功能可进行性减退，最终导致慢性肾功能衰竭（尿毒症），但科学的治疗可延缓或控制肾功能损害的进展速度。

当肾脏疾病发展到一定程度，肾功能减退到只有正常的25%时，即使基础疾病已停止活动，肾功能也会通过某种途径持续不停地减退，直至尿毒症晚期。这是疾病发展的客观规律，无法改变。随着肾脏排泄代谢废物及毒素功能的进行性减退，患者体内潴留的尿毒症毒素也越来越多，长期的尿毒症毒素蓄积可以对其他重要脏器（如心、肺、神经系统、骨骼等）逐步产生不可逆转的损害，严重影响尿毒症患者的预期寿命及生活质量，导致灾难性的后果。

适时开始充分的透析治疗是尿毒症患者的最佳选择。科学研究发现，肾外脏器的损害是影响维持性透析患者长期存活和生活质量的最主要原因。对于尿毒症透析患者，提高其长期存活率和生活质量的关键就在于尽量避免或减轻肾外其他重要脏器的损害。归根到底，尿毒症患者的许多严重肾外并发症都是肾功能减退惹的祸，但对于真正的终末期肾病（尿毒症），目前并没有“灵丹妙药”可以修复肾脏，逆转病情，所以说适时进行肾脏替代治疗，帮助肾脏清除机体每时每刻都在产生的尿毒症毒素，控制毒素在体内的过度蓄积，是避免或减轻肾外其他重要脏器损害的最有效措施，也是保证尿毒症患者“活得长、活得好”的前提。

患了肾脏疾病，一定要用激素或其他免疫抑制剂治疗吗？有副作用吗

答：我们俗称为肾炎的肾脏疾病，不同于细菌、病毒等病原微生物引起的炎症，大多数肾脏疾病是由于免疫反应所致的炎症。免疫反应所致的炎症是不能够通过应用抗生素、抗病毒药物等来控制的，必须通过抑制机体异常的免疫反应来治疗疾病。因此对于大多数肾脏疾病而言，尤其是病情严重并处于活动状态的患者来说，免疫抑制剂是必不可少的，有时还需要大剂量应用或多种免疫抑制剂联合应用。

糖皮质激素或免疫抑制剂在治疗肾脏疾病方面发挥了至关重要的作用，但它们在抑制肾脏异常的免疫反应的同时也不可避免地会抑制机体正常的免疫反应，并影响机体多方面的代谢功能，从而产生许多的不良反应。不同的免疫抑制剂的副作用不同，但所有的免疫抑制剂都可能产生副作用，最为常见的副作用是机体抵抗力下降从而诱发感染。可表现为易出现轻度的上呼吸道感染或下尿路感染，也可出现重症感染，如巨细胞病毒导致的肺部感染等。除感染外，糖皮质激素常见的副作用有库欣征、水钠潴留、高血压、消化道出血、血糖升高、骨质疏松，少数患者甚至出现股骨头坏死、精神症状。环磷酰胺可以出现骨髓抑制、出血性膀胱炎、性腺抑制，长期大剂量应用甚至可导致肿瘤。硫唑嘌呤最常见的是肝功能损伤、骨髓抑制。环孢素A除引起毛发增生、牙龈增生外，本身尚有肝肾毒性。霉酚酸酯剂量较大时，部分患者可出现腹泻等胃肠道症状，而骨髓抑制的发生率相对较少。普乐可复则较多见血糖升高，也有一定的肝肾毒性。

应用糖皮质激素或其他免疫抑制剂治疗时须注意什么

答：糖皮质激素及其他的免疫抑制剂是双刃剑，既是治疗肾脏疾病所必须，同时它们又有许多副作用，因此在应用时必须注意以下几点：

（1）必须有严格的应用指征：成人肾脏疾病在应用免疫抑制剂前最好进行肾活检，明确肾脏病理诊断，根据肾脏病理情况选择免疫抑制剂，制定治疗方案。

（2）全面检查，排除应用免疫抑制剂的危险因素，减少免疫抑制剂的应用风险：在应用免疫抑制剂前，一定要配合医生进行全面检查，明确是否有不适合立即开始免疫抑制治疗的因素存在，如是否有可能存在的隐性感染灶，是否有消化道溃疡，是否存在肿瘤，是否有糖尿病，是否有乙型肝炎等等。只有在积极治疗了这些可能的影响因素后，才可慎重选用免疫抑制治疗。

（3）在正规医院，遵医嘱用药，定期随访，定期检查；切忌自行加药、减药及停药。在用药过程中要定期进行血液、尿液的复查，不仅可以了解治疗的疗效，也可及时发现可能存在的不良反应，相应地调整治疗方案。

（4）避免感染：应用免疫抑制治疗后一定要时刻预防感染的发生。居室通风，温度适宜；尽量减少出入人多的公共场所，避免与有感染的人群接触；注意清洁卫生；注意季节变化时的个人防护。一旦出现发热、腹泻等感染症状及时就医。

（5）注意饮食：优质蛋白饮食，避免营养不良；避免重油、重盐、重糖饮食等。

什么是腹膜透析？有哪些适应证和禁忌证

答：腹膜透析是治疗尿毒症的有效方法之一，是利用人体天然的半透膜——腹膜作为透析膜，将一定配方的透析液注入腹腔，依靠弥散和超滤的作用，使潴留体内的代谢产物及多余水分得到清除，以维持水电解质平衡而达到治疗目的。开始腹透治疗前，医生要先在患者下腹部做一个小手术，将一根柔软的腹透管，置入患者的腹腔内，治疗时腹透液的进出就是通过这根腹透管来完成的。持续性非卧床式腹膜透析是最常用的一种腹透方式，每日持续透析，每日交换透析液3～4次，每次入液量为1 500～2 000毫升，通常换液在早餐前、午餐前、晚餐前和睡觉前，一般将透析液留置在腹腔内4～6小时后更换，夜间1次可留置腹腔内10～12小时。经过反复更换透析液，达到将“毒素”和多余水分洗出体外的目的。

腹膜透析的适应证：

（1）一般的透析指征：① 急性肾衰竭；② 慢性肾衰竭；③ 急性中毒：能够经腹膜透析清除的毒物和药物中毒。

（2）急性腹膜透析的适应证：具有急性肾衰竭的一般透析指征，且有以下情况者：① 急性肾衰竭伴心血管系统不稳定因素，如缺血性心脏病、低血压、心律失常、心绞痛、心肌梗死等；② 急性肾衰竭伴严重出血并发症，如脑出血等；③ 婴幼儿及儿童急性肾衰竭；④ 老年人的急性肾衰竭；⑤ 急性出血性胰腺炎伴急性肾衰竭；⑥ 急性中毒：能够经腹膜透析清除的毒物和药物中毒。

（3）慢性腹膜透析的适应证：具有慢性肾衰竭的一般透析指征且有以下情况者：① 慢性肾衰竭伴血管通路建立困难者；② 慢性肾衰竭伴心脑血管系统不稳定者；③ 慢性肾衰竭伴出血倾向者；④ 糖尿病肾病导致的慢性肾衰竭；⑤ 婴幼儿及儿童慢性肾衰竭患者；⑥ 老年慢性肾衰竭患者；⑦ 无法耐受血透的慢性肾衰竭患者；⑧ 慢性肾衰竭但无血透医疗条件者。

腹膜透析的禁忌证：① 腹部皮肤感染而无法置管；② 腹膜广泛粘连、纤维化；③ 严重腹胀或肠胀气；④ 腹腔肿瘤；⑤ 近期行腹部手术且吻合口未愈合或仍有引流者；⑥ 严重肺功能不全；⑦ 妊娠晚期。

（丁小强　钟一红　滕　杰等）

慢性阻塞性肺病可以预防和控制吗

答：慢性阻塞性肺病是可以预防和治疗的，远离烟草和及早戒烟是预防慢性阻塞性肺病的最好办法。其次是早期诊断和干预，能最大限度挽救肺功能，控制呼吸道症状，提高生活质量，改善预后。然而，早期患者往往只有轻微的咳嗽咳痰甚至无症状，一般查体、胸片可能都没有问题，很容易被患者及临床医生忽视。肺功能检查是诊断慢性阻塞性肺病的“金标准”，它能敏感地判断气流受限的情况，中华医学会呼吸分会的治疗指南和世界卫生组织的慢性疾病联盟均建议，超过40岁以上的吸烟者每年都应该到医院做肺功能的检查，以便能早期发现，尽早干预。

慢性阻塞性肺病如何早期治疗

答：慢性阻塞性肺病的早期治疗包括两个方面：一是戒烟，二是防治慢性炎症发展和康复。戒烟被认为是最经济有效的预防和治疗的方法，间断地戒烟，即使不成功，也能减慢肺功能下降的速度，目前有很多帮助患者戒烟的药物，能提高戒烟的成功率。防治慢性炎症可以吸入糖皮质激素，目前也有很多口服药物可以改善症状，同时正在开发一些口服抗炎药物，以减缓肺功能的减退。此外，患者还可通过规范锻炼，加强肢体肌肉的力量，提高呼吸功能。

儿童哮喘可以根治吗

答：这是所有患儿家长关心的问题。从临床实际来看，哮喘的预后往往与患儿的起病年龄、病情轻重、病程长短、治疗是否及时和适当及是否有个人及家族过敏史有关。大多数患儿的哮喘发作到了青春期会缓解，发作次数明显减少乃至不发。目前认为，多数哮喘患儿到青春期前后症状有一定的好转或停止发作，可能有以下几个原因：① 人到青春期时体内各种功能发育基本成熟。一般认为哮喘与内分泌功能有关，哮喘患者往往伴有肾上腺皮质功能减退。如果患儿小时得到适当的治疗，减轻疾病对机体的影响，待到青春期以后内分泌功能逐渐成熟，使哮喘得到控制。因为肾上腺皮质激素一方面可兴奋细胞膜上的腺苷环化酶，另一方面可增强肾上腺素的作用，从而提高细胞内的环磷酸腺苷的浓度，抑制过敏性介质的释放而达到防治哮喘的作用。② 可能体内存在的变应原及抗体随年龄的增长，又经某些治疗（如脱敏疗法）以后，改善了机体的免疫调节功能。③ 可能因环境条件的改善，避免了与变应原的接触。④ 随着年龄的增长，体格锻炼增强了体质，同时也增强了抗感染及抗其他疾病的能力，从而减少和控制了哮喘的发作。

但是，这些患儿在生命中的某个阶段，可能会由于各种诱因导致哮喘复发。

哮喘可以控制吗

答：虽然哮喘还不能被彻底根治，但是通过有效的治疗和管理大部分患者可以被很好地控制，达到并维持哮喘临床控制，即：① 无白天症状；② 无日常活动受限；③ 无夜间睡眠受影响；④ 无需使用急救药；⑤ 肺功能正常；⑥ 无哮喘急性发作。

哮喘是慢性气道炎症性疾病，针对气道炎症用吸入糖皮质激素的积极抗炎治疗是最根本的治疗途径，是减少急性发作，改善肺功能，提高生活质量，从而改善预后的根本途径。

哮喘是慢性疾病，需要长期治疗。在哮喘的规范化治疗和管理中要给哮喘患者制定长期的治疗计划，根据病情的严重度给予适当治疗，当达到临床控制，可以降级治疗。哮喘的治疗药物分为控制药物和缓解药物，控制药物是需要长期使用的，目的是维持哮喘控制，预防急性发作，主要有吸入糖皮质激素、白三烯受体拮抗剂、长效β_2受体激动剂和缓释茶碱；缓解药物用以缓解哮喘症状，需要时使用，主要有速效β_2受体激动剂等。

同时还要对哮喘患者进行教育，让其了解疾病知识，正确掌握吸药技术，坚持用药，避免接触变应原，自己监测病情。只有医患双方共同努力，才能使哮喘达到临床控制。

如何预防和治疗肺炎

答：肺炎的治疗须根据患者的不同情况选择敏感的抗生素，并辅以化痰止咳治疗。患者发热时应卧床休息，病情好转后进行适当的室内活动，恢复期则可逐步增加室外运动。多开窗，保持室内空气流通、清洁。寒冷季节要注意保暖，防止受凉、感冒；夏天起居环境要保持凉爽，防止虚脱中暑。加强体育锻炼，增强体质。减少危险因素如吸烟、酗酒。高危人群可注射流感疫苗和肺炎链球菌疫苗预防肺炎。

（白春学　李华茵　金美龄）

转氨酶升高有传染性吗

答：引起转氨酶升高的原因多种多样，除病毒性肝炎外，还有酒精性肝病、脂肪肝、药物性肝病等多种因素。这些因素都可引起肝细胞炎症破坏，引起血清中转氨酶升高。如果转氨酶升高不是由于病毒性肝炎所引起的，那是没有传染性的。

什么是“大三阳”和“小三阳”

答：受检者血液中乙型肝炎病毒标志物（俗称“两对半”）检测发现表面抗原(HBsAg)、e抗原（HBeAg）和核心抗体（HBcAb）同时出现阳性，称之为“大三阳”。“大三阳”者体内乙型肝炎病毒复制活跃，传染性较强。如果是表面抗原（HBsAg）、e抗体（HBeAb）和核心抗体（HBcAb）同时出现阳性，就称之为“小三阳”。相对“大三阳”而言，“小三阳”者血中乙型肝炎病毒量明显减少，传染性相对降低。

不同的乙肝“两对半”检查结果各代表什么意义

答：很多到门诊就诊的患者看到自己的乙肝病毒标志物检查结果有阳性就非常紧张。有不少三项抗体（HBsAb、HBeAb、HBcAb）是阳性的人认定自己肯定是“大三阳”了，紧张万分。甚至还有不少表面抗体阳性的人跑了好几家医院要求“转阴治疗”。下表列举了常见的9种不同的乙肝“两对半”检查结果及意义。大家可按图索皲，做个参考，或咨询医生，不必盲目紧张。

序号	表面抗原 HBsAg	表面抗体 HBsAb	e抗原 HBeAg	e抗体 HBeAb	核心抗体 抗HBcAb	临床意义
1	-	-	-	-	-	过去和现在未感染过乙肝病毒（HBV）。
2	-	-	-	-	+	①既往感染；②急性乙肝恢复期。
3	-	-	-	+	+	①既往感染过HBV；②急性HBV感染恢复期。传染性弱。
4	-	+	-	-	-	①注射过乙肝疫苗；②既往感染已恢复。
5	-	+	-	+	+	急性HBV感染后康复。
6	+	-	-	-	+	①急、慢性HBV感染；②慢性HBsAg携带者。传染性弱。
7	-	+	-	-	+	①急性HBV感染，恢复期；②既往感染，仍有免疫力。
8	+	-	-	+	+	①急性HBV感染趋向恢复；②慢性HBV感染。传染性弱。即俗称的“小三阳”。
9	+	-	+	-	+	急性或慢性HBV感染。提示HBV复制，传染性强。即俗称的“大三阳”。

“大三阳”和“小三阳”能不能转阴

答：目前一些抗病毒药物治疗可能使部分患者达到从e抗原阳性转变为e抗体阳性，即从“大三阳”转变为“小三阳”，乙肝病毒复制即繁殖减少，肝功能恢复正常，达到病情的有效控制，但国内、外尚无所谓“特效的转阴药”。对利用患者“转阴”心理的虚假广告，切勿上当受骗。不然，不仅经济损失自然免不了，还会因服用假冒伪劣药物导致不良后果，严重者甚至危及生命。因此，如发现乙肝病毒标志物阳性，还是应该到正规的医院咨询专科医生，在医生的指导下用药治疗或随访。

乙型肝炎是通过什么途径传播的

答：乙型肝炎的传播是乙型肝炎病毒经感染者的血液或体液（唾液、精液、阴道分泌物）通过破损的皮肤或黏膜进入他人的体内所致。乙型肝炎病毒传播的途径主要包括：① 血液传播：包括输血及血制品；② 母婴传播；③ 针刺（包括医务人员的意外针刺伤、静脉药瘾者用公用注射器、用未经消毒的针文身等）；④ 性接触传播；⑤ 日常生活密切接触：可能经破损的皮肤和黏膜（包括湿疹、疥疮、口腔溃疡或糜烂）暴露于血液或传染性体液而传播。

乙肝患者应如何保护家人

答：建议患者的配偶、孩子和有密切接触的人注射乙型肝炎疫苗，该疫苗能安全有效地预防乙肝的感染；在处理患者的血液时请注意不要传播给他人；用胶布包扎伤口；不要捐赠血液或是身体器官与他人；将已用过的女性卫生用品放在塑料袋里并妥善弃置；避免与未注射疫苗的性伴侣发生无防护性性交；不要与他人共享牙刷、指甲刀、耳环、剃须用品或是任何针头。

哪些人需要接种乙肝疫苗

答：乙肝疫苗共3支，在第1支注射后的1个月和6个月分别再注射1支。实践证明，接种乙肝疫苗是预防和控制乙肝最有效的武器。接种乙肝疫苗不仅可以预防乙肝，而且可以预防与乙肝病毒有关的肝硬化与肝癌，同时还可以预防丁型肝炎。接种乙肝疫苗可谓“一举三得”。我国乙肝免疫策略是实施新生儿普遍免疫，即用乙肝疫苗重点保护新生儿，特别是表面抗原阳性孕妇的新生儿。

那么，成人是否需要接种乙肝疫苗呢？免疫功能正常的成年人与婴幼儿相比，不易感染乙肝。但乙肝病毒标志物全部为阴性的成年人可以注射乙肝疫苗。与乙肝患者有密切接触及与血液、血制品有密切接触的人群，包括：吸毒者；经常使用血液制品者、血液透析患者；医护人员；乙肝患者和乙肝病毒携带者的家庭密切接触者中尚未感染者，更应接受乙肝疫苗接种。

（沈锡中　石　虹）

糖尿病患者可以吃水果吗

答：在许多人看来，一旦患上糖尿病，即意味着严格的饮食控制，与美味佳肴无缘，这也不能吃，那也不能吃，特别是水果，碰也不敢碰。其实糖尿病患者只要科学、合理的安排，饮食照样可以丰富多彩，吃水果当然没问题，但是要掌握好以下几点：① 要少吃，切莫大量吃。大量吃可能造成血糖迅速升高，而高血糖持续时间长的话，则会加重胰岛负担。② 避免餐后马上吃水果。一般以上午9点到9点半，下午3点到4点，晚上睡前9点左右为宜。最好选在加餐时间吃，也可直接作为加餐食品，既预防低血糖，又可保持血糖不发生大的波动。③ 观病情，量病情而定。弄清目前自己血糖控制好坏，做到病情允许才吃。④ 选择低糖水果，如西红柿、黄瓜等。⑤ 算热量，限制总数。要把水果中的热量算在总热量内。

如何远离超重和肥胖

答：国内外研究均表明，减肥、维持健康体重可有效地预防糖尿病等代谢异常疾病。那么，如何才能远离超重和肥胖？

（1）要“管住嘴，迈开腿”，即饮食控制与体育锻炼。饮食上要控制每日饮食的总热量，可根据身高算出标准体重：标准体重 = 身高（厘米）－105；然后根据标准体重与每日活动量多少计算每日饮食总热量。在食物种类上，宜丰富多样，多食谷类与粗粮等富纤维食物；限制脂肪的摄入，不仅要少吃“荤菜”，更要减少食物油的使用，每日油类消耗最好不超过25克，尽量食用不饱和脂肪，减少胆固醇摄入；增加水果和蔬菜食用量，每日可食用500克蔬菜。此外还要保证维生素和微量元素的摄入。加强体育锻炼：经常参加各种形式的运动，可以因地制宜、因时制宜进行体育锻炼，如慢跑、步行（提高步行速度）、骑自行车、游泳、跳舞等。建议每天进行30分钟以上低中等强度的有氧活动，推荐快走或慢跑，每周运动时间至少150分钟。但体重下降不可过快，以每周体重减轻不超过1.2千克为宜。

（2）如单纯饮食控制与运动后效果不佳者，可在医生指导下使用一些减肥药等。

（3）定期体检，如同时合并血糖血脂血压异常，宜及时就诊并予以相应治疗。

什么是肾上腺意外瘤？该如何治疗

答：肾上腺意外瘤是指临床上没有明显的症状或体征，患者通过影像学检查发现的肾上腺肿瘤。随着B超、CT、磁共振等影像学技术的提高，意外发现肾上腺肿瘤的患者越来越多。发现患了肾上腺肿瘤应该怎么办呢？首先，患者应该到内分泌科就诊，通过体检、血尿化验等内分泌检查评估肿瘤是否有功能。肾上腺肿瘤主要分为功能性和无功能性两大类，前者是指瘤体具有内分泌功能，而不引起内分泌功能改变者称为非功能性肿瘤。大约80%的肾上腺意外瘤为无功能腺瘤，但仍有少部分存在某些激素分泌异常，因此对患者进行详细的内分泌功能检查是相当必要的。其次需要明确肿瘤的良恶性。目前还没有发现有哪一项临床检查手段可以准确判断肾上腺肿瘤的良恶性。但从影像学上来看，还是有一些特征可鉴别肿瘤的良恶性，如肿瘤大小、形态、密度、是否侵犯周围组织等。经过评估，如果是功能性或怀疑为恶性的肿瘤，须手术切除。对于无功能的肿瘤，影像学又无明显恶性特征时，可根据肿瘤的大小决定是否手术，通常体积较大（大于或等于3厘米）的肿瘤恶性可能性较大，应行手术切除；3厘米以下可暂不处理，但要密切随访，定期进行各项内分泌功能检查并复查肾上腺CT，如果肿瘤在短时间内迅速增大，提示有恶性倾向，建议手术切除；如果肿瘤大小变化不大，激素水平又没有异常，可继续定期随访，注意观察肿瘤的变化。

如何防治骨质疏松

答：首先，调整饮食结构，合理补钙。牛奶、乳制品是很好的钙质来源，为避免钙质不足，一天所需的钙质最好由牛奶、乳制品中摄取；维生素D有助于钙质在消化器官中的吸收，如新鲜鲑鱼、鳗鱼、秋刀鱼等都含有丰富的维生素D。此外，建议多吃豆类和绿叶食物，少喝碳酸饮料，少吃盐，避免喝浓咖啡。其次，戒烟、戒酒。吸烟会影响骨矿沉积，过量饮酒不利于钙的吸收。日常生活中应该避免形成上述不良习惯。第三，适当运动与晒太阳。运动可促进人体的新陈代谢，有利于钙的吸收；接受适量的日光照射可以帮助皮肤下的维生素D转变为活性维生素D，从而促进钙质的吸收。第四，注意安全，防止各种意外伤害，尤其是跌倒。第五，严重的患者应该至内分泌科及时就诊，在医生的指导下进行药物治疗。一般在保持合理膳食的前提下，每天可服用500～1 200毫克补钙药物，服用剂量应根据实际情况。

（高　鑫　陈玲燕）

什么叫腔隙性脑梗塞

答：腔隙性脑梗塞是脑梗塞的一种特殊类型，是高血压、动脉硬化导致了脑深部微小的穿通动脉发生闭塞后引起的脑组织缺血、软化，因此病灶多位于脑的深部。之所以命名为“腔隙性”，是因为这些病灶的范围一般在2～20毫米，但又以2～4毫米者最为多见。当2个或2个以上病灶同时存在时，无论是否为新发病灶，都称为“多发性腔隙性梗塞”。由于这些病灶非常小，临床上患者多无明显症状，常为CT或MRI检查而发现。因此，它并不完全等同于脑卒中。只有过于多发的腔隙性脑梗塞，才可影响脑功能，导致进行性智能下降，甚至脑血管性痴呆。

什么是脑心综合征

答：脑心综合征是指在急性脑血管意外时并发的心脏问题，主要有房性或室性心律失常、心肌梗死、心力衰竭等，有时可成为导致患者死亡（包括猝死）的主要原因。脑心综合征在脑血管意外早期最为高发，但是不排除有些患者在脑血管病的病情稳定期同样出现本并发症，尤其是那些有心脏基础疾病的患者。因此，心电监护是重症患者必不可少的监测设备，而对于一些轻症患者，发病初可做一个基础心电图，在整个病程中，根据患者是否有胸闷、心悸、心前区疼痛等症状而随时进行心电图的检查，并可测定心肌酶谱、B性脑钠肽等指标来辅助诊断。

脑出血患者为何容易合并胃出血

答：这种情况医学上称为“应激性溃疡”，是一种急性上消化道出血，是由于急性脑血管意外造成的机体应激反应，导致了胃肠黏膜的急性病变，主要表现为胃、十二指肠的糜烂、浅溃疡、渗血等，少数可较深或穿孔。这种情况常在大面积较大的、或丘脑或脑干部位的脑梗塞或脑出血、大量蛛网膜下腔出血时发生，多数在发病后1周以内出现，表现为呕吐咖啡色胃内容物、黑便等。一般会随脑部病情的稳定而好转，使用药物治疗可以有助于止血。

什么叫脑血管病的作业治疗

答：作业治疗是为协助残疾者和患者选择、参与、应用有目的和有意义的活动，帮助患者学会适应，独立完成日常的生活操作，以达到最大限度地恢复躯体、心理和社会方面的功能，增进健康，预防能力的丧失及残疾的发生，以发展为目的，鼓励他们参与及贡献社会的一种康复手段。这种治疗常利用日常作业活动作为主要治疗手段，包括自我照顾、家务料理、社交及与工作、娱乐相关的活动。目的在于恢复或提高患者在日常作业各领域中的独立活动能力。通常需在作业治疗师指导下进行。

什么样的患者可以进行溶栓治疗

答：并非每个发生脑梗死的患者都可以用静脉溶栓这种方法。首先要满足的条件是发病在6个小时内。但是，由于很多患者都是清晨醒来发现脑卒中，因此我们的预测时间即定在其当晚正常的最后时间，所以很多患者实际上已超过6个小时。此外，还需要同时满足的条件有：头颅CT未见脑出血和明确脑梗死病灶、年龄在18~75岁、近3个月无大手术、无消化道及其他出血性疾病史、血压在185/110 mmHg以下、血糖正常、血小板计数10万/立方毫米以上、无明显肝肾功能损害、家属或者病人签字同意。从上述这些苛刻的条件中可以反映出，其实静脉溶栓对脑梗死患者而言是一种风险较高的治疗方法。只有充分满足上述条件，那么才能既疏通阻塞的血管，又减少出血的危险。

（汪　昕　董继宏）

有没有什么指标，抽一次血就可诊断消化道肿瘤

答：不仅仅是普通老百姓，就连医生也希望有这样一劳永逸的指标。但遗憾的是，到目前为止，这样的指标还不存在。现在诊断消化道肿瘤主要还是依靠临床表现、血液肿瘤标记物的检测和内窥镜、CT检查。肿瘤标记物主要是癌胚抗原和糖类抗原CA19-9。前者主要在胃癌（12%～37%）、大肠癌（40%～70%）中呈阳性（明显升高）表现，而后者主要在胆道肿瘤和胰腺癌（90%）呈阳性（明显升高）表现。但并非所有的肿瘤都是如此。即使癌细胞表达标记物，也要肿瘤生长到一定的大小，这些指标才可能被检测出来。如果血液检查提示消化道肿瘤，还需要进行胃镜或肠镜检查诊断。最后的确诊依赖于内镜下活检病理或者手术切除后的病理诊断。

尽管没有抽一次血就可诊断消化道肿瘤的敏感指标，但是，中山医院普外科拥有经验丰富的医生。他们善于从就诊的人群中识别可疑对象，通过简单而且规范的检查，及早诊断消化道肿瘤，努力做到早期发现。

哪些人容易罹患胰腺癌

答：胰腺癌是“癌中之王”，预后极差。早期诊断是改善胰腺癌预后的关键，而提高早期诊断率，就必须识别容易罹患胰腺癌的人群，即所谓的高危人群：① 年龄大于40岁，有上腹部非特异性不适；② 有胰腺癌家族史；③ 突发糖尿病患者，特别是不典型糖尿病，年龄在60岁以上，缺乏家族史，无肥胖，很快形成胰岛素抵抗者；④ 慢性胰腺炎患者，特别是慢性家族性胰腺炎和慢性钙化性胰腺炎；⑤ 导管内乳头状黏液瘤患者；⑥ 患有家族性腺瘤息肉病者；⑦ 良性病变行远端胃大部切除者，特别是术后20年以上的人群；⑧ 长期吸烟、大量饮酒，以及长期接触有害化学物质等。

中山医院自2001年成立了胰腺肿瘤中心，每年胰腺癌手术近两百例，形成了规范的诊断程序，即：识别临床怀疑对象和胰腺癌的高危人群→检测肿瘤标记物→胰腺薄层CT扫描。一旦临床诊断成立，进行肿瘤可切除性评估，从而选择一个最适合患者的个体化综合治疗方案。

结肠息肉不手术会变癌吗

答：结肠息肉是结肠黏膜过度生长产生的新生物，可分为三种类型：增生性息肉、腺瘤性息肉和息肉综合征。增生性息肉和慢性炎症刺激相关，而腺瘤性息肉、息肉综合征则属于癌前病变，与结肠癌密切相关。从息肉到癌的具体癌变机理涉及癌基因突变等一系列多因素、多基因参与、经过多阶段才最终完成的极其复杂的过程。在癌变的任何一个阶段及时进行手术干预，切除息肉，可终止其癌变过程。因此，手术切除结肠息肉的效果是息肉癌变以后再手术治疗所不能比拟的。随着近些年来技术的发展，现在已经可以在肠镜检查发现有结肠息肉的同时予以切除。具体的息肉切除方式包括套扎术、电切术和黏膜剥除术。

中山医院普外科联合内镜中心率先在国内开展黏膜剥除术治疗广基结肠息肉，无论是病例数还是手术的效果，都稳居国内首位。

胆囊结石会导致癌变吗

答：胆囊结石的确可诱发癌变。结石可引起胆囊黏膜慢性损伤和炎症，导致上皮发育异常，出现不典型增生与胆囊癌变。若胆囊合并胆囊炎，那么，癌变的几率就明显增大。但是，胆囊结石也仅仅是胆囊癌变的一个诱因，并不意味着胆囊结石一定会致癌。因此，并不主张将所有含有结石的胆囊一律切除以防癌。目前认为下列的情况才容易诱发胆囊癌变：① 无症状胆囊结石直径超过2厘米；② 胆囊壁有局限性增厚或息肉样病变；③ 胆囊区持续性疼痛且有消瘦；④ 瓷样胆囊。

对以上这些高危胆囊结石患者，则主张切除胆囊以预防癌变。

消化道肿瘤手术后一定要化疗吗

答：恶性肿瘤的治疗是一个系统工程。目前主流的治疗方案仍然是强调以手术为核心的综合治疗，而化疗是不可或缺的重要组成部分。但是，既然手术已经切除了肿瘤，为什么还需要化疗呢？从理论上讲，只要肿瘤生长到一定程度，突破了基底膜，就可能发生淋巴转移和血液转移。因此，即使是施行了所谓的根治性切除手术，在人力所能及的手术范围之外，还是有可能存在残留的癌细胞。而且，越晚期的肿瘤，这种可能性就越趋于肯定。也正由于癌细胞在事实上的残留，患者术后或早或晚，仍然要面对肿瘤的复发和转移。术后化疗则是以杀伤这些残留癌细胞为主要目的，将复发和转移的时间向后推移，也延缓随之而来的肿瘤进展。因此，对于非原位癌的消化道恶性肿瘤，问题不是要不要化疗，而是选择何种方案或者研究何种新药进行化疗。当然，化疗也是为了达到延长生存时间和提高生存质量。如果患者一般情况太差，也不主张化疗，此时，治疗上以对症支持为主。

（泰新裕　靳大勇　吴文川）

前列腺是男性的什么器官

答：前列腺是男性最大的附属性腺，它的主要功能是分泌前列腺液，在性冲动时平滑肌收缩协助腺体分泌，并将分泌物通过腺体导管排出，参与构成精液中的液体部分，与精子的生存、激活、受精等密切相关。因此，前列腺也被比喻为“男性的子宫”。

前列腺解剖位置隐蔽，位于膀胱的正下方，尿道内口的起始部，犹如“列兵”一样守护着尿道内口，显然它与控制排尿有关。医生用戴医用手套的手指伸入被检查人的直肠，在直肠前壁可以摸到前列腺。前列腺形似栗子，底部朝上，尖端向下，底部中间稍凹陷，呈一条浅沟。正常前列腺表面光滑，富有弹性。它的底部横径约4厘米，纵径约3厘米，前后径约2厘米，重约20克。

前列腺的结构类似横断橘子的剖面结构，相当于橘子皮的部分为腺体外周区；相当于橘子皮内的部分为腺体中央区和移行区。尿道贯穿于腺体移行区。前列腺增生常是围绕尿道的移行区出现增生，而前列腺癌易发生于外周区。

为什么随着男性年龄的增大更容易患前列腺增生呢

答：前列腺增生的发病率近30年来不断增加，这与人口结构老龄化有关。现在50岁以上的男性，每三四个人中就有一个患此病。有统计资料表明，60岁男性的前列腺增生的发病率为70%，而80岁男性的发病率则达到了90%。

前列腺增生的发病原因尚未十分明了，但与老龄和男性雄激素的变化肯定是有关的。男性性激素的分泌在青春期达到顶峰，青春期后随年龄增大而性激素分泌开始减少，而且开始失去均衡，性激素系统的功能开始下降。此时，雄激素睾酮在前列腺中积聚，并转变为生理活性更强的双氢睾酮，双氢睾酮促成了前列腺增生。犹如女性中老年以后，由于受雌激素减少并失去平衡的影响，子宫会出现子宫肌瘤。因此人到中老年以后，不论男性还是女性，患上了这些疾病，是一种人的老化现象。只要以积极的态度去对待它，并接受适当的治疗，是可以治愈的。

在日常生活中，中老年男性对前列腺增生应注意些什么

答：50岁左右男性开始前列腺增生，60岁以后多数人出现前列腺增生的症状，应接受医生的适当治疗，然而日常生活对患者的影响很大，若注意日常生活的某些方面，同样对缓解症状会起到一定的作用。注意事项如下：

（1）调整饮水："排尿不畅"是最主要的症状。为了增加排尿量，使排尿顺畅，晚上7～8点钟以前要多饮水。喝白开水或淡茶为宜。咖啡由于含有咖啡因，应尽量少喝。含糖类饮品，容易造成肥胖，诱发代谢综合征，应适量饮用。喝啤酒会增加尿量，但酒精类饮品都会造成前列腺充血，对患者禁用。为了减少夜间的排尿次数，不影响睡眠，晚上8点钟以后不要多饮水，可以喝点淡热茶或热牛奶。

（2）控制食用盐摄入量："尿频"，尤其是"夜间尿频"常是前列腺增生的早期症状。要想尽量减少夜间的排尿次数，除了傍晚以后控制水分摄入外，还应注意控制盐的摄入。食用过量的盐，咽部会发干，所需要的水分也会增加，所以应注意饮食结构和内容，并要减少盐摄入。有些人因持续尿频，尤其是夜间尿频，精神上压力很大，易造成高血压。对高血压来说，控制食入盐的量有利于预防和改善症状。

（3）适度的活动：平时要避免有可能造成前列腺充血肿胀的情况，比如长时间坐位、长时间骑车或开车等，在工作中要改善坐姿，久坐之后应站立起来活动或舒展一下身体。散步、慢跑等可以促进和改善血液循环。建议每天行走活动20～30分钟。

（4）充分泡澡或坐浴：前列腺增生患者要有意在温热的水中充分泡澡20分钟左右，使全身湿热，血液循环顺畅，有利于消除前列腺局部充血。如条件有限，采用坐浴的方式同样有效。洗澡时，要注意清洁阴茎头及包皮，包皮较长者应翻起冲洗。在排尿正常时，尿液容易冲洗尿道内可能存在的细菌，但患者排尿障碍时，细菌会从尿道进入膀胱，并逆行入肾脏，从而引起肾盂肾炎，严重时会影响肾功能。

（5）少饮酒，少吃辛辣食物：在患前列腺增生的男性中，常有因饮酒过量而突然造成尿潴留的现象，因为酒精和辛辣食物易刺激前列腺充血。在喝酒场合要提醒自己"不要喝酒"。同样，饮食上应少吃辛辣食物，生活要规律，勿憋尿，勿过度房事，保持大便通畅。

如何认识前列腺癌？应该做些什么检查

答：前列腺增生是一种良性疾病，多发生于前列腺的移行区、中央区，而前列腺

癌则好发于前列腺的外周区。因为前列腺的位置隐蔽，前列腺癌患者病情发展慢而隐匿，所以早期时没有什么明显的临床表现。有的患者在进行前列腺切除手术时，显微镜下才偶然地发现癌细胞。这就是所谓的“潜在癌”，临床上没有显性的表现。若病情进展，癌细胞扩散到前列腺被膜时，直肠指检前列腺肿大，并会感到硬结节或硬块物。此时，患者会表现与前列腺增生相似的症状，如尿频、夜间尿频、排尿障碍、出现残余尿等。进一步发展还可以癌细胞转移到附近淋巴结、其他器官，甚至远处骨及重要脏器如肺、肝。这时会产生腰痛、坐骨神经痛等症状。这已是前列腺癌的临床晚期。有的患者没有下尿路不畅的症状，但有腰痛、腿痛等症状，对这些患者要加以警惕患前列腺癌可能，应作前列腺癌的有关检查。

基于以上的疾病特点，超过50岁的男性；或有前列腺增生的症状，比如排尿时间延长，有尿不尽感，排尿后2小时内还想排尿，尤其夜尿的次数增加等；或腰痛持续而强烈，特别是从腰部到足尖疼痛及有麻木感觉，坐骨神经持续疼痛等，只要符合以上两三种症状，请一定要抽血测定血清前列腺特异性抗原（PSA），并由泌尿外科专门医生作直肠指检。影像学检查（包括经直肠B超、MRI或CT）可以作为诊断的佐证。若血清PSA超过4纳克/毫升（ng/ml），作前列腺穿刺活检是非常必要的。当临床上拟诊前列腺癌时，还须作放射性核素骨显像，可早期显示前列腺癌的骨转移病灶。

（王国民）

主动脉夹层发生率高吗

答：目前的临床研究发现主动脉夹层在我国的发病率显著高于西方国家，这可能与我国人群高血压发病率越来越高、而且血压控制不佳有关。保守估计，在我国主动脉夹层每年的新发病例数在每10万人有5例以上。也就是说每年我国新发生主动脉夹层的患者将高达65 000例，是最常见的主动脉疾病之一，严重危害着我国人群的健康，需要引起大家的重视。

有的主动脉夹层患者并没有高血压，这是为什么

答：主动脉夹层的发病危险因素包括高血压及血管壁结构异常。有小部分主动脉夹层患者并没有高血压，这可能与他们主动脉壁中膜有先天性的结构异常有关，其中最常见的一种遗传性疾病称为马凡综合征，这些患者往往身材很高、四肢很长，由于主动脉中膜先天性薄弱，因此在30岁左右就会发生严重的主动脉夹层而导致猝死。美国排球运动员海曼就是死于这种病。

既然主动脉夹层24小时内死亡率近50%，为什么不尽早行微创治疗

答：由于主动脉夹层急性起病时，主动脉血管壁水肿明显，因此如果都急性期行微创治疗，由于植入的人工血管内支架带有金属支架成分，金属支架紧贴水肿的主动脉壁随着血流冲击会导致接触区域主动脉壁发生新的撕裂，形成新的夹层。而且通过积极地控制血压，大部分Stanford B型主动脉夹层患者可以度过急性期。因此除非患者存在难以缓解的严重胸痛、大量胸腔积液、假腔发生动脉瘤样扩张趋于破裂或者假腔压迫真腔导致分支动脉严重缺血时，我们才考虑急诊行微创治疗。当然对于Stanford A型主动脉夹层，因为急性期单纯控制血压死亡率仍旧很高，需要急诊手术治疗。

所有的Stanford B型夹层患者都可以行微创治疗吗

答：目前并不是所有的Stanford B型夹层患者都可以行微创腔内治疗。因为腔内治疗对患者动脉的形态有一定要求，包括主动脉及导入人工血管支架的股动脉、髂动脉不可有明显的扭曲或者狭窄、夹层裂口附近不可以有重要的分支动脉（因为植入的人工血管内支架会遮蔽这些分支动脉引起严重缺血症状）等。因此腔内治疗以前需要进行增强CT主动脉成像观察患者的动脉形态来判断是否适合腔内治疗，同时通过CT测量主动脉的直径和夹层范围作为选择人工血管内支架尺寸的依据。当然随着腔内治疗技术和治疗器械的不断进步，对于一些以往无法进行微创治疗的主动脉夹层，我们也在不断尝试开展腔内治疗或者杂交手术（一种腔内治疗与传统手术相结合的治疗方法），这是一个不断探索和发展的过程。

主动脉夹层微创治疗术后需要注意哪些事项

答：降压是术后控制的第一步。主动脉夹层的患者应该终身服药控制血压，理想的血压应该控制在120 ~ 130/70 ~ 80 mmHg以下。平时不要做一些重体力活，用大的力气，这样会升高血压。此外，还要定期到医院随访主动脉CT血管成像，如果CT提示原来支架有移位、植入支架部位的假腔有漏血、主动脉夹层远端内膜裂口持续通畅，并引起夹层病变扩张或者出现新的夹层，可再次行人工血管内支架腔内修复术；如果远端裂口距离内脏动脉开口距离较近，可考虑应用封堵器进行治疗。目前我们已在国际上首次运用一种应用血管封堵器治疗夹层远端裂口的技术。

如何预防主动脉夹层的发生

答：主动脉夹层最主要的发病因素是高血压，控制血压是预防主动脉夹层的关键。目前我国高血压的发病年龄正在年轻化，因此对于正值事业高峰的青壮年男性尤其要多多关注自己的血压。平时体检一定要量血压，一旦发现高血压，要及时就诊用药，而且要经常随访血压，理想的血压应该控制在120 ~ 130/70 ~ 80 mmHg以下。如果一种药物控制血压效果不佳，要及时就诊换用其他药物，并坚持服用。同时保持良好的饮食起居习惯也很重要。

（符伟国　史振宇）

坐骨神经痛跟腰椎间盘突出症是一回事吗

答：理论上说，凡是造成第4腰椎至第3骶椎的神经根损伤，以及坐骨神经在走行路径上受压或损伤的疾病都可引起坐骨神经痛，如神经根肿瘤、腰椎肿瘤、结核、盆腔肿瘤等其他病灶压迫坐骨神经、神经走行路径上的骨折块压迫等。现在临床上最常见的原因是腰椎间盘突出症。由于绝大部分的腰椎间盘突出症都发生在腰4～5和腰5～骶1节段，神经根在这些节段受损就表现为坐骨神经痛，90%以上的腰椎间盘突出症都有坐骨神经痛。应该说，坐骨神经痛往往是腰椎间盘突出症最常见和主要的表现，但坐骨神经痛绝不等同于腰椎间盘突出症。

腰椎间盘突出是怎么引起的

答：腰椎间盘突出症的基本病因是腰椎间盘的退行性变。退行性变是一切生物生、长、衰、亡的客观规律，人体的每一个器官、每一个组织及每一个细胞都不可抗拒地要经历退行性变这个过程。由于腰椎要承受身体的大部分重量，活动度很大，容易造成椎间盘的挤压和磨损，因此退行性变比其他组织器官要早，而且进展相对要快。在20多岁的时候，椎间盘已经悄悄地开始退变了。此外，腰椎退变还与以下因素有关：

（1）外力作用：在日常生活和工作中，部分人往往存在长期腰部用力不当、过度用力、姿势或体位的不正确等情况。

（2）椎间盘自身解剖因素的弱点：① 椎间盘自身修复能力比较差，特别是在退变产生后，修复能力更加微弱。② 椎间盘后外侧包裹髓核的纤维环较为薄弱，髓核容易从该部位突出。③ 腰骶段畸形可使发病率增高，包括腰椎骶化、骶椎腰化、先天性半椎体畸形、小关节畸形和关节突不对称等。这些畸形使得腰椎间盘各部分受力不均匀，加速退行性变。

（3）种族、遗传因素：有色人种发病率较低，例如印第安人和非洲黑人等发病率较其他民族明显要低。研究发现小于20岁的青少年患者中32%有家族史。

腰椎间盘突出症可否预防

答：预防工作应从学校、家庭、工作和职业前训练开始，要了解正确的劳动姿势，注意劳动保护，从而避免加速腰椎间盘退变和在腰椎间盘退变基础上的损伤。预防措施应从以下方面做起：

（1）坚持健康检查：青少年或工作人员应定期进行健康检查，注意检查有无脊柱先天性或特发性畸形，如有此种情况，将来易发生腰背痛，并诱发椎间盘突出。对于从事剧烈腰部运动的工作者，如运动员和杂技演员，应注意检查有没有发生椎弓根骨折等，如有这种结构上的缺陷应该加强腰背部保护，防止反复损伤。

（2）改正不良的劳动姿势：背重物时，胸腰稍向前弯，髋膝稍屈，迈步要稳，步子不要太大。扛重物时，身体先蹲下，腰要挺、胸要直，起身要靠下肢用力，起身后稳住身子再迈步。劳动时正确的站姿应该是：膝关节微屈，臀部轻轻收缩，自然收缩腹肌，这样可使骨盆轻微后倾，腰椎轻度变直，减少腰骶角的角度，增加脊柱支撑力，减轻椎间盘的负担。站久了，可以改为"稍息"的姿势，即一侧脚向前跨半步，让体重放在一侧下肢上，而使另一侧下肢稍加休息，两侧交替。

（3）加强肌肉锻炼：强有力的背部肌肉，可防止腰背部软组织损伤，腹肌和肋间肌锻炼，可增加腹内压和胸内压，此有助于减轻腰椎负荷。下面介绍几种简单易行的锻炼方法：

抱膝触胸：仰卧位双膝屈曲，手抱膝使其尽量靠近胸部，然后放下，一上一下为一个动作，连续作20～30个（如下图）。

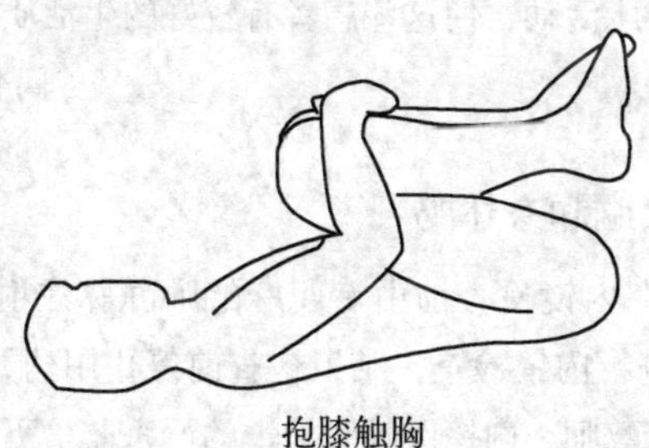

抱膝触胸

五点支撑法：仰卧位双膝屈曲，以足跟、双肘、头部当支点，抬起骨盆，尽量把腹部与膝关节抬平，然后缓慢放下，一起一落为一个动作，连续20～30个（如下图）。

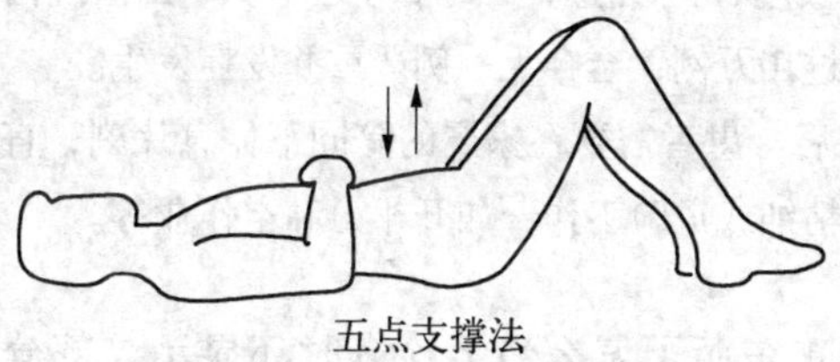

五点支撑法

以上动作须连贯进行，每晚睡前一次，连续3～6个月。

飞燕点水运动：患者俯卧硬板床上，先是上肢后伸，头后背尽量后仰，而后下肢并拢后伸，全身翘起，腹部着床，持续15～30秒，每次30分钟，每天做2次以上。

（4）避免体重过重。

肿瘤脊柱转移还能手术治疗吗

答：患过肿瘤的患者，有比较剧烈的腰腿痛，都要考虑有无脊椎骨的肿瘤转移，研究发现，绝大多数的全身肿瘤都会转移至脊柱，90%以上的胸腰椎椎体肿瘤都是转移性肿瘤。常见转移来源有肺癌、乳腺癌、前列腺癌、甲状腺癌、肾癌、宫颈癌、胃癌、肝癌、大肠癌等。脊柱转移性肿瘤由于位置特殊，除了会给患者带来严重的腰背痛之外，还容易造成脊柱的病理性骨折，碎骨片或者肿瘤本身压迫脊髓会产生截瘫、大小便失禁、剧烈疼痛等情况，给患者生活带来极大的影响。如果原发肿瘤已经切除或可以切除，患者的全身状况尚好，对这些患者进行手术，切除脊柱转移性肿瘤，解除脊髓的压迫、稳定脊柱，可以达到缓解患者疼痛、避免截瘫；从而提高生活质量的目的。当然，手术并不能一定延长脊柱转移性肿瘤患者的生存期。但许多患者术后效果非常满意，吃得下、睡得着，从而相对延长了患者生命。对于初发即为转移性肿瘤的患者，术后病理还能进一步明确原发肿瘤，指导针对原发肿瘤的治疗。要说明的是如果神经功能进行性恶化之前手术，一般神经功能恢复满意；一旦发生截瘫，即使手术解除压迫，要恢复神经功能也非常困难。对于没有脊髓、神经压迫但不能完全切除病灶和身体情况较差的患者可以进行创伤相对小的椎体成形术，能迅速缓解患者的严重腰背痛，让患者早期下床活动，使这些患者有较好的生活质量。

（阎作勤　李　娟　董　建）

无痛内镜检查会影响大脑和身体吗

答：无痛内镜就是在内镜检查前由专职麻醉师静脉注射麻醉剂，30秒后患者进入睡眠状态，然后开始进行内镜检查，结束检查前停止用药，检查结束时患者即刻清醒。整个检查过程都在麻醉师、内镜医师和护士的严密监护下完成。

麻醉师所用的麻醉剂是一种短效镇静剂，它用量少，起效快，消除也快，一般对人体无损害。极少数患者可能受到自身身体和原有疾病影响，会出现低血压、心动过缓、呼吸抑制等不良反应，但发生率不到千分之一。中山医院内镜中心已完成各类无痛内镜检查和治疗超过10万例，至今无一例严重并发症发生。

另外，检查结束后，患者需要在家属的陪同下休息片刻，直至完全清醒离开。检查当天患者禁止从事精细或危险工作，如开车、高空作业等。

肠镜检查前几天没吃东西了怎么当天检查时还显示“部分肠腔粪便较多，影响观察”

答：粪便的形成与食物无重要关系，即使禁食仍然有粪便形成，只是粪量减少。因此肠镜检查前2天需要少渣饮食，检查前1天需要进流质，检查前晚服用泻药。服用泻药应按照说明书配置并在规定时间内全部服下。需要注意的是：服完泻药后应尽量多饮水。一方面可以补充腹泻造成的体液丧失，另一方面可增加液体容量，使肠道清洁度增加。清洁肠道之后应观察粪便性状，呈透明的淡黄色即可。若出现含有粪块的稀糊状便时，应追服泻药。若服用泻药后仍无排便现象，可更换泻药或追加灌肠。尤其长期便秘的患者，更应在医师指导下做好肠道准备。

内镜检查报告与病理检查报告不一致怎么办？该相信哪个呢

答：通常内镜检查报告与病理检查报告结果是吻合的。两者是相互印证、相互补充的关系。然而有时也会出现不符合甚至矛盾的情况。

比如内镜诊断癌症而病理诊断炎症，或者内镜诊断炎症而病理诊断癌症。第一种情况与内镜医师取标本的位置、大小、数量有关，也与病灶本身坏死程度有关。第二种情况通常癌症处于早期，内镜医师肉眼无法将其与炎症区别开来，或是癌症呈浸润性生长于壁内而不突向腔内，内镜下看不到。无论哪种情况，往往需要复查内镜，患者应该予以配合。

因此患者在拿到病理报告以后，应该咨询相关专科医生，综合分析各项检查，以便决定进一步的处理。

大肠息肉会变癌吗

答：大肠息肉是指肠腔内黏膜表面隆起的病变，从病理上可分为腺瘤性息肉、炎性息肉、错构瘤和增生性息肉。腺瘤性息肉发生癌变的概率最大，尤以绒毛状腺瘤为著，被称为癌前期病变，如果不治疗，百分之百会癌变。后三种息肉为非肿瘤性息肉，几乎不发生癌变。

大肠息肉可单发或多发，当息肉数很多、在100枚以上时，称为大肠息肉病，临床上主要指黑斑息肉病和家族性腺瘤性息肉病，都具有遗传性。前者不会发生恶变，但会出现便血，甚至肠梗阻。后者恶变率为100%，多选择早期手术切除全部结直肠。发现和治疗大肠息肉最好的方法是进行结肠镜检查，同时在结肠镜下摘除息肉。

中山医院至今已有100多例病例，经电切后发现息肉有恶变，进一步检查基底部无恶变，随访5～10年，无1例复发。

类癌是癌吗

答：类癌是一种罕见的、生长缓慢的上皮细胞肿瘤，多呈局部性浸润性生长，具有恶变倾向，但较少发生转移，所以称类癌。类癌可发生于食管到直肠的消化道的任何部位，但以阑尾、直肠和回肠最多见，类癌通常表现为黏膜下小结节，一般直径小于2厘米。直径小于1厘米的类癌几乎不发生深部浸润和转移，经内镜下局部切除完全可以治愈。直径1～2厘米的类癌的转移率为10%～20%，经内镜下局部扩大切除也能达到直径小于1厘米病例相当的治疗效果。直径人于2厘米的类癌易发生深部浸润和转移，一般需要手术治疗。中山医院内镜中心对消化道类癌采用内镜下切除的方法治疗已超过200例患者，均取得较好的疗效。

取出的石头在哪里？为什么不拿出来给患者和家属看

答：目前，内镜下逆行胰胆管造影取石技术已基本替代外科手术，成为当前胆总管结石治疗的首选方法。它还可以联合腹腔镜、胆道镜等其他技术对合并有胆囊结石、肝内胆管结石的患者进行综合治疗。内镜下逆行胰胆管造影取石技术具有侵入创伤小、痛苦少、效果好、费用低、术后恢复快等优点，特别是对于年龄大、体质差及某些外科手术高风险的患者，具有明显的优越性。

通常情况下，内镜取出的结石将放在十二指肠中，使之跟随肠蠕动与粪便一起排出体外。如果从口腔取出的话，需要反复退镜和进镜，延长手术时间，增加患者痛苦，并且在取出过程中有掉入气管，引起窒息的危险。因此我们不是把结石本身，而是把取出结石瞬间拍摄的彩色照片给患者和家属看。

急诊内镜下逆行胰胆管造影为什么只放管子而不取结石

答：急诊内镜下逆行胰胆管造影放置鼻胆管进行胆道减压引流，是使急性梗阻性化脓性胆管炎患者度过急性期危险期的一种快捷、简便、经济、微创的首选方法。

急性梗阻性化脓性胆管炎是胆道系统疾病中的重症、急症，死亡率很高。一般起病急骤，患者突发腹痛、寒战、高热并出现黄疸。严重的将出现神志障碍，血压下降，甚至感染性休克、死亡。急诊进行内镜下逆行胰胆管造影放置鼻胆管可以最快的速度减低胆道压力，引流胆汁，还可以重复进行胆道造影，具有诊断价值，并可抽取胆汁进行细菌培养。至于取石，则宜经充分检查和准备后，行计划性择期微创或开腹手术再取结石，较为安全。

（蔡贤黎　姚礼庆）

什么是帕金森综合征

答：帕金森综合征患者的典型临床表现为静止时候出现手脚抖动、肌肉僵硬、行动迟缓、身体前屈并且容易跌跤等，不少患者仅以上述的某一症状最为明显，并且随着时间的延长而逐渐加重。在西方，英国医生帕金森首先于1817年系统描述了上述现象，并称为震颤麻痹。在我国，16世纪，明朝孙一奎在《赤水玄珠》中讲道："颤振者，病人手足摇动如抖擞之状，筋脉约束不住，而莫能任持……"这是我国比较确切记载帕金森综合征的最早文献。

帕金森病与帕金森综合征是一个概念吗

答：帕金森病是指目前还不明原因的、以帕金森综合征为典型表现的一组疾病，现已知约10%具有家族史的患者是由于基因突变引起的，后者又称为家族性帕金森病。由于感染、药物、脑血管原因导致的以手脚抖动、肌肉僵硬、行动迟缓、身体前屈并且容易跌跤等临床表现，称为帕金森综合征。还有一些遗传性的神经退行性疾病也会出现帕金森综合征。

老年人出现手抖、头抖就是患有帕金森病吗

答：很多老年人出现手抖，有的还会影响头部、下颌、舌部等，就会担心是否患

了帕金森病。这就要讲到老年人还容易出现的老年震颤。老年震颤通常表现为肢体抖动静止时减轻，动作时加重，而且频率更快。有些患者还会自己发现饮酒后症状明显减轻。老年震颤不伴有肌肉僵硬、行动迟缓、身体前屈并且容易跌跤等临床表现。通常临床上很容易区分，一般不会影响患者的寿命。

帕金森病能否根治

答：现在有些广告宣传自己的药物可以根治帕金森病。这些广告提供的信息是虚假的。到目前为止，帕金森病还不是人类可以治愈的疾病，甚至延缓病情进展的可靠方法也未找到。但正确的治疗是可以有效控制患者临床症状，改善患者的生存质量的。我们经常发现一些患者接受了不规范的治疗，非但没有获得控制症状的效果，若干年后药物的副作用一点也没减少。因此，怀疑自己患有帕金森病的患者应当接受正规的帕金森病专科的诊断和治疗。

中西医结合治疗帕金森病有哪些优势

答：目前还没有发现能够良好控制帕金森病症状的常用中药。食物中，蚕豆含有天然的抗帕金森病症状的成分。由于含量不稳定，通常不被用来治疗帕金森病。帕金森病除了前面所讲的运动症状外，还有像便秘、腰酸、脚踝浮肿等表现，严重影响了患者的生活质量，中医药治疗显示了很大的优势。特别是近年来，学者们发现中药治疗可能具有延缓帕金森病进展的作用。科技部将中药延缓帕金森病进程的临床研究列入“十一五”科技支撑计划，中山医院中西医结合科作为项目的承担者已经进行了多年的追踪研究，目前研究已接近尾声，初步的结论是中药可以延缓帕金森的进展，这将是帕金森病患者的福音。

肝癌治疗选择中医好还是西医好

答：肝癌是一种恶性肿瘤，它具有恶性程度高、进展快、易转移、预后差等特点。临床疗效不尽如人意，因此经常有患者问：治疗肝癌到底是选择中医好还是西医好？其实中医、西医各有所长，各有所短。应因人、因时、因疾病严重程度而异。选择合适的治疗方法是改善肝癌预后的最主要因素。

早期肝癌以手术切除为首选。早期切除是提高生存率的关键，肿瘤越小，五年生存率越高。对不能切除的大肝癌可采用多模式的综合治疗。如肝动脉栓塞化疗、无水酒精瘤内注射、放射治疗、生物治疗、中药治疗。中药扶正抗癌更适用于晚期肝癌患者和肝功能严重失代偿无法耐受其他治疗者。中医中药治肝癌有四大特点：①具有较强的整体观念；②最大限度地保护肝功能；③预防肝癌复发转移；④提高患者生命质量和生活质量。因此，在肝癌治疗方面中西医各有优势，西医治疗的优势在于见效快，中医优势在于副作用小，患者易于接受。对于肿瘤的治疗一般应采取中西医结合的治疗方式，早中期以根治性手术、放化疗为主，结合中药可以起到减毒增效的作用，手术、放化疗以后利用中药预防复发和转移，采用中西医结合的手段可使两者优势互补，以达到提高综合疗效的目的。

大肠癌术后怎样中医治疗

答：近年来大肠癌的发病率不断增加，手术是大肠癌的主要治疗措施，术后面临的主要问题是全身转移和局部复发。中医认为大肠癌的发生主要和脾肾亏损，湿热毒蕴有关。由于脾虚导致痰湿内生，日久化热化毒，阻碍气血运行，形成积块阻于肠道，导致癌瘤发生。脾虚日久及肾导致脾肾两虚。手术虽可切除肿瘤，但不能改变脾肾亏虚，湿热痰瘀的内环境，这也是日后复发转移的基础。因此术后予健脾补肾，清热利湿，软坚散结中药治疗，并根据病情变化加减，有利于改变患者的内环境，减少复发转移的发生。一般建议患者术后须服中药5年左右。

胰腺癌患者是否需要忌口

答：胰腺癌患者得病后非常关心是否应该忌口。我们知道，西医不主张限制任何食物，住进肿瘤医院，医生会告诉你什么都可以吃，医院提供患者的饮食，也几乎什么菜都有，但中医又一直提倡适当限制。那么，如何正确看待这个问题呢?

中医认为药食同源，食物与药物的性能都具有形、色、气、味、质等特性。食物同药物一样，也有寒、热、温、凉四气，酸、苦、甘、辛、咸五味。因此，中医使用食物或（和）药物来进行营养保健或治疗康复的情况是极其普遍的。食与药同用，主要基于食物和药物的应用皆由同一理论指导，也就是食药同理。数千年来，在中医药发展过程中，食药同理、食药同用已经成为民间常识，这也是中医饮食营养学的一大特点。胰腺癌患者饮食宜清淡、易消化，不宜进食过多高脂肪食品，因高脂肪饮食会加重胰腺的负担。另外，辛辣刺激、粗硬的食物也应避免，胰腺癌患者“阳常有余，阴常不足”。因此对“热性”食物应适当控制，如公鸡、西洋鸭（番鸭）、猪头肉、虾、蟹、螺、羊肉、狗肉、辣椒、油炸品等（部分为民间认为的发物）。总之，从中医理论和现代营养学出发，有利于疾病治疗和恢复的食物为宜，不利于疾病治疗和恢复的食物为忌。

乳腺癌患者在康复期间的饮食注意些什么

答：乳腺癌患者在康复期间也要多吃一些抗乳腺癌的食物以预防乳腺癌的复发。

乳腺癌患者应多吃的食物：① 宜多吃具有抗乳腺癌作用的食物，如牡蛎、海带、芦笋、石花菜；② 宜多吃具有增强免疫力、防止复发的食物，包括桑椹、猕猴桃、芦笋、南瓜、大枣、韭菜、薏米、菜豆、山药、香菇、虾皮、蟹、青鱼；③ 宜吃薏米仁、丝瓜、赤豆、芋艿、葡萄、荔枝、荸荠、鲫鱼、海带、泥鳅、田螺。

乳腺癌患者不宜吃的食物：①忌烟、酒、咖啡、可可、辛椒、姜、桂皮等辛辣刺激性食物；②忌肥腻、油煎、霉变、腌制食物；③忌西洋参、蛋白粉、人工养殖食品、奶制品、燕窝、蜂胶制品、蛤士蟆类、羊胎素类等食品和保健品。

胃癌术后要注意的事项

答：化疗过程中因药物毒副作用会影响患者食欲，建议给予高热量、高维生素、高蛋白质、易消化的流质或半流质，少食多餐。进食定时定量，营养合理，多吃水果蔬菜，少吃或不吃辛辣刺激、肥甘厚腻的食物，少吃或不吃烧烤、腌制、炸、煎、烟熏及生拌食物，尽量采用蒸、煮、烩、炖等烹调方法。

由于胃切除后，容积明显减少，进食时要细嚼慢咽，以减轻残胃的负担。可少食多餐，一般每天进食5～6次为好。每餐50克左右，逐渐增加。

化学治疗损伤胃肠道黏膜，可出现恶心、呕吐、上腹疼痛、纳差等。此时可进食开胃食品，如山楂、扁豆、山药、白萝卜、香菇等，饭后1小时不要平卧，可以散步，进食时如恶心、呕吐，可口服鲜姜汁3～5毫升。进食时避免过热刺激。胃癌化疗时多用草酸铂类药物，过冷食物亦应避免。

（杨云柯　李文伟　马　骏　范　越　王国骅　顾喜喜　蔡定方）

什么样的肝癌适合作手术切除

答：肝癌手术仍以切除为首选，早期切除是提高生存率的关键。不是所有的肝癌均可顺利切除。首先，患者需要全身情况良好，无严重心、肺、肾功能障碍，否则会增加手术的风险。其次，肝脏情况：患者无腹水，肝功能代偿，包括白蛋白/球蛋白比不倒置，胆红素在正常范围（排除肿瘤压迫近肝门区胆管或胆管内癌栓引起的黄疸），谷丙转氨酶不高于正常值的2倍，凝血酶原时间为正常值50%以上，否则术后容易引起肝功能衰竭，危及生命。再次，肿瘤情况：经各种影像学检查提示，肿瘤位于肝的一叶或半肝，或3个以下的肿瘤位于肝的一叶或左右肝，无远处转移者，但单个肺转移可同时行肺叶切除。

肝癌手术后还是否需要药物化疗？化疗有哪些常见的副作用

答：原发性肝癌是最常见的恶性肿瘤之一，其恶性程度高，进展迅速，预后极差，对早期患者应尽量根治。近年来，一些新型药物相继成功应用于临床，使肝癌的化疗呈现出新的局面。对术后患者进行积极的预防性治疗，可巩固治疗效果，减少复发的概率。铂类、氟尿嘧啶类和吉西他滨是近年肝癌化疗的主要用药，在控制病情发展、延长患者寿命方面已取得肯定结论，但仍须进行进一步的研究。

化疗一般都有一定的副作用。首先化疗药物会令血液中正常细胞的数目下降，使患者比较容易受感染和感到疲倦。所以接受化疗时，需要定期验血。其次，有些药物会引起恶心、呕吐和腹泻等胃肠道反应。有些化疗药物会令口腔疼痛甚至溃烂，可以通过经常漱口来缓解。再次，另一种常见的化疗副作用是毛发脱落。患者接受化疗前，先问清楚你所使用的药物是否有上述各种常见的副作用，但也无须太担心，这些副作用只是暂时性的，疗程完成后会一一消失。

肝癌手术后应多久复查一次

答：原发性肝癌被称为癌中之王，即使早期发现，及时行根治切除仍有相当高的复发率。因此术后宜定期复查，密切监测是否有复发。肝癌术后患者在早期应该每月一次，长期每3个月一次到门诊复查，2年后可适当延长。具体检查项目如下：血生化指标，包括血常规、肝功能、甲胎蛋白、癌胚抗原、乙肝五项、乙肝病毒复制等。影像学检查，常见为彩色超声、CT、磁共振、胸片、骨扫描等检查。总之，及时就诊，密切检查对术后肿瘤复发的早期诊断和提高术后复发的疗效至关重要。

肠癌转移到肝还能手术切除吗

答：肝脏是结直肠癌最常见的转移部位。甚至20%～25%的患者确诊结直肠癌时即发现有远处转移，其中80%～90%的患者有肝转移，而且在这部分患者中50%的患者肝脏为唯一的转移部位。

对于结直肠癌肝转移患者，我们需要辨证的判断肿瘤切除指征：① 只要患者能耐受手术，原发灶和肝转移灶若均具有可切除性，则多主张对转移灶也进行手术切除。至于是同时切除结直肠原发肿瘤和肝转移灶，还是先切除结直肠肿瘤然后择期切除肝转移灶，尚存争议。② 若结直肠原发肿瘤不能切除，但肝转移灶可切除，此时进行肝转移灶切除不会对生存有任何改善，这种情况下的肝切除术被认为是手术禁忌。③ 若结直肠肿瘤可以切除，但肝转移灶不能切除，此时无论是否对肝转移灶进行局部治疗或介入治疗，都要在结直肠肿瘤切除术后进行。④ 若原发肿瘤和肝转移灶都不能手术切除，则无任何手术指征，仅能进行姑息性的支持治疗。

肝癌患者可以选择肝移植手术吗？肝癌肝移植有哪些标准

答：常规治疗方法不能治愈的肝癌患者，现在可以通过肝移植来挽回生命和健康。尤其是对于早期肝癌合并严重肝硬化的患者，肝移植无疑是最佳的治疗手段。肝移植的出现为一些肝癌患者带来了治愈的曙光。但是，合适的适应证是提高肝癌肝移植疗效的前提。移植标准很多，国外公认的肝癌肝移植筛选标准为单个肿瘤直径小于或等于5厘米或多发肿瘤数目小于或等于3个，且最大直径小于或等于3厘米。我国适当放宽了对肿瘤大小的限制，提出一个肝癌肝移植适应证新标准（上海复旦标准），即单个肿瘤直径小于或等于9厘米，或多发肿瘤小于或等于3个且最大肿瘤直径小于或等于5厘米、全部肿瘤直径总和小于或等于9厘米，无大血管侵犯、淋巴结转移及肝外转移。盲目的扩大肝癌肝移植适应证也是绝对不可取的，特别是对于已有大血管侵犯、肝门淋巴结转移或肝外转移的病例，应列为肝癌肝移植的禁忌症。事实证明，只要病例选择得当，手术时机把握恰当，手术前后治疗合理，肝癌肝移植完全可以取得满意的疗效，使更多的肝癌患者从肝移植中受益。

（樊　嘉　沈早卓）

是不是所有不能手术切除的肝癌患者都可以接受介入治疗

答：介入治疗是目前治疗不能手术切除肝癌首选和最有效的治疗方法，疗效已经获得肯定。但不是所有的不能手术切除的患者都能接受介入治疗。介入治疗也有一定的适应证，主要根据患者一般状况、肝功能及肿瘤状况而定。对一般状况较好，没有严重肝肾功能障碍、无门静脉主干完全阻塞的肝癌患者，介入治疗是首选的治疗方法。而对全身情况衰竭、全身广泛转移、严重黄疸伴中等量以上腹水、门静脉高压伴逆向血流及门脉主干完全阻塞、且周围侧支循环形成少的患者，则不适合行介入治疗。另外，癌肿体积占全肝体积70%以上的患者，如果一般状况和肝功能允许，可接受小剂量、分次介入治疗，反之则不宜行介入治疗。

肝癌患者和家属在介入治疗期间须注意什么问题

答：肝癌患者和家属在接受介入治疗前应对介入治疗有一个大概的了解，对介入治疗可能出现的不适有足够的心理准备，消除恐惧心理。患者要积极配合医生完成身体状态的评估，完成肝肾功能、血常规、甲胎蛋白、胸部CT、肝脏CT或MRI等检查，全面了解疾病的情况。对有乙型肝炎、肝硬化的患者应加强保肝、抗病毒治疗。合并有高血压或糖尿病患者应积极控制好血压和血糖。介入治疗后12小时内患者应平卧床，穿刺侧肢体制动，患者和家属应积极配合医护人员注意穿刺部位是否有出血和血肿等情况。及时将出现的不适症状告诉医生，以便处理。介入治疗后要遵从医嘱定期到医院复查，加强护肝、提高免疫力等治疗，不要轻信无证医疗广告和所谓的“民间偏方”。可适当采用些扶正固本、补气、提高免疫力、调理脾胃的中药。

肝癌伴门静脉癌栓的患者有什么好的介入综合治疗方法吗

答：肝癌伴门静脉癌栓是中晚期肝癌患者最常出现的情况，治疗比较棘手。门静脉癌栓是肿瘤肝内播散和手术切除术后早期复发的主要因素。门静脉主干和较大分支的癌栓还可引起门静脉血流回流受阻，常造成肝功能损害，顽固性腹水，食管、胃底静脉曲张引起上消化道出血等并发症。肝癌伴门静脉癌栓的介入治疗方法可根据肿瘤和癌栓的部位而定：对肿瘤伴周围小分支门静脉癌栓而门静脉主干和大分支血流通畅的患者可直接行经皮肝动脉化疗栓塞术治疗；对门静脉左、右支或主干癌栓形成的患者可在门静脉癌栓处置放金属内支架，开通已严重狭窄或闭塞的门静脉主干或大分支，这对限制癌栓发展，改善门静脉血流和保护肝功能有积极作用。同时，积极采用经皮肝动脉化疗栓塞术治疗、适形放疗，以及放射性核素碘（^{125}I）粒子条对肿瘤和癌栓进行治疗。

肝癌经过介入治疗和放疗后直径由最早的12厘米缩小至5厘米，能否行外科手术切除

答：患者通过介入治疗和放疗已经取得了较理想的效果。只要患者情况允许，患者和家属接受外科治疗则可行二期外科手术切除。大肝癌通过介入治疗缩小后行外科二期手术切除是一种积极的治疗方法，一来可以争取使部分患者达到彻底治愈的目的，提高了患者远期生存率，二则也可以解除患者的心理压力，但二期手术切除也须把握合适时机，掌握严格的适应证。外科手术前应进行身体的全面检查，了解肝功能及其储备情况、肿瘤情况。有以下情况者不宜行二期外科手术切除：肺部、骨骼等部位的肝外转移，肝内有新发肿瘤，门静脉癌栓，严重肝硬化，不能耐受手术者。

肝癌综合介入治疗后患者的饮食应如何调配

答：肝癌患者在介入治疗后应注意平衡膳食，保证有足够的营养。要进食高热量、高蛋白质和高维生素的食物，还应多食新鲜绿叶蔬菜。多吃富含蛋白质的食物，尤其是优质蛋白质，如瘦肉、鲫鱼汤、乌鸡汤、鱼虾蛋类、豆类、奶类等，以防止白蛋白减少。但是在肝功能不好时，要控制蛋白质的摄入，以免进食过多蛋白质诱发肝性脑病。高脂肪饮食会影响和加重病情，而低脂肪饮食可以减轻患者恶心、呕吐、腹胀等症状，因此要进食易于消化吸收的低脂食物。补充维生素，多食富含维生素C的新鲜蔬菜、水果；多吃含微量元素的食物，如大蒜、香菇、芦笋、玉米、海藻、海带、紫菜、海鱼、蛋黄、糙米、豆类、全麦面、坚果、南瓜、大白菜，以及人参、枸杞子、山药等。介入治疗后初期的患者多有食欲减退、恶心、腹胀等消化不良的症状，应少食多餐，进食易消化、质软食物。伴门静脉高压、食道胃底静脉曲张患者切勿进食过凉、过热、过酸、质硬和辛辣食物，以免引起消化道出血。

（王建华　刘　嵘）

腹腔镜手术中，手术医师是否会看不清楚

答：腹腔镜手术中，手术医师看的是显示屏幕。屏幕上的图像是通过腹腔镜的摄像系统经过数字化处理后即时显示出来的。如果对家里电视机屏幕上的图像清晰度没有怀疑的话，那就不用担心手术医师所看到的内容了。因为，医用的显示器的清晰度要比家用电视机高得多。另外，腹腔镜的镜头设计有角度，且有放大，在一些手术困难部位，腹腔镜下所见比传统手术时要来得方便和清晰。

腹腔镜手术与传统手术相比有什么优点

答：中国的传统观念生了病要调养，所以叫养病。很多患者手术后就躺在床上，好几天也不下床。客观原因是手术切口的疼痛也制约了患者主动活动。其实，这对手术后的恢复很不利，特别是老年患者，卧床太久反而容易产生并发症。如肺部感染、下肢静脉栓塞等，甚至急性肺栓塞——这可是要致命的。手术后最有利于患者恢复的是早期下床活动。腹腔镜手术创伤小，给患者带来的生理干扰就小，疼痛也轻。有利于患者手术后早期下床活动，所以，腹腔镜手术后患者的恢复也就快。另外，腹腔镜手术中，对患者腹腔内脏器触碰、翻动较少，手术后患者的胃肠功能恢复也快，发生肠粘连的机会也小。术后患者一般可以较早进食。这也加快了患者的整体恢复。当然，有些腹腔镜手术带给患者的好处，完全是心理上的，比如腹腔镜甲状腺手术，最终达到的是美容效果。它从心理上保证了患者的生活质量。这种好处更是难以用临床标准来衡量。

腹腔镜手术的效果是否和传统手术相同

答：腹腔镜技术的发展只有20年，而传统的外科学已有近200年的历史。现有的手术方式大多已经约定成俗，是所有外科医师都要遵守的原则。同样道理，所有的腹腔镜手术也必须遵守这些原则。仅仅为了微创目的而牺牲或违反手术原则，这是不允许的，也是不可想象的。即使在肿瘤病例，腹腔镜手术只是改变了手术的路径，遵循的是同样的手术步骤和原则，因此，它的手术效果和传统手术是相同的。

（顾大镛）

不能喝牛奶的人怎么补钙

答：中国人的膳食本身就是一种缺钙的膳食。我国城乡居民钙的摄入量明显偏低，还不到推荐摄入量的一半。奶类不仅含钙多（110毫克/100克鲜奶），且钙的吸收率高，是天然钙质的最好来源，但中国人奶类制品摄入量仅为发达国家的5%左右。正是因为以上诸原因，中国营养学会在新的膳食指南中加大了对奶制品的推荐量，建议每人每天要饮奶300克或相当量的奶制品。但是很多人因为“乳糖不耐受”，喝牛奶后会出现腹胀、腹泻等不适症状，其实这些人喝牛奶可以从少到多，逐步增加，身体里的乳糖酶便可以被调动出来。实在不能喝牛奶的人可以喝酸奶，酸奶中乳糖已经被分解掉了，而其中的钙可以很好的被利用。除此之外，还可以多吃一些卤水或石膏点的豆腐（老豆腐）、连骨食用的小鱼、小虾、虾皮、芝麻酱、贝类、深绿色蔬菜等，这些食物含钙量也很高，也是钙质的良好来源。

食物相克有那么可怕吗

答：菠菜和豆腐相克？小葱拌豆腐相克？土豆和牛肉相克？蟹和柿子相克……

不知道从什么时候起，食物相克成了热门的话题，有很多所谓的“营养健康”科普书籍大谈特谈，甚至食物相克已经上了一些挂历和宣传画，还有很多人把食物相克的口诀压在自己办公桌的玻璃板下面，天天学习，就怕忘了。其实，食物相克只是一个文化概念，根本没什么科学性可言，它只是民俗的一部分，而非科学的一部分，整体上不但与现代医学格格不入，而且用中医理论也很难解释得通。中国营养学的奠基人郑集教授，早在1935年就做了关于“食物相克”的试验。他选择了流行最广泛的十四对“相克食物”，首先用鼠、猴等进行实验。最后他不顾妻子劝阻，自己食用这些食品进行试验，结果证明这14对食品均无相克现象。至于有些人食用后确有不适合或中毒的，郑集教授经过调查发现，问题不在食物相克，而是由于食者本身有食物过敏，或者食物不洁，或者食物腐败变质，或者根本就是食物摄入过量导致消化不良引起的。所以食物相克没有那么可怕，也没有必要人云亦云。

政府发放的5克限盐勺怎么用

答：最好的办法当然是请营养师或社区医生根据您家里吃饭的人数、餐次的具体情况和烹调习惯帮您制定家里限盐勺的使用方案。如果做不到，还有一个简单的办法，就是烧一个菜用一勺盐。这样就要求“烧饭的人”和“吃饭的人”从各自的角度去控制盐的摄入量。烧饭的人应该知道平均每个菜最多用一勺盐，如果一个菜多放了一些，另一个菜一定要少放一些。吃饭的人也应该知道每人每餐最多吃2克盐。首先控制好平均每个菜有2克盐，那么如果有2个菜，自己每个菜最多吃1/2，如果有3个菜，每个菜最多吃1/3，如果菜更多，也是以此类推。不管做几个菜，不管吃不吃完，都可以采用这个办法。每天只在家吃晚餐的人应该知道自己的晚餐也只能吃2克盐，我们可以先在自己能够控制的范围内尽量减少盐的摄入量，培养自己清淡的口味，而不是因为多在外就餐就放弃盐的控制，即使限盐勺只是在每天晚餐用一次也很有意义，它在提醒我们控制食盐摄入的重要性！

政府发放的控油瓶怎么用

答：控油瓶有两个优点令普通油瓶望尘莫及：一是瓶嘴，打开瓶盖，露出细长的小嘴，它的流量有限，使用时再怎么用力，流出的油总是细细缓缓的，这就避免了不小心多加了油（超市买来的大桶油直接倒，肯定会倒多）；二是瓶身，上有10个纵向的容量刻度，从25~250克。25克是提醒市民“每人每天烹调油的摄入量不宜超过25克”，这既是世界卫生组织的推荐，也是中国营养学会的建议。如果一个三口之家每天在外吃午餐，那么每周最多只能用这样1瓶油（250克）。三餐都在家吃的三口之家每周最多只能用这样2瓶油。它在时时刻刻提醒我们要控制每顿饭、每个菜的用油量。使用限油瓶的细节也要注意：每次倒完油，应该立即盖紧瓶盖，尽量避免空气进入；不要把限油的瓶放在灶台边和阳光直射的地方，应该放在避光、阴凉的地方，需要用的时候再取出来；最好是把油瓶中的油吃完后再倒新的，新油和旧的油尽量不要混在一起。每次吃完小油瓶里的油，也就是一周左右就应该彻底清洗干净，晾干后再倒入新油，否则油瓶里剩下的那点油底子会成为一瓶新油的氧化催化剂，加速其变质；应用洗涤剂和抹布清洗，不要用太热的水清洗，也不要用洗碗机清洗。

（高　键）

附：健康小贴示

1. 家庭药箱药品配备原则

（1）要有的放矢且少而精，以常见病、多发病、慢性病为主。

（2）一只药瓶或药盒只装一种药物，并贴有标签。标签上要写清楚药名、规格、用途、用法、用量及注意事项。

（3）内服药与外用药分开存放，并要有明显标志注明是内服还是外用，以免用错药。

（4）药物应贮藏在干燥通风阴暗处，并避免让小孩触及，以免误服。

（5）应定期检查有效期和药物质量，有无变色霉变等，如出现变色或霉点应弃之不用。

2. 不同药物的服药时间

（1）滋补类药物：适宜在早晨空腹时或夜晚临睡前服用。

（2）助消化药物：应在餐前10分钟服用。

（3）催眠、缓泻、驱虫类药物：夜晚临睡前半小时服用，而作用快的泻药应在早晨空腹时服用。

（4）抗生素：为使体液维持一定的浓度，每隔6小时服用1次。

（5）降压药：临睡之前不可服用降压药。

（6）维生素类药物：在两餐之间服用。

（7）抗过敏药物：应在夜晚临睡前半小时服用。

（8）对胃有刺激的药：宜在饭后半小时内服用。

3. 进补药的原则

（1）健康勿补：一般健康者，滥吃补药对身体是无益而有害的。

（2）食补重于药补：营养不足而体弱者以食补为主，适当增加体育锻炼；因疾病而体弱者应以药物治疗为主，饮食营养为辅。

（3）对症进补：缺啥补啥。无论药补还是食补，都应因人而异有的放矢。如：人参能大补元气，但人参不是万能补药，阴虚火旺者服用后反而会加重头晕、心悸、失眠、血压升高等不适。

4. 医生开药时你该说什么

当医生为你开处方时，你最应该告诉医生的是：

（1）你对某种药品或某些物质过敏。因为药品引起的过敏反应，轻者会发痒起皮疹，严重者可以造成过敏性休克导致死亡。

（2）你是否患有其他疾病尤其是肝肾疾病，肝肾功能不良的人容易出现药物不良反应。医生会根据你的情况调整你的药量甚至更换药品。如糖尿病患者要避免使用含糖量高的药物。

（3）你是否已经怀孕、打算怀孕或正处在哺乳期。不少药物属于“孕妇慎用”。有些药品会从母体分泌到乳汁，哺乳期间应该尽量避免使用。

（4）你是否正在服用其他药品，告诉医生你目前的用药情况，必要时可带来给医生看，避免药物之间的相互影响或重复用药。

（5）你是否从事特殊职业如高空作业、职业运动员等。

5. 怎样呼叫“120”救护车

当遇到患者处于十分危急状态时，或者各种事故和灾害引起人员伤害时，应立即拨通“120”呼叫救护车。

（1）国家统一规定了医疗救护电话为“120”，全市的任何一部电话都可以挂通“120”。如果是在家中，直接拨打120键即可，如果用手机必须在120前面加上区号，如果是IC卡电话，无须卡直接拨120号即可。

（2）拨通电话后，您须向接话者告知您的姓名，患者的简要病情症状或是什么样的事故灾害，患者所在的详细地点、具体方位，回叫的电话、接车地点、方式和相应的明显标记。

（3）在救护车未到前，如果你具备一定的急救常识，可以先进行现场急救。如果是在路上救助陌生人，对神志尚清者应先记下其亲属的联系电话。

（4）如果在家中，你还需要准备好钱，并带好患者的病历本和以往检查的结果（X光片等）。

（5）救护车到来之前让人到指定地点等候救护车（晚上要带好手电筒）。车到后要引导和接送车辆。要有熟悉患者病情的家属随车同往医院。

6. 何时容易发生中风

夜间上厕所时；清晨或者午睡后起床时；屏气如挤车或者用力解大便时；突然兴奋和发怒时；长时间打麻将后；洗浴出浴缸时。因此，洗浴时首先要控制水温，同时，要避免长时间泡在浴缸内（一般控制在20～30分钟内为好）。脱衣、穿衣的地方也要保温。

（1）一侧面、舌或上下肢突然感到麻木、软弱无力、嘴歪、流口水、脸部不对称。

（2）突然出现说话困难，或听不懂别人的话。

（3）突然感到眩晕，摇晃，站立不稳。

（4）突发意识不清或嗜睡。

（5）出现难以忍受的头痛。头痛由间断性变为持续性，或伴有恶心呕吐。

（6）突然出现一时性视物不清或自觉黑朦，甚至一时性突然失明。

7. 中风的家庭急救措施（一）

（1）保持患者安静，防止其过度悲伤和焦虑不安，卧床或就地平躺，做一些肢体按摩。

（2）切忌垫高枕头、对患者摇晃、前后弯动、震动头部等。

（3）松开上衣纽扣和腰带，并将患者头侧向一边来保持呼吸道通畅。有假牙的应取出。

（4）保持室温暖和，可以盖上棉毯以保暖。给患者加衣服要避免套头衫，用开衫反穿即可。

（5）有大小便失禁者，应脱去患者裤子，垫上手纸。

中风的家庭急救措施（二）

（1）不宜贸然给患者灌药喂食。

（2）有呕吐的患者，家人要让其脸朝向一侧，用干净的手帕缠在手指上伸进口内清除呕吐物。

（3）患者出现咽喉部痰鸣时，可用塑料管或橡皮管插入到患者咽喉部，从另端用口吸出痰液。

（4）患者抽搐时，迅速清除患者周围有危险的东西。用手帕包着筷子放入患者上下牙齿之间。

中风的家庭急救措施（三）

（1）尽快送患者到有神经内、外科的医院急救，争取在发病后 3 小时内到达医院。

（2）掌握正确搬运患者的方法：2～3人同时把患者平托到床上，头部略抬高，以避免震动。

（3）转送患者时要用担架卧式搬抬。

（4）如果从楼上抬下患者，要头部朝上脚朝下。

（5）送医院途中，家属可双手轻轻托住患者头部，避免头部颠簸。

中风的家庭急救措施（四）

在告知医生病情时候要掌握如下要点：患者发病的具体时间，有否呕吐，症状是否逐渐恶化，意识情况如何，头痛的程度，是否有手脚麻痹、语言障碍，是否在服用降血压药，有没有受伤等。

8. 家庭急救禁忌（一）

（1）急性腹痛时忌服用止痛药，以免掩盖病情延误诊断，应尽快去医院查诊。

（2）小而深的伤口忌马虎包扎，若被锐器刺伤后马虎包扎会导致破伤风等厌氧菌生长，应清创消毒后再包扎，并注射破伤风抗毒素。

（3）使用止血带结扎忌时间过长，止血带应每隔1小时放松15分钟并做好记录，防止因结扎时间过长造成远端肢体缺血坏死。

（4）触电者忌徒手拉救，发现有人触电，应立刻切断电源，并马上用干木棍、竹竿等绝缘体排开电线。

家庭急救禁忌（二）

（1）脑出血患者忌随意搬动，如有在活动中突然跌倒昏迷者，或患过脑出血的瘫痪者，很可能有脑出血，随意搬动会加重出血，应平卧并将头部侧向一边，即刻送医院。

（2）昏迷患者忌仰卧，应使其侧卧，防止分泌物等吸入呼吸道引起窒息，更不能进食或进水。

（3）肺心病、哮喘患者发作时忌平卧，平卧会使气喘加重危及生命，应取半卧位并使两腿下垂。

（4）腹泻患者忌乱服止泻药，在未消炎之前止泻会使毒素难以排出，病情加重。应在使用药物消炎后再用止泻药。

9. 输液速度不能随便调节

在输液过程中患者及家属不能自行随意调节输液速度，否则难免意外情况。

（1）一般情况下，成年人输液速度常在40～60滴/分钟左右，小儿、老年人速度宜慢，不宜超过20～40滴/分钟。特殊药物、特殊情况遵医嘱。

（2）如果患者有心脏或肺部疾病，输液速度宜慢，一般为30～40滴/分。因为滴速过快会加重心脏负担引起心衰或肺水肿。如果患者脱水严重或失血过多引起休克，则要快速补液以补充血容量。

（3）有些药物是需要严格控制输液速度的，如硝酸甘油等，一般浓度时滴速为8滴/分、10滴/分、15滴/分。在有条件的地方可以使用输液泵控制滴速。而降低颅内压的药物甘露醇，则需要快速点滴，一般要求20%甘露醇250毫升的输液时间不超过30分钟，否则会影响其降低颅内压的效果。

总之，在输液过程中能否调节输液速度，一定得听从医生、护士的意见。

（胡秀敏）

第六章　为您服务

特约专家门诊时间

科　室	姓　名	职　称	科　室	姓　名	职　称
普外科	吴肇光	教　授	胸外科	石美鑫	教　授
	王承棓	教　授	心内科	陈灏珠	教　授
	吴肇汉	教　授		诸骏仁	教　授
肝肿瘤外科	汤钊猷	教　授		葛均波	教　授
泌尿科	王国民	教　授	消化科	刘厚钰	教　授
骨　科	张光健	教　授	康复科	姜立本	教　授
血管外科	王玉琦	教　授	放射科	周康荣	教　授

高级专家门诊时间

（以医院当日挂牌为准）

时　间	上　午			下　午		
	科　室	姓　名	职　称	科　室	姓　名	职　称
周一	普外科	秦新裕	教　授	心外科	王敏生	教　授
	肝肿瘤外科	马曾辰	教　授	肝肿瘤外科	周　俭	教　授
		樊　嘉	教　授	泌尿科	郭剑明	教　授
	泌尿科	朱同玉	教　授	骨　科	董　健	教　授
	骨　科	仇红宝	教　授	血管外科	符伟国	教　授
		马慎瑾	教　授	心内科	何梅先	教　授
	血管外科	叶建荣	教　授	呼吸科	胡必杰	教　授
	心内科	杨英珍	教　授	消化科	张希德	教　授
		陈世波	教　授	内　科	姚君厘	教　授
		戎卫海	教　授	中医科	蔡定芳	教　授
		林佑善	教　授	皮肤科	吴文媛	教　授
	肝肿瘤内科	林芷英	教　授			
		叶胜龙	教　授			
	肾病科	丁小强	教　授			
	呼吸科	贾友明	教　授			
		白春学	教　授			

续表

<table>
<tr><th rowspan="2">时 间</th><th colspan="3">上 午</th><th colspan="3">下 午</th></tr>
<tr><th>科 室</th><th>姓 名</th><th>职 称</th><th>科 室</th><th>姓 名</th><th>职 称</th></tr>
<tr><td rowspan="6">周一</td><td>消化科</td><td>王吉耀</td><td>教 授</td><td rowspan="6" colspan="3"></td></tr>
<tr><td>神经内科</td><td>朱文炳</td><td>教 授</td></tr>
<tr><td>内分泌科</td><td>石凤英</td><td>教 授</td></tr>
<tr><td>内 科</td><td>顾月英</td><td>教 授</td></tr>
<tr><td rowspan="2">中医科</td><td>蔡定芳</td><td>教 授</td></tr>
<tr><td>戴豪良</td><td>研究员</td></tr>
<tr><td rowspan="20">周二</td><td>普外科</td><td>陈君雪</td><td>教 授</td><td rowspan="2">普外科</td><td>姚礼庆</td><td>教 授</td></tr>
<tr><td>骨 科</td><td>马慎瑾</td><td>教 授</td><td>靳大勇</td><td>教 授</td></tr>
<tr><td>血管外科</td><td>叶建荣</td><td>教 授</td><td>肝肿瘤外科</td><td>钦伦秀</td><td>教 授</td></tr>
<tr><td rowspan="3">心内科</td><td>林佑善</td><td>教 授</td><td>骨 科</td><td>陈峥嵘</td><td>教 授</td></tr>
<tr><td>陈世波</td><td>教 授</td><td rowspan="2">心内科</td><td>李志善</td><td>教 授</td></tr>
<tr><td>舒先红</td><td>教 授</td><td>童步高</td><td>教 授</td></tr>
<tr><td rowspan="2">呼吸科</td><td>高育瑶</td><td>教 授</td><td>肾病科</td><td>徐元钊</td><td>教 授</td></tr>
<tr><td>张敦华</td><td>教 授</td><td>呼吸科</td><td>朱 蕾</td><td>教 授</td></tr>
<tr><td>消化科</td><td>陈世耀</td><td>教 授</td><td>消化科</td><td>夏德全</td><td>教 授</td></tr>
<tr><td>泌尿科</td><td>张永康</td><td>教 授</td><td rowspan="11" colspan="3"></td></tr>
<tr><td rowspan="2">神经内科</td><td>朱文炳</td><td>教 授</td></tr>
<tr><td>钟春玖</td><td>教 授</td></tr>
<tr><td>内分泌科</td><td>石凤英</td><td>教 授</td></tr>
<tr><td rowspan="2">内 科</td><td>黄德铭</td><td>教 授</td></tr>
<tr><td>蔡则骧</td><td>教 授</td></tr>
<tr><td rowspan="2">中医科</td><td>唐辰龙</td><td>教 授</td></tr>
<tr><td>张 禾</td><td>教 授</td></tr>
<tr><td>皮肤科</td><td>李 明</td><td>教 授</td></tr>
<tr><td>介入放射</td><td>王小林</td><td>教 授</td></tr>
<tr><td>肾病科</td><td>蒋金根</td><td>教 授</td></tr>
<tr><td rowspan="5">周三</td><td>肝肿瘤外科</td><td>周信达</td><td>教 授</td><td>普外科</td><td>王炳生</td><td>教 授</td></tr>
<tr><td>神经外科</td><td>崔尧元</td><td>教 授</td><td>心外科</td><td>王敏生</td><td>教 授</td></tr>
<tr><td rowspan="3">心内科</td><td>林佑善</td><td>教 授</td><td>骨 科</td><td>刘成安</td><td>教 授</td></tr>
<tr><td>陈世波</td><td>教 授</td><td>心内科</td><td>杨英珍</td><td>教 授</td></tr>
<tr><td>陈瑞珍</td><td>研究员</td><td>肝肿瘤内科</td><td>夏景林</td><td>教 授</td></tr>
</table>

续 表

时间	上午			下午		
	科室	姓名	职称	科室	姓名	职称
周三	肝肿瘤内科	叶胜龙	教授	肾病科	蒋金根	教授
	呼吸科	钮善福	教授	呼吸科	李善群	教授
	消化科	傅志君	教授	消化科	沈锡中	教授
	内分泌科	高 鑫	教授	内 科	蔡则骥	教授
	中医科	唐辰龙	教授		姚君厘	教授
		蔡定芳	教授	血液科	徐建民	教授
	皮肤科	秦万章	教授	老年/神内科	谢瑞满	教授
	介入放射	王建华	教授			
周四	肝肿瘤外科	吴志全	教授	普外科	童赛雄	教授
		马曾辰	教授		孙益红	教授
		樊 嘉	教授	心外科	王春生	教授
	骨 科	马慎瑾	教授	骨 科	张 键	教授
	妇产科	盛丹菁	教授	心内科	戎卫海	教授
	心内科	林佑善	教授		钱菊英	教授
		何梅先	教授		周达新	教授
	肝肿瘤内科	杨秉辉	教授	肾病科	吴兆龙	教授
		林芷英	教授	消化科	张顺财	教授
	泌尿科	朱同玉	教授	血液科	王宝珍	教授
	肾病科	丁小强	教授	中医科	戴豪良	研究员
	呼吸科	何礼贤	教授	心理咨询	徐俊冕	教授
	消化科	傅志君	教授			
	神经内科	汪 昕	教授			
	内分泌科	高 鑫	教授			
	全 科	祝墡珠	教授			
	介入放射	王建华	教授			
周五	普外科	陈君雪	教授	普外科	顾大镛	教授
	泌尿科	张永康	教授	妇产科	杨来春	教授
	骨 科	刘成安	教授	内 科	顾月英	教授
	心内科	蔡乃绳	教授	放射科	韩莘野	教授
		邹云增	教授	心外科	王敏生	教授
	肝肿瘤内科	陆继珍	教授			
		王艳红	教授			

续　表

时　间	上　午			下　午		
	科　室	姓　名	职　称	科　室	姓　名	职　称
周五	呼吸科	张敦华	教　授			
	消化科	张希德	教　授			
	中医科	蔡定芳	教　授			
周六	内　科	蔡则骥	教　授			

专家门诊时间

（以医院当日挂牌为准）

时　间	上　午			下　午		
	科　室	姓　名	职　称	科　室	姓　名	职　称
周一	普外科	陆维祺	教　授	心外科	洪　涛	教　授
	肝肿瘤外科	周　俭	教　授	肝肿瘤外科	叶青海	教　授
		钦伦秀	教　授	骨　科	陈峥嵘	教　授
	泌尿科	林宗明	教　授	胸外科	郑如恒	教　授
		郭剑明	教　授	心内科	钱菊英	教　授
	骨　科	董　健	教　授		周达新	教　授
	整形外科	亓发芝	教　授		姜　红	教　授
	眼　科	袁　非	教　授	呼吸科	朱　蕾	教　授
	心内科	钱菊英	教　授	消化科	张顺财	教　授
		宿燕岗	教　授	神经内科	钟春玖	教　授
		周达新	教　授	老年/呼吸	蔡映云	教　授
	肝肿瘤内科	夏景林	教　授	老年/神内科	谢瑞满	教　授
		王艳红	教　授	心理咨询	季建林	教　授
	肾病科	丁小强	教　授	肾病科	吴兆龙	教　授
		徐元钊	教　授			
	呼吸科	李善群	教　授			
	消化科	张顺财	教　授			
	神经内科	汪　昕	教　授			
		钟春玖	教　授			
	老年/呼吸	蔡映云	教　授			
	老年/内分泌	胡　予	教　授			
	影像诊断	张志勇	教　授			

续表

时间	上午			下午		
	科室	姓名	职称	科室	姓名	职称
周二	普外科	靳大勇	教授	普外科	王炳生	教授
		吴国豪	教授		顾大镛	教授
		牛伟新	教授	肝肿瘤外科	孙惠川	教授
		张宏伟	教授	血管外科	徐欣	教授
	泌尿科	林宗明	教授	胸外科	曾亮	教授
		郭剑明	教授	耳鼻喉科	常荣先	教授
	骨科	张键	教授	心内科	陈瑞珍	研究员
	血管外科	徐欣	教授	消化科	沈锡中	教授
	胸外科	郑如恒	教授	老年/消化	杨蕊敏	教授
	心内科	朱文青	教授	心内科	姜红	教授
		宿燕岗	教授		李志善	教授
	肾病科	蒋金根	教授			
	呼吸科	何礼贤	教授			
		胡必杰	教授			
		李善群	教授			
	内科	姚君厘	教授			
	老年/神内科	谢瑞满	教授			
	介入放射	王小林	教授			
	影像诊断	曾蒙苏	教授			
	核医学	陈可靖	教授			
周三	肝肿瘤外科	邱双健	教授	骨科	张键	教授
	普外科	陆维祺	教授	血管外科	郭大乔	教授
	心外科	洪涛	教授	整形外科	徐剑炜	教授
	肝肿瘤外科	叶青海	教授	心内科	樊冰	教授
	口腔科	余优成	教授	呼吸科	何礼贤	教授
	心内科	舒先红	教授	老年/呼吸	蔡映云	教授
		周京敏	教授	老年/消化	杨蕊敏	教授
		樊冰	教授	老年/内分泌	胡予	教授
	肝肿瘤内科	任正刚	教授			
	呼吸科	朱蕾	教授			
	血液科	程韵枫	教授			
	皮肤科	李明	教授			
	老年/内分泌	胡予	教授			
	介入放射	颜志平	教授			

续表

时间	上午			下午		
	科室	姓名	职称	科室	姓名	职称
周四	普外科	许剑民	教授	普外科	刘厚宝	教授
		刘厚宝	教授	骨科	陈统一	教授
	骨科	姜晓幸	教授	整形外科	徐剑炜	教授
	整形外科	亓发芝	教授	心内科	周京敏	教授
	心内科	周京敏	教授	呼吸科	胡必杰	教授
		朱文青	教授		朱蕾	教授
	肝肿瘤内科	任正刚	教授	消化科	沈锡中	教授
		王艳红	教授	血液科	程韵枫	教授
	肾病科	丁小强	教授	老年/神内科	谢瑞满	教授
	肾病科	蒋金根	教授	影像诊断	林江	教授
	呼吸科	钮善福	教授	超声诊断	王文平	教授
		白春学	教授	肿瘤放疗	曾昭冲	教授
	消化科	沈锡中	教授	介入放射	王建华	教授
	血液科	徐建民	教授			
	皮肤科	李明	教授			
	核医学	石洪成	教授			
	肿瘤放疗	王凤英	教授			
周五	普外科	吴国豪	教授	呼吸科	李善群	教授
		秦净	教授	肝肿瘤外科	邱双健	教授
	肝肿瘤外科	孙惠川	教授	影像诊断	韩莘野	教授
	泌尿科	林宗明	教授			
	骨科	董健	教授			
	血管外科	郭大乔	教授			
	胸外科	曾亮	教授			
		郑如恒	教授			
	妇产科	杨来春	教授			
	心内科	舒先红	教授			
		陈瑞珍	研究员			
		姜红	教授			
	消化科	张顺财	教授			
	内科	姚君厘	教授			
	老年/消化	杨蕊敏	教授			
	核医学	陈绍亮	教授			
周六	心外科	蒋振斌	教授	老年/消化	杨蕊敏	教授
	老年/消化	杨蕊敏	教授			

专病门诊时间

（以医院当日挂牌为准）

时间	上午		下午	
周一	肝肿瘤外科	肝移植随访门诊	普外科	结直肠疾病专科门诊
	泌尿科	尿流动力学门诊	普外科	胃肠外科随访门诊
	骨科	脊柱疾病门诊	心外科	冠心病外科治疗门诊
	骨科	膝、肩疾病关节镜门诊	肝肿瘤外科	肝移植随访门诊
	神经外科	垂体瘤和颅底肿瘤门诊	骨科	骨关节疾病门诊
	妇产科	计划生育门诊	口腔科	心血管病拔牙门诊
	眼科	白内障与青光眼门诊	耳鼻喉科	过敏性鼻炎门诊
	肾内科	糖尿病肾病门诊	心内科	冠心病心梗介入门诊
	呼吸科	肺血管病门诊	肾内科	高血压与肾脏病门诊
	呼吸科	飞机和高原旅游健康门诊	肾内科	尿路感染门诊
	内分泌科	肥胖（代谢综合征）门诊	呼吸科	鼾症和睡眠呼吸障碍联合门诊
	内分泌科	骨质疏松–骨代谢门诊	呼吸科	肺部真菌病和疑难肺病门诊
	血管外科	主动脉夹层门诊	呼吸科	睡眠呼吸障碍门诊
	内分泌科	糖尿病教育指导门诊	消化科	慢性肝病门诊
	皮肤科	湿疹皮炎门诊	消化科	血清转氨酶异常门诊
	皮肤科	性病门诊	消化科	幽门螺杆菌门诊
	老年病科	老年高血压病门诊	神经内科	睡眠障碍门诊
	老年病科	老年性消化病门诊	内分泌科	肥胖（代谢综合征）门诊
	老年病科	中老年骨质疏松门诊	内分泌科	更年期综合征门诊
	康复科	慢性疼痛康复门诊	中医/中西医结合科	中医消化系统疾病门诊
	康复科	颈肩腰腿痛与脊椎专病门诊		
	康复科	关节功能康复门诊	中医/中西医结合科	中西医结合脑病门诊
	康复科	慢性疼痛康复门诊		
	麻醉科	疼痛门诊	中医/中西医结合科	慢性支气管炎针灸治疗门诊
			皮肤科	结缔组织病门诊
			老年病科	老年高血压病门诊
			老年病科	老年性消化病门诊
			老年病科	中老年骨质疏松门诊
			康复科	运动损伤康复门诊
			康复科	关节功能康复门诊
			康复科	周慢性疼痛康复门诊
周二	泌尿科	尿流动力学门诊	普外科	胆道专病门诊
	骨科	脊柱疾病门诊	普外科	造口护理门诊
	骨科	骨病骨肿瘤门诊	骨科	脊柱疾病门诊
	胸外科	胃镜下食管扩张门诊	妇产科	妇科内分泌门诊
	神经外科	脑血管病微创治疗门诊	眼科	淋巴瘤门诊
	神经外科	脑血管病介入治疗门诊	心内科	心房颤动门诊

续 表

时间	上午		下午	
周二	血管外科	腹主动脉瘤门诊	心内科	生命网随访门诊
	眼科	眼部整形、泪道疾病门诊	肾内科	狼疮肾炎门诊
	眼科	屈光专科门诊	肾内科	腹透门诊
	心内科	起搏器门诊	肾内科	尿毒症、肾功能不全门诊
	肾内科	尿毒症腹透门诊	肾内科	高尿酸肾病门诊
	神经内科	神经内科随访门诊	呼吸科	慢性阻塞性肺病门诊
	内分泌科	糖尿病教育指导门诊	呼吸科	呼吸过敏性疾病门诊
	中医/中西医结合科	中医呼吸系统疾病门诊	消化科	原因不明腹水门诊
	中医/中西医结合科	中医妇科疾病门诊	消化科	胃镜门诊
	皮肤科	色素病门诊	消化科	脂肪肝门诊
	皮肤科	白癜风门诊	神经内科	脑血管疾病（中风）门诊
	皮肤科	异位性皮炎门诊	内分泌科	肥胖（代谢综合征）门诊
	老年病科	老年高血压病门诊	内分泌科	糖尿病大血管病变防治门诊
	老年病科	老年性消化病门诊	血液科	淋巴瘤专病门诊
	康复科	关节功能康复门诊	中医/中西医结合科	中医神经内科疾病门诊
	康复科	关节功能康复门诊	中医/中西医结合科	中医心血管系统疾病门诊
	康复科	慢性疼痛康复门诊	中医/中西医结合科	中医周围血管疾病门诊
	麻醉科	疼痛门诊	皮肤科	结缔组织病门诊
	妇产科	计划生育门诊	康复科	心肺疾病康复门诊
			医学心理科	心理咨询门诊
周三	泌尿科	尿流动力学门诊	普外科	乳房专病门诊
	骨科	骨关节疾病门诊	普外科	胃肠疾病门诊
	神经外科	脊髓脊柱疾病门诊	普外科	腹部软组织肿瘤间质瘤门诊
	血管外科	颈动脉狭窄疾病门诊	肝肿瘤外科	肝移植随访门诊
	眼科	眼底病和眼底激光门诊	泌尿科	男性科咨询门诊
	心内科	心力衰竭随访门诊	泌尿科	肾移植随访门诊
	心内科	心肌炎、心肌病门诊	泌尿科	热疗及超声刀治疗门诊
	肾内科	尿毒症、肾功能不全门诊	骨科	骨关节疾病门诊
	神经内科	记忆障碍门诊	眼科	角膜病、葡萄膜病门诊
	内分泌科	肥胖（代谢综合征）门诊	眼科	糖尿病视网膜病变门诊
	中医/中西医结合科	中医脉管病门诊	耳鼻喉科	鼾症门诊
	皮肤科	脱发门诊门诊	心内科	高血脂、动脉硬化门诊
	老年病科	老年性消化病门诊	心内科	心力衰竭专病门诊
	康复科	颈肩腰腿痛与脊椎专病门诊	心内科	心电图诊断门诊
	康复科	中风后遗症功能预测与康复门诊	肝肿瘤内科	肝癌局部治疗门诊

续 表

时间	上 午		下 午	
周三	康复科	中风后遗症功能预测与康复门诊	肾内科	糖尿病肾病门诊
	麻醉科	疼痛门诊	肾内科	红斑狼疮肾炎门诊
			肾内科	孤立肾的保护门诊
			肾内科	肾功能不全门诊
			呼吸科	哮喘门诊
			呼吸科	慢性阻塞性肺病门诊
			消化科	肠病门诊
			神经内科	帕金森病门诊
			内分泌科	肥胖（代谢综合征）门诊
			内分泌科	糖尿病肾病防治门诊
			内分泌科	甲状腺结节病门诊
			内分泌科	器官移植相关糖尿病门诊
			内分泌科	内分泌性高血压门诊
			内分泌科	糖尿病教育指导门诊
			血液科	血栓预防门诊
			中医/中西医结合科	中医神经内科疾病门诊
			中医/中西医结合科	中医心血管系统疾病门诊
			中医/中西医结合科	中医肾病门诊
			中医/中西医结合科	针灸减肥门诊
			中医/中西医结合科	中医乳腺病门诊
			中医/中西医结合科	中医肛肠专科门诊
			老年病科	老年高血压病门诊
			康复科	颈肩腰腿痛与脊椎专病门诊
			康复科	中风后遗症功能预测与康复专病门诊
			康复科	骨质疏松症门诊
			康复科	脊柱脊髓损伤康复门诊
			康复科	心肺疾病康复门诊
			康复科	中风后遗症功能预测与康复门诊
周四	泌尿科	尿流动力学门诊	骨科	脊柱疾病门诊
	骨科	脊柱疾病门诊	口腔科	牙种植治疗门诊
	骨科	骨关节疾病门诊	心内科	心律失常门诊

续表

时间	上午		下午	
周四	骨科	膝、肩疾病关节镜门诊	心内科	先心病介入门诊
	神经外科	面肌痉挛、三叉神经痛门诊	肾内科	高尿酸血症门诊
	妇产科	宫颈病变门诊	肾内科	痛风门诊
	妇产科	产科高危门诊	肾内科	孤立肾的保护门诊
	血管外科	下肢动脉硬化专病门诊	肾内科	水肿门诊
	眼科	特殊人工晶体门诊	呼吸科	哮喘门诊
	心内科	先心病介入门诊	呼吸科	肺部感染门诊
	心内科	顽固性高血压门诊	呼吸科	肺间质疾病、肺癌靶向门诊
	心内科	肺动脉高压门诊	呼吸科	吸烟及其相关疾病门诊
	肝肿瘤内科	防癌门诊	消化科	胃镜门诊
	呼吸科	咳嗽门诊	消化科	胃肠道肿瘤门诊
	消化科	脂肪肝门诊	神经内科	神经内科疾病随访门诊
	消化科	烧心（胃食管返流）门诊	内分泌科	骨质疏松－骨代谢门诊
	神经内科	癫痫门诊	内分泌科	脂肪肝代谢综合征门诊
	神经内科	神经内科疾病随访门诊	风湿病（科）	痛风专病门诊
	内分泌科	垂体瘤专病门诊	中医/中西医结合科	中医肿瘤专病门诊
	内分泌科	骨代谢、骨质疏松症门诊	中医/中西医结合科	中医/消化系统疾病门诊
	内分泌科	糖尿病教育指导门诊	中医/中西医结合科	慢性支气管炎针灸治疗门诊
	中医/中西医结合科	中医内分泌疾病门诊	皮肤科	癣病门诊
	中医/中西医结合科	中西医结合脂肪肝门诊	老年病科	老年高血压病门诊
	中医/中西医结合科	中西医结合脑病门诊	老年病科	老年性消化病门诊
	皮肤科	银屑病门诊	康复科	中风后遗症功能预测与康复门诊
	皮肤科	真菌病门诊	康复科	骨质疏松症门诊
	康复科	骨伤骨病康复门诊	康复科	脊柱脊髓损伤康复门诊
	麻醉科	疼痛门诊	康复科	失语症治疗门诊
			康复科	运动损伤康复门诊
			医学心理科	心理咨询门诊
周五	泌尿科	尿流动力学门诊	普外科	胰腺疾病门诊
	骨科	脊柱疾病门诊	泌尿科	前列腺癌随访门诊
	骨科	腕部骨折门诊	泌尿科	肾移植门诊
	妇产科	产后母婴健康检查门诊	骨科	骨关节疾病门诊
	血管外科	肾动脉狭窄专病门诊	心内科	晕厥门诊
	眼科	角膜病，青光眼与高眼压门诊	呼吸科	肺动脉高压门诊
	肾内科	肾穿刺随访门诊	神经内科	神经肌肉疾病门诊

续 表

时间	上午		下午	
周五	呼吸科	慢性阻塞性肺病门诊	中医/中西医结合科	针灸尿道综合征门诊
	呼吸科	肺间质病门诊	中医/中西医结合科	针灸减肥门诊
	呼吸科	飞机和高原旅游健康门诊	中医/中西医结合科	中医乳腺病门诊
	中医/中西医结合科	中医肿瘤专病门诊	老年病科	老年性消化病门诊
	中医/中西医结合科	中西医结合脑病门诊	康复科	关节功能康复门诊
	皮肤科	结缔组织病门诊	康复科	骨质疏松症门诊
	老年病科	老年高血压病门诊	康复科	脊柱脊髓损伤康复门诊
	老年病科	老年性消化病门诊	康复科	失语症治疗门诊
	康复科	关节功能康复门诊	康复科	骨伤骨病康复门诊
	康复科	慢性疼痛康复门诊	麻醉科	疼痛门诊
周六	泌尿科	尿流动力学门诊	皮肤科	性病门诊
	妇产科	计划生育门诊		
	肾内科	肾脏病饮食指导门诊		
	消化科	自身免疫性肝病门诊		
	中医/中西医结合科	中医肛肠专病门诊		
	皮肤科	痤疮门诊		
	皮肤科	性病门诊		

门诊咨询服务

（1）在一楼门诊大厅设有预检、导医、预约、便民服务中心等咨询台。

（2）在二楼门诊接待室，为您提供入职体检、异地医保、社区转诊、大病医保、麻醉卡办理、医保卡修理等咨询服务。

（3）在八楼专家门诊处，有专家门诊预约咨询服务，并设有预约咨询专线：021-64041990-2617。

（4）医院开设各类咨询电话为您提供服务：

专家门诊、专病门诊咨询电话：021-64041990-2577。

高级专家门诊咨询电话：021-64041990-2522。

高级专家特约门诊电话：021-64041990-2008。

健康体检咨询电话：021-64041990-2878。

门诊患者在门诊相关检查须知

1. 门诊检验主要检查项目和出报告时间

（1）检验者空腹采血项目：血糖、血脂、血黏度、胰岛素、C肽、降钙素、骨钙素、P1NP、β-CTX及血小板聚集率（每周四采血检测，采血前应不吸烟）。以上项目需在上午10:00点前采血，采血前须空腹12～14小时。

（2）糖耐量试验项目：抽取第一管血时须空腹采血。采血后，食入一定量葡萄糖（具体由医生医嘱决定），从进第一口食物后开始计时，分别于进食后30分钟、60分钟、120分钟、180分钟共采集4次血。

（3）促肾上腺皮质激素（ACTH）及皮质醇检测采血：因其分泌有昼夜节律性，固定采血时间为8:00、16:00及24:00。

（4）检验者采血着装：最好穿袖口宽松的衣服，特别是冬季更应如此；采血后用棉球按压5～10分钟，切忌揉搓、提重物、热敷，以免造成采血部位淤血。

（5）检验者24小时尿液标本留取方法：固定时间点（须记录好此时间点）解小便一次并弃去，之后所有的尿液均留于采集桶内，第二日同一时间点最后解小便一次留于采集桶内。

（6）检验者尿液细菌培养标本留取方法：男性用消毒酒精消毒尿道口后，留取中段尿于无菌小瓶内；女性至注射室取消毒用具消毒后，留取中段尿于无菌小瓶内。

（7）检验者精液标本留取注意事项：采集前停止性生活3～5天，勿将避孕套作为采集容器，采集后1小时内送检，冬天标本送检时请注意保温。

（8）女性检验者注意事项：月经期间不宜做尿常规检验，以免造成红细胞假阳性。

（9）常用检测项目标本留取后检验者取报告单时间，见下表：

检测项目	取报告单时间	检测项目	取报告单时间
血常规、网织红细胞	45分钟	药物浓度	6小时
凝血功能	1小时	尿生化	6小时
血黏度	当天下午4点	免疫固定电泳	第7个工作日下午4点
血沉	1小时	乙肝“两对半“、HCV抗体	4小时
尿常规	30分钟	其他肝炎标志物	第2个工作日下午4时
粪常规、粪隐血	30分钟	乙肝病毒DNA	第4个工作日下午4时
肝肾功能、电解质	2小时	HIV抗体、RPR	第2个工作日下午4时
血脂、血糖	2小时	肿瘤标志物	4小时
糖化血红蛋白	4小时	甲状腺功能	4小时
免疫球蛋白、补体	2小时	其他激素	6小时

续 表

检测项目	取报告单时间	检测项目	取报告单时间
ASO、CRP、RF	2小时	自身抗体	第3个工作日下午4时
心脏标志物	4小时	细胞免疫	第3个工作日下午4时

注：特殊检验项目请按“取单说明”上所写的时间取报告。

2. 超声诊断检查

（1）需做胆囊、胰腺、腹部肿块检查的患者，请在前一天晚上10:00以后禁食，清晨空腹检查。

（2）妇科、产科（妊娠未满3个月者）、输尿管、膀胱和前列腺检查的患者，在已预约定做检查后，需提前1个半小时饮水600毫升，使膀胱充盈后方可检查。

（3）同位素及X线钡餐检查的患者，检查完须3天后方可做超声检查。

（4）女性患者做超声检查时，请不要穿连衣裙。

3. 心电图、动态心电图和动态血压及活动平板检查

（1）常规心电图检查：① 检查者需依次排队，危重病人可提前检查。② 检查时需全身放松，以保证记录质量（女性病人勿穿连衣裙及连裤袜）。③ 心电图检查结束后当即可取检查报告。

（2）动态心电图检查：① 检查者请凭已付费的申请单在门诊心电图室预约检查时间。② 请按预约的时间检查。如需更改检查时间，须提前一天按预约单上提供的电话号码联系，另行预约检查时间。③ 曾经已做过此项检查的患者，请带好原检查的报告单。④ 检查者检查前请遵医嘱决定用药与否。⑤ 检查者检查前请擦净胸前区，有胸毛者请自行剃去，检查中不可自行打开记录器。检查当天请关手机，以保证做检查时记录准确（检查时女性检查者勿穿连衣裙）。⑥ 周一至周四做检查的患者，请于检查结束后次日在门诊3号窗口取报告；周五做检查患者，请于下周二在门诊3号窗口取报告。

（3）活动平板检查：① 检查者请凭已付费的申请单在门诊预约中心预约检查时间。② 请按预约的时间检查。如需更改检查时间，须提前一天按预约单上提供的电话号码联系，另行预约检查时间。③ 曾做过此项检查者的患者，请带好原检查报告。④ 检查者检查前2天停服扩冠状动脉药物（抗高血压药物除外），有不明之处，请咨询门诊医师。⑤ 检查前请检查者仔细阅读该项检查的告知书，并签名。⑥ 检查者请自备小毛巾及运动鞋。女性检查者检查当天请不要穿连衣裙。⑦ 检查者检查结束后1小时可取检查报告，特殊情况可能酌情延迟。

（4）动态血压检查：① 检查者请凭已付费的申请单在门诊心电图室预约检查时间。② 请按预约的时间检查。如需更改检查时间，请提前一天，按申请预约单上提供的电话号码联系，另行预约检查时间。③ 检查者检查前请遵医嘱决定用药与否。检查当天请穿有袖内衣。④ 检查结束后1小时可取检查报告。

4. 脑电图及脑电地形图检查

（1）检查者请凭已付费的申请单到脑电图室预约。

（2）检查者检查前两天宜停服一切药物和酒、茶等兴奋剂（但癫痫患者连续反应抗痉药物时可以不停药）。

（3）检查者检查前一二天宜将头发稍许理短并洗涤干净(不可搓油、吹风)，雨天来检查时头发要保持干燥。

（4）检查者检查前晚上宜充分休息，按时睡眠。

（5）检查者检查当天早上用餐过后来做检查，不宜空腹检查。

（6）检查3天后取报告。

5. 放射检查

（1）行尿路平片检查：检查者检查前日晚上服泻药（饮番泻叶6～9克或蓖麻油30毫升），排便后于次日上午摄片。

（2）静脉肾盂造影检查① 检查者检查前一天晚上临睡前必须服泻药。② 造影前3小时不能饮水及进流质食物（可以吃少量干食物，比如饼、面包等）。检查地点：中山医院住院部3号楼2楼放射科7号机房。③如遇有特殊情况，检查当日不能前来者，请事先联系以便另约时间。联系电话：021-64041990-2468分机。检查完成3天后请到门诊服务台凭病史卡取检查报告。

（3）胃肠钡餐检查：① 检查者检查前一日起禁服含有金属的药物（如钙片等）。② 一般检查需要进行数小时，没有经得医生同意不要吃任何东西，也不要离开。如有必要，少数病人当日下午还须复查。③ 检查时最好穿没有钮扣的内衣。④ 如有特殊情况检查之日不能前来，请事先两天前联系以便另约时间。联系电话：021-64041990-2468分机。检查地点：中山医院住院部3号楼2楼放射科8号机房。检查完成3天后门诊请到门诊服务台凭病史卡取报告。

（4）钡剂灌肠检查：① 检查者检查前一天午饭及晚饭只能进少渣、半流质饮食（藕粉、粥、烂糊面）或流质（米汤、肉汤等）。② 检查前一天下午1:00～3:00饮水500～1 000毫升。③ 检查前一天下午6:00，用开水冲服泻药（番泻叶6克）。④检查前一天下午7:00～10:00，每小时饮水500毫升，共饮1500毫升。⑤ 检查当天早上6:00，除了可以饮用糖水200毫升外，不能进入任何饮食。上午8:00或10:00作清洁灌肠，2小时后作钡剂灌肠检查。

（5）CT检查：① 检查者进行各部位增强扫描以及腹部平扫检查，在检查前至少禁食4小时（可以饮用牛奶、水或饮料等）。② 检查者进行检查前，请带好以已往做过的检查结果以备用。比如X线片、核素、超声波、化验报告，以及检查的X线片子或报告等。③ 检查者如需要必要时请家属或医务人员陪同。④ 检查者CT检查完毕后，在检查室外等待30分钟，无不适方可离院。

（6）MRI检查：① 检查者身上如带有心脏起搏器、人工心脏金属瓣膜、体内有金属或磁性物植入史，以及早期妊娠的患者不能进行此项检查，以避免发生意外。② 需要进行腹部检查的患者，检查前至少禁食4小时；颈部检查的患者检查时不要作吞咽动作。③ 患者在进行检查前需要更换衣服，请患者配合在家中除去项链、耳环、计算器、磁卡、传呼机、活动义齿、义肢、义眼等。④ MRI检查时间较长，危重病人不能配合者也不宜作此项检查。⑤ 检查者进行检查前，请事先带好已经做过的检查结果以备用，如X线片、CT片、超声波、化验报告等。

6. 各类内镜检查与治疗

（1）胃镜检查与治疗：① 检查者检查时请带好HbsAG及ALT报告，HbsAG（+）者请先登记。② 检查前至少6个小时不能吃任何东西和水。上午检查者：前一天晚上10:00后禁止饮食和水。③ 检查者检查时请随身携带：医保卡或就诊卡，病史，既往胃镜报告及病例报告；胃肠摄片报告，收费单，包括HBsAg及ALT的化验报告，以及干毛巾一条。④ 带有义齿的检查者请在检查前将义齿取下。⑤ 一般检查者检查后2小时方可进食水，以温凉流质或半流质为宜，以后恢复正常。特殊病人请遵医嘱。⑥ 检查者检查后10分钟内出彩图报告。病例报告7天后凭彩图报告于内镜中心服务台领取（节假日顺延）。外地及不便来领取的病人可在服务台办理邮寄手续。⑦ 不能按时前来检查的检查者，请保存好预约单和收费单据，一周以内可以前来重新预约登记。⑧ 选择无痛、麻醉胃镜的检查者，检查前6个小时绝对不能吃任何东西和水。检查者请于检查当日在服务台登记的同时办理无痛、麻醉胃镜的检查手续。检查者必须有家属陪同并请家属签署相关知情同意书。检查者当日不能自行驾车，或高空作业。检查者检查前戒指、首饰、耳环、手机等贵重物品请勿带入检查室。⑨ 检查的诊疗中有极少数病人会有出血和穿孔的并发症，如有出现请检查者立即到急诊科就医。

（2）肠镜检查与治疗：① 检查者检查时请带好HBsAg及ALT的化验报告。② 检查前少渣饮食2～3天，前一天进流质（如牛奶、豆浆、汤等）。禁食西瓜、蔬菜。③ 上午检查者：前一天晚6:00～7:00服泻药，之后可适当饮些水，尽量解干净大便。晚上10:00后开始禁水。下午检查者：当天上午6:00～7:00服泻药，之后可适当饮水，尽量解干净大便。但是上午9:00后开始禁水。关于泻药，服“甘露醇”者，请将甘露醇和葡萄糖水混合后服用。④ 检查者检查时请随身携带：医保卡或就诊卡，病史，既往胃镜报告及病例报告；胃肠摄片报告，收费单，包括HBsAg及ALT的化验报告，检查者检查时请家属陪同。⑤ 一般患者检查后即可正常饮食。特殊患者请遵医嘱。⑥ 检查后20分钟内出彩图报告。⑦ 不能按时前来检查者，请保存好预约单和收费单据，一周以内可以前来重新预约登记。⑧ 选择无痛、麻醉肠镜者，检查前6个小时内绝对不能喝水。检查者请于检查当日在服务台登记时同时办理无痛检查手续。检查者必须有家属陪同并签署相关知情同意书。受检者当日不能自行驾车，高空作业。检查者的戒指、首饰、耳环、手机等贵重物品自行保管好，检查时请勿带入检查室。⑨ 诊疗中有极少数患者会有出血和穿孔的并发症，如有出现请立即急诊就医。

（3）ERCP检查与治疗：① 检查时请带好HBsAg及ALT的化验报告。② 检查前至少6个小时绝对不能吃任何东西和水。③ 检查前做好碘过敏试验（门诊一楼补液室有做）。④ 请随身携带：医保卡或就诊卡，病史，B超、CT或MRI等报告，手续记录，收费单，包括HBsAg及ALT的化验报告和干毛巾一条。⑤ 请带造影剂（碘过敏试验阴性者：60%泛影葡胺20毫升×3支；碘过敏试验阳性者：欧乃派克20毫升×3支）、山莨宕碱1毫升×2支、安定2毫升×2支、庆大霉素2毫升×3支、空针若干。⑥ 带有义齿的患者请于检查前将义齿取下。⑦ 一般患者检查后4小时方可进食水，以温凉流质或半流质为宜，以后恢复正常。特殊病人请遵医嘱。⑧ 不能按时前来检查者，请保存好预约单和收费单据，一周以内可以前来重新预约登记。

（4）小肠镜、胶囊内镜检查：① 检查前一天少渣饮食，如稀饭、面条等。② 上午检查：前一天晚6:00～7:00服泻药，适当饮水，尽量解干净大便。晚上10:00后禁水禁食。下午检查：当天上午6:00～7:00服泻药，适当饮水，尽量解净大便。早晨8:00后禁水禁食。③ 检查前2小时请不要服用任何其他药物。

7. 如何办理入院手续

患者在医生处开了“办理住院手续通知单”后,在通知单的反面填写好联系的电话。同时，到入院处去办理入院预约。入院处收下该通知单后交给患者一张“办理住院手续通知单”，上面写有住院时的预交金以及办理住院手续时的有关事项（病种不同，住院时交的预交金也不同）。患者(包括外地患者)接入院处电话通知入院后，应当天到医院办理入院相关手续。外地患者若当天不能赶到者，应在电话中说明，并在到上海后即与医院住院处联系，可留下旅馆或手机号码，以便医院住院处能尽快另行安排收住入医院治疗。办理入院手续时间：8:30～16:30。

8. 中山医院收费查询

（1）在住院部一号楼底楼设有收费查询专用设备，对每位住院患者每日发生的各项住院医疗费用（包括西药、中成药、自制制剂、检查、化验、治疗、手术、医用耗材等的名称、数量、单价、金额）提供查询服务，以便病人及时了解住院费用发生情况，对医院的收费行为进行监督。

（2）在出院结账处设立专门窗口，提供住院费用查询和清单打印的服务，方便患者或患者家属查询；患者或患者家属需要住院费用明细清单时，可提供打印的费用明细清单。

（3）在门急诊大厅设置收费查询专用设备，为患者及家属提供所有医疗服务项目的价格查询。同时在电子显示屏中公示主要医疗服务项目的价格，以便患者及时了解医疗项目价格，对医院的收费行为进行监督。

（4）由医院专职物价员对医院系统软件中的医疗收费标准进行维护，以保证查询系统中医疗服务价格的真实性和准确性。

高级专家门诊（特约门诊）简介

医院为满足人民群众不同层次的就医需求，在门、急诊医疗大楼B14楼和B15楼，设立了中山医院高级专家门诊（特约门诊）即高级专家会诊中心。这是医院为您开展高层次，优质、便捷、经济、温馨的医疗服务工作的窗口，也是医院高级专家直接为嘉宾们进行医疗服务的平台。在那里优美舒适的环境中一人一诊室，高级专家可面对面地用他精湛的医疗技术，为嘉宾们排疑解难、解除病痛，或健康保障提供导航。在那里嘉宾也可以事先预约自己心仪的专家诊治和排疑解难。如有需要，我们的工作人员将竭尽全为您提供热忱服务。敬请嘉宾关注我们的服务内容和相关信息。

1. 服务内容

（1）预约高级专家门诊：一般可以电话或信函的方式提前预约，嘉宾可直接点专家名就诊，也可以由我们根据嘉宾的医疗需求，负责介绍和推荐专家（所约专家及就诊时间视其工作安排共同商定）。同时，我们将快捷地为您提供包括专家诊视、医学检查、临床治疗以及医学随访在内的全程化服务。

（2）医学咨询：包括诊断咨询、医疗咨询、护理咨询、心理咨询、康复咨询、健康咨询。

（3）健康体检：接受安排个人与单位团体预约的精品体检包括特殊检查等。

2. 医疗就诊程序

护士预检→付费挂号→护士安排诊室→专家就诊→付费→配药物或安排预约（医学检查或陪同入院登记等）。

3. 相关须知

（1）嘉宾前来就诊或医疗咨询等，一旦电话预约或来信函联系，预定后应守信准时到达。如因故延期或更改，请及早通知我们，以便我们及时调整或另作安排。

（2）高级专家有时可能会因承担院内外重大医疗抢救、重要医疗会诊或重要接待等紧急任务，而耽搁嘉宾的就诊时间，届时我们将会视情形征得嘉宾意见或等待或商请其他专家视诊等。

（3）高级专家门诊地址：医学院路111号中山医院门、急诊医疗综合楼C楼14楼和15楼。欢迎您有需要时请电话与我们联系：021-64041990-2522、2008、2009、2010。

健康咨询体检中心简介

随着人民群众对健康保健日趋关注，2005年于中山医院成立了健康咨询体检中心。该中心目前是上海市规模最大的专业健康咨询体检中心之一。中心设立在医院门、急诊综合医疗大楼内，完全依托中山医院雄厚的医疗技术实力和先进的医疗硬件设备，以及临床经验丰富的资深医务人员参与体检。实行一条龙服务，切实为来宾的健康保驾护航。

健康咨询体检中心以无病早防、有病早治的健康理念为服务宗旨，把“您的健康，我们保驾”作为工作目标，依据健康体检来宾的不同需求，提供个人住院特需体检、个人门诊特需体检、团队集体体检等不同层次的各项健康体检服务或服务项目，配备专业的健康指导师为来宾们提供所需的专业健康咨询知识，并根据来宾们的既往病史、健康状况、体检要求等制定个性化体检项目。体检后，为来宾及时掌握自己的健康状况，中心的健康主检医师在对客户的体检资料进行全面分析基础上，提出科学的健康诊断建议，力争帮助每位来宾降低健康危险因素，及时有效的控制疾病，为来宾保持健康和预防疾病护航。同时，对来宾在体检过程中一旦发现的问题，及时联系或安排有效的检查和进一步的诊断和治疗。包括为来宾们提供资深专家预约服务，以及提供以内科为主，部分专科免费健康咨询的服务。

健康咨询体检中心坚持“以人为本，保驾健康，优质便捷，微笑服务，追求没有最好、只有更好”的服务理念，将为来宾们提供全程导医陪同和舒适、私密的受检环境，使每位来宾们在体检过程感受到温馨、放心、舒适和愉快。

“您的健康，我们管理”，健康咨询体检中心愿伴随着您，做您身边的健康管家，为您身体康健护航。如有需要欢迎您与我们联系。

中山医院健康咨询体检中心热忱欢迎您!

专项医疗服务中心简介

中山医院专项医疗服务中心（简称专项中心）是医院为满足人民群众不同就医需求，特设地高层次医疗服务工作的窗口。目前，开展的主要服务项目：

（1）激光治疗。服务内容包括：① 色素性疾病：太田痣、胎记、雀斑、咖啡牛奶斑、外伤性色素、老年斑。② 血管性疾病：血管瘤、鲜红斑痣、酒糟鼻、毛细管扩张、各种疣痣，以及祛除各种文身、文眉、文眼线等。

（2）特殊激光治疗。服务内容包括：永久性脱毛，采用国际上最先进的半导体脱毛机，安全、有效、便捷、无疼痛，治疗后无色素沉着，适于东方人的皮肤特点。

（3）永久植发。服务内容包括：采用国际单根植发的先进技术为您永久植发。

（4）整形美容。服务内容包括：割双眼皮、去眼袋、隆鼻、隆胸、拉皮除皱、吸脂减肥、除腋臭、生殖系统整形及治疗各种瘢痕等，采用先进技术及多种进口材料。

（5）皮肤治理。服务内容包括：痤疮、防治色素，抗皮肤老化。

（6）健康洗肠。服务内容包括：灌肠水疗法，清洗大肠，排毒健身。

（7）高分辨多相显微镜检测。服务内容包括：为您提供全身健康状况的多种信息，布氏一滴血检查让体内隐患终止于萌芽状状态。

（8）肥胖防治。服务内容包括：进行准确诊断，制定治疗计划，指导饮食方法、提供药物治疗，达到有效的减肥治疗，减少相关疾病的目的。

（9）口腔病治疗。服务内容包括：烤瓷牙，洁齿、牙列不齐矫正等诊断或治疗。

期待着能为来宾们提供更多、更好的医疗服务。

（臧兰龄）

交通线路

中山医院门诊部地址：徐汇区医学院路111号（医院六号门）。

住院部地址：徐汇区枫林路180号（医院一号门）、医学院路136号（医院二号门）。

邮编：200032，医院电话：021-64041990，医院网址：www.zs-hospital.sh.cn。

途经到达中山医院的各条交通线路：

（1）在肇嘉浜路上（站）：有985、984、957、931、864、820、806、733、218、205、171、49、43、42路车及南佘专线、徐闵线、沪松线和徐川专线车。

（2）在枫林路上（站）：有733、218和49路车。

（3）在平江路上（站）：有957路车。

（4）在小木桥路上（站）：有327、303、301、171、128、104、49、45、隧道七线、隧道一线和隧道夜宵一线车。

（5）在斜土路上（站）：有932、814、712、572、303、301、219、218、171、89、72、49、隧道二线和徐闵夜宵线车。

（6）在东安路上（站）：有218、50和49路车及地铁4号线和地铁7号线。

（7）自驾车：南线：漕溪路高架→南丹路→斜土路→枫林路→医学院路111号；北线：南北高架→徐家汇路出口→肇嘉浜路→小木桥路→医学院路111号。

（臧兰龄）

图书在版编目(CIP)数据

健康大讲堂.复旦大学附属中山医院分册/王玉琦主编.
-上海:上海文化出版社,2010
ISBN 978-7-80740-523-8
Ⅰ.①健… Ⅱ.①王… Ⅲ.①医院-简介-上海市
Ⅳ.①R199.2
中国版本图书馆 CIP 数据核字(2010)第135128号

责任编辑
赵志勤 熊仕华
装帧设计
汤 靖

书名
健康大讲堂——复旦大学附属中山医院分册
出版、发行
上海文化出版社
地址:上海绍兴路74号
网址:www.shwenyi.com
印刷
苏州望电印刷有限公司
开本
787×1092 1/18
印张
16 $\frac{2}{3}$
字数
363,000
版次
2010年8月第1版 2010年8月第1次印刷
印数
1-11,000册
国际书号
ISBN 978-7-80740-523-8/R·122
定价
25.00元

告读者 本书如有质量问题请联系印刷厂质量科
T:0512-65389541